主编 狄 文

妇科肿瘤面面观

ASPECTS OF
GYNECOLOGIAL TUMORS

U0395868

上海科学普及出版社

妇科肿瘤面面观
编 辑 委 员 会

刘志兰（上海交通大学医学院附属仁济医院）

刘　青（上海交通大学医学院附属仁济医院）

孙雨欣（上海交通大学医学院附属仁济医院）

李冬梅（上海交通大学医学院附属仁济医院无锡医院）

李　姝（上海交通大学医学院附属第一人民医院）

李瑞成（上海交通大学医学院附属仁济医院）

李聪聪（上海交通大学医学院附属仁济医院）

李　鹤（上海交通大学医学院附属仁济医院）

余敏华（上海交通大学医学院附属仁济医院）

张　义（上海交通大学医学院附属仁济医院）

张　旭（上海交通大学医学院附属仁济医院）

陈雨莲（上海复旦大学医学院附属中山医院）

陈　超（上海交通大学医学院附属仁济医院）

周金华（苏州大学附属第一医院）

庞　凡（上海交通大学医学院附属仁济医院）

赵一苇（上海交通大学医学院附属仁济医院）

赵绚璇（上海交通大学医学院附属仁济医院）

荣　玲（上海交通大学医学院附属仁济医院）

姜之歆（上海交通大学医学院附属仁济医院）

徐亚楠（上海交通大学医学院附属仁济医院）

徐海静（上海交通大学医学院附属仁济医院）

崔晓娟（上海交通大学医学院附属瑞金医院）

序 一

十分欣喜地看到狄文教授领衔编撰的这一套医学科普丛书。本丛书围绕着妇女保健，或者说"关爱妇女身心，服务女性健康"的中心意旨，着重体现了几个重要的观念：

一是全生命周期的管理。从孕前、妊娠、围产到出生；从儿少、青中到围绝经期，及至老年，都有详细的阐述。

二是体现了预防为主的观念。无论是常见病、肿瘤或者其他任何健康问题，预防总是第一位的。我们通常讲疾病的预防、发现、诊断、治疗、监控、康复六大要素，其实预防为先导，预防是基础。科普书的重要性也在于此。

三是体现了作为医者的重要责任。我们所从事的医学行业，其职业或职能就是济世爱民：从民生民意而论、从疾病防治而论、从健康管理而论、从医学本源而论，都是如此。

《妇科肿瘤面面观》主要关注妇科肿瘤。妇科肿瘤（主要是女性生殖器官肿瘤，当然还有乳腺肿瘤）是常见的妇科问题。虽然不该"谈瘤色变"，但是肿瘤毕竟是影响健康甚至危及生命的重要问题。

对于肿瘤，最重要的是预防；不过多数肿瘤的病因还不甚清楚，因此预防是很困难的。但令人振奋的是，我们已经知道子宫颈癌是人乳头瘤病毒(HPV)感染引起的，因此从HPV疫苗接种到HPV的检测筛查，就为消除宫颈癌创造了条件和可能。现在已经开始了加速消除子宫颈癌的战略——这是全球行动、国家任务，我们的目标。对于其他肿瘤，我们也都能够知道所谓的"危险因素"，注意防范显然是重要的。各种科学技术的发展为肿瘤的诊断提供了很多方法，比如影像学、肿瘤标志物和其他有关的检查，这些都应该向公众进行科学普及。血、带、块、痛，是妇科肿瘤的"观象表"：血，不正常的子宫出血；带，不正常的质和量的阴道分泌物；块，或有结节，或有包块；痛，主要是盆腔痛。时常体察，不可轻忽。肿瘤的治疗当然有很多的方法，除了手术、化疗、放疗，还有生物治疗，有些新技术可以认为是肿瘤治愈的曙光。

综上所述，做好预防、早期诊断、早期治疗是战胜肿瘤的基本而重要的方略，这在本书中都一一做了全面的回答与阐述。书中也提到了一些新的研究进展，还有部分宝贵的中医知识。

妇科肿瘤是顽敌，让我们一起防治它、消除它，就从读一读这本书开始吧。

郎景和

中国工程院院士

2023 年 9 月

序 二

　　健康是人类的永恒追求，是国家兴旺发达、人民安居乐业的重要标志。习近平总书记在党的十九大报告中明确提出实施健康中国战略，为人民群众提供全方位全周期健康服务。随着人口老龄化和环境改变等一系列问题，妇科疾病呈现增长趋势，严重威胁女性生命健康。为应对这一挑战，我国妇产科学专家守正创新、开拓进取，不断提升基础研究和诊疗技术水平，积极投身健康科普事业，构建了优质高效的妇产科学健康防治体系。

　　上海交通大学医学院附属仁济医院狄文教授长期从事妇产科学的临床与基础研究，曾任十余部国家级教材的主编或副主编，并创建科普公众号"狄文大夫"，深耕医学科普工作。作为上海市科普作家协会会员，他始终秉持全疾病周期乃至全生命周期的女性生殖健康理念，先后创作两百余篇高质量医学科普作品，主编多部科普图书，曾荣获上海市科学技术普及奖一等奖和上海科普教育创新奖"科普贡献奖（个人）"一等奖。

　　狄文教授邀请近百位长期从事临床工作的医师组成编写团队，共同撰写这套妇产科科普丛书。该丛书以通俗易懂的语言、生动鲜活的案例，涵盖普通妇科、妇科肿瘤、妇科内分泌、辅助生殖和围产医学等妇产科亚专业，为读者深入浅出地介绍了常见疾病及其预防、筛查、诊断、治疗和康复的科普知识。

衷心期望这套妇产科科普丛书的出版，能够为人们正确认识妇产科疾病、提升健康素养水平、拥有更加健康美好的生活提供切实的帮助。

中国工程院院士

上海交通大学副校长

上海交通大学医学院院长

2023 年 9 月

前　言

很久以前，笔者便萌生出编撰一套妇产科科普图书的想法，不是"一本"，而是成系列的"一套"，这次终于有机会与上海科学普及出版社合作，将这一计划付诸实施，深感欣慰。

健康科普是连接医学专业知识与社会大众需求的重要桥梁。基于"健康中国2030"的国家战略，培养优秀的健康科普人才、创作高质量的健康科普作品势在必行。我们每一名医务工作者都应该明白，医学科普能力与临床、教学及科研能力同样重要，甚至长远来看，一个优秀的科普作品所带来的"健康产值"，要远超一台漂亮的手术或一天忙碌的门诊所产生的效果。

近年来，由于国家不断加大医学健康科普工作的宣传及扶持力度，越来越多的医学科普图书纷纷涌现，但主题大都围绕着某种疾病，或者该学科的某个亚专业方向，而经过精心设计、成系列出版且能较为全面覆盖某学科的科普读物凤毛麟角。本丛书由《妇科疾病知多少》《妇科肿瘤面面观》和《好孕护航一点通》三种组成，涵盖了普通妇科、妇科肿瘤、妇科内分泌、辅助生殖、围产医学等几乎所有妇产科亚专业方向中的常见疾病及健康知识，对帮助广大读者树立科学的女性生殖健康观念大有裨益。

每一种图书的内容编排，我们都再三斟酌，颇费思量。《妇科肿瘤面面观》不仅将妇科常见肿瘤的常见表现、治疗、预防、预后一一道来，还将很多读者感兴趣的影像检查、中医、营养、心理等方面内容纳入其中，使得读者对妇科肿瘤知识的了解更加完整与系统化。

《妇科疾病知多少》几乎涵盖了肿瘤以外的绝大部分妇科疾病与女性保健知识，编排"杂"而不乱。从普通妇科、感染性疾病、盆底功能障碍到妇科内分泌疾病，从辅助生殖到妇科常用检查与手术，你想知道的、应该知道的，书中应有尽有，还贴心地讲解了经常让大家"虚惊一场"的妇科体检报告。

《好孕护航一点通》按照每一名孕妈妈的孕育历程，设计了"产检到底查什么？""孕期合并症知多少""孕期保健和营养""围产期那些事儿"等章节。作为一名孕妇想知道或应该知道的内容，在书中你几乎都能找到。

病例引导、篇幅适中、文风幽默、图文并茂、深入浅出……这些都是决定一本医学科普读物能否被广大读者认可的重要因素，本丛书的240余篇科普作品便是按照这些要求进行创作的。丛书的每一位编者都长期奋战在妇产科临床一线，有着丰富的医学科普创作经验。即便读者是医学"零基础"，也能够在愉悦的阅读体验中掌握其中的健康知识，不仅"看得懂"，还能"学得会"。

"美丽的女人从健康开始"，我深以为然。希望本丛书能将健康带给每一位女儿、妻子与母亲，在为广大女性朋友保驾护航、指点迷津的同时，成为她们生活中的良师益友。

狄文

2023 年 9 月

CONTENTS

目　录

妇科肿瘤初探

患妇科肿瘤时身体如何"求救"?

"发福"不一定是福

"见红"也并非排毒

有会传染的妇科肿瘤吗?

早诊早治,别让等待成为遗憾

......

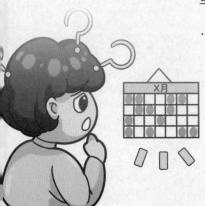

知否知否，妇科肿瘤

········· 病 例 ·········

刘阿姨前段时间去体检，做B超发现肚子里长了个大包块，还有腹水——怪不得最近感觉肚子大起来了。她随后做了妇科检查，抽了血，还拍了CT，医生说CA125很高，包块有小孩头那么大，可能不太好。刘阿姨的姐姐就是两年前发现了卵巢癌，当时做了基因检测，说是有基因突变，问家里人有没有同样的毛病，还提醒姐妹几个赶快去检查，可刘阿姨就是没当回事。妇科肿瘤可不是开玩笑的，刘阿姨的姐姐这两年开腹手术做了两次，化疗做得没胃口、掉头发，受了不少罪。刘阿姨后怕得赶紧号召大家都去检查一下妇科肿瘤。

▶ 什么是妇科肿瘤？

妇科肿瘤，顾名思义就是发生于女性生殖器官的肿瘤，女性生殖器官主要包括"两室"——卵巢、"一厅"——子宫和"两条走廊"——输卵管，此外阴道和外阴也属于女性生殖器官。简单来讲，妇科肿瘤就是女性生殖器官长了"东西"，主要分为良性肿瘤、交界性肿瘤和恶性肿瘤。良性肿瘤就是"地方恶霸"，在本地"作威作福"，但是不侵犯周围组织；交界性肿瘤是跃跃欲试要拓展版图的"侵略者"，但是目前还没有大张旗鼓地行动；而恶性肿瘤并不满足于此，他们四处流窜，在所到之处行凶作恶，"占山为王"，因此处理起来

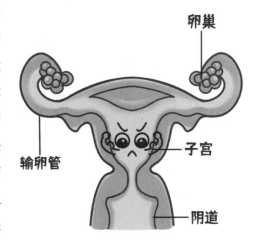

卵巢

输卵管

子宫

阴道

更棘手，我们这部分重点讲的就是严重危及生命健康的恶性肿瘤。

卵巢来源的恶性肿瘤是卵巢癌，输卵管来源的是输卵管癌，子宫来源的是子宫内膜癌或者子宫肉瘤等，而来自宫颈这个"客厅入户门"的就是宫颈癌了。除了这些，如果肿瘤长在阴道、外阴，也属于妇科肿瘤；"接待客人"——生儿育女——可能导致葡萄胎、绒毛膜癌等等滋养细胞疾病，也是妇科肿瘤的范围；妇科器官也会常常招来"不速之客"，比如胃癌就容易侵犯正常的卵巢组织，这种转移到妇科器官的肿瘤，也是广义上的妇科肿瘤；女性生殖器官的组织有时会去占领其他领地，比如盆腔子宫内膜异位症，如果这些组织就地"黑化"——发生癌变，也是妇科肿瘤的一部分。

▶ 妇科肿瘤这么多，如何发现妇科肿瘤呢？

这就要先简单说一下女性生殖器官的构造了。子宫是孕育生命的场所，精子与卵子在输卵管结合后变成受精卵，受精卵来到子宫定居，十月怀胎长成宝宝，宝宝通过宫颈穿过阴道，来到这个世界。所以输卵管、子宫、宫颈、阴道和外阴这条通道是与外界相通的，这一路上如果长了肿瘤，出现了破溃出血、流液、肿块，是容易被发现的。作为自身生殖器官的"统治者"，女性也要发挥主观能动性，在日常生活中多关注自己的症状，比如是否出现异常的阴道出血、阴道流液，是否发现肚子变大或摸到包块了，是否摸到私处（外阴）长了东西等等，如果发现以上异常，一定要及时就医。

但是，如果出现以上症状，证明肿瘤已经发生一段时间了，此时发现或许治疗起来不那么容易，那么定期体检就十分重要了。体检中发现了蛛丝马迹，可以进一步进行有针对性的检查。例如，宫腔镜可以直观地看到子宫腔的情况，阴道镜可以清晰地看到宫颈、阴道的病变，也可以通过人乳头瘤病毒（HPV）检查、液基细胞学检查（TCT）获取证据；而外阴的肿瘤更是容易看到。如果在检查中发现可疑分子，我们（作用类似警察）可以"逮捕"——取活检，交给"法官"——病理科来审判，判断它们只是顽皮（良性病变），还是正在变坏（癌前病变），或是真的罪犯（恶性肿瘤）。

而对于卵巢、输卵管和子宫肌层的肿瘤，因为从外界直接获取标本不容易，就不那么能轻易侦查到了，我们就要另辟蹊径，此时B超、计算机断层扫描术（CT）、磁共振成像（MRI）和正电子发射计算机体层显像仪（PET/CT）等检查就发挥了大作用，尽管不能和这些部位的肿瘤"面对面交流"，但是这些影像学检查，为我们提供了很多判断肿瘤有无、大小、性质和范围的证据。前面提到的来自子宫腔、宫颈、阴道和外阴的肿瘤，其诊断和评估也离不开这些影像学检查。一些血液检查项目也可以提示有患肿瘤的可能，比如CA125就与妇科肿瘤关系密切。

▶ 妇科肿瘤好可怕，如何预防和治疗呢？

尽管妇科肿瘤常令人闻之色变，但我们也一直在与之斗争的道路上不断前行，妇科肿瘤是可防可治的。

预防妇科肿瘤还真有不少我们可以做的事情。例如大名鼎鼎的HPV疫苗，可以从源头预防HPV相关的宫颈癌，何乐而不为。而子宫内膜癌与高血压、糖尿病、多囊卵巢综合征、代谢综合征等系统性疾病密切相关，控制好这些疾病也会降低子宫内膜癌的发生率。有肿瘤家族史者进行基因检测发现了异常（如 *BRCA1/2* 突变），可以增加体检频次、进行预防性器官切除来预防妇科肿瘤。定期体检、关注自己的异常症状，尽早发现癌前病变和早期肿瘤并及时处理，也可以把很多妇科肿瘤扼杀在萌芽里。

如果不幸中招，也不必惊慌，恶性肿瘤早已不是不治之症，而已经成为一种慢性病，经过规范治疗是有机会获得长期生存的。除了传统的手术、放疗、化疗，我们现在有了更多武器，比如对伴有 *BRCA1/2* 突变的卵巢癌，靶向药物PARP抑制剂可以在副作用很小的前提下精准克敌；而针对免疫检查点PD-1等的免疫治疗，也有令人惊喜的疗效。

小 贴 士

女性的一生都伴随着妇科肿瘤的风险，但是妇科肿瘤可防可治，早预防、早发现、早治疗，妇科肿瘤是可以获得良好预后（即对疾病发展过程和最后结果的估计）的，而作为医生，我们在各个阶段都会和您并肩作战。

（李聪聪）

患妇科肿瘤时的
身体"求救信号"

······病　　例······

　　王阿姨今年60岁，最近有一个让她暗自窃喜的小秘密，在不来月经十多年后，这个月竟然又来了"月经"。这可把她高兴坏了，感觉自己又重回青春年少。她把这个"好消息"告诉了女儿，女儿觉得"事出反常必有妖"，于是决定带王阿姨去医院检查一下，又正好想到自己前几天体检查出来HPV感染，顺便一起去看看医生。医生为她们母女二人做了阴道镜下活检，虽然病理报告还没出来，但是医生说王阿姨很有可能得了宫颈癌，当然最后还要病理报告来确认。女儿感叹还好这宫颈癌引发了身体的"求救信号"——出血，才提醒她们及时就医。那么，除了出血，还有那些妇科肿瘤发出的"求救信号"呢？

▶ "求救信号"之阴道出血

　　子宫通过宫颈和阴道与外界相通，我们正常的月经就是通过这一通道流出体外的，因此子宫腔、宫颈、阴道的出血是可以流出并被发现的。阴道出血是妇科肿瘤的常见症状。来自宫颈、阴道的出血，有时表现为同房后出血，可能与炎症、癌前病变、恶性肿瘤相关。来自子宫腔的出血主要原因是子宫内膜的异常增生，包括良性的过度增生、癌前病变的不典型增生和子宫内膜恶性肿瘤。需要特别注意的是，如果已经绝经，阴道出血尤其要引起警惕。如果是人流、葡萄胎清宫、分娩之后的异常出血，也不能置之不理，因为这有可能预示着滋养细胞疾病。如果出现月经周期、月经量的改变，也要引起重视，因为这些也有可能是妇科肿瘤发出的信号，

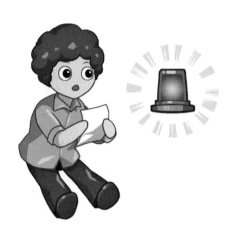

流血痛：

腹痛：

包块：

例如卵巢颗粒细胞瘤可以分泌雌激素干扰月经周期，子宫内膜癌、宫颈癌也可以导致月经淋漓、经量增多等等。

总而言之，如果发现在非月经期出现阴道出血，千万不能忽视，要及时就医以查明原因。当然，万一出现阴道出血也不必惊慌，出血不代表一定得了妇科肿瘤，宫颈或阴道的炎症、癌前病变、性激素的波动等问题也可以引起异常的出血。

▶ "求救信号"之阴道排液

子宫、宫颈和阴道这一通道中，不仅血液可以流出体外，其他液体也同样可以流出，如果这一路上出现肿瘤感染、破溃、坏死，常常会表现为阴道分泌物增多；来自输卵管腔中的病变也可能过度分泌液体，表现为阴道排液。如果出现阴道排液，千万不能盲目地当成阴道炎自行治疗，请务必重视，及时就医。

▶ "求救信号"之包块

包块可以出现在女性生殖系统的各个部分。长在外阴的包块容易触及，特别是表面破溃、形状不规则的包块，要及时就医；长在宫颈、阴道的包块不易被发现，阴道出血、阴道分泌物增多等表现常常早于发现包块；而卵巢身居盆腔内部，早期的卵巢癌很难被察觉，如果摸到盆腹部包块，需要及时就医，明确包块的性质；位于子宫肌层的恶性肿瘤如子宫肉瘤等，可能主要的临床表现也是腹部包块。部分卵巢癌的首要表现为腹水，此时是腹围均匀增大，摸不到具体包块，但是这也是妇科肿瘤重要的"求救信号"之一，务必引起高度重视。

▶ "求救信号"之腹痛

如腹部包块增大，可以引起下腹坠痛；如果包块发生破裂、扭转，也可以引起腹痛等临床表现；而肿瘤浸润或压迫神经可引起下腹痛或腰骶部疼痛。当然，腹痛不一定代表恶性肿瘤，盆腔炎症也常常引起下腹坠痛。

▶ "求救信号"之饮食、二便改变

饮食习惯的改变可能是妇科肿瘤的首发症状，这可能和肿瘤的压迫、腹水对肠道的刺激有关。肿瘤也可以压迫膀胱和直肠，导致尿频、便秘等症状。

▶ "求救信号"之体检发现的那些异常

需要注意的是，尽管妇科肿瘤会发出"求救信号"，但是遇上进展快、易转移的恶性肿瘤，当身体通过"求救信号"通知我们时，可能为时已晚。作为自己身体的主人，我们当然不能只等着"犯罪分子"行凶作恶，也需要定期"巡逻"，发现可疑分子并进一步"严加拷问"，争取把"犯罪分子"消灭在萌芽状态：除了被动的发现妇科肿瘤的可能症状，也要通过定期体检来发现犯罪动向的蛛丝马迹。例如体检中发现的盆腔包块，常常没有大到可以触及，但是如果发现也要及时就医评估处理。体检中如发现高危HPV感染，需要进一步阴道镜活检，同时根据情况用药治疗HPV感染。尽管血清肿瘤标志物特异性并不强，但也是有限的目前我们能捕捉到的信号，如果发现血清肿瘤标志物明显升高，需要进一步检查明确是否有恶性肿瘤。

▶ "求救信号"之家族史

肿瘤与遗传密切相关，尽管目前科学家们还没有完全理清肿瘤与基因之间的微妙关系，但是部分肿瘤是有家族遗传倾向的。例如，如果亲人中有人患乳腺癌、卵巢

癌，那么在常规体检中要格外关注这两个疾病，也可以考虑去做一个基因检测，看看有没有*BRCA1/2*突变等；如果家族中有结直肠癌或者子宫内膜癌病史，那么稳妥起见最好也要多多留心，条件允许也可以考虑去做一个基因检测，看看是否有林奇综合征。所以在就诊时医生问你的家族史不是因为八卦，明确家族史，有针对性地预防，是真的可以事半功倍的。

如果患了妇科肿瘤，也不必惊慌，经过治疗后也要多多关注身体发出的信号，以及时发现复发的萌芽，从容应对。

小 贴 士

当出现异常的阴道出血、阴道排液，当发现自己肚子变大"发福"了，当摸到肚子长了个包块，当觉得最近食欲不振、便秘、尿频等等，请及时就医，因为这些可能是妇科肿瘤时身体发出的"求救信号"。"求救信号"有时候需要我们去搜寻，所以，做靠谱的体检并认真对待体检中发现的问题，十分重要。

（李聪聪）

"发福" 不一定是福

▶ 盆腔包块为什么会隐藏如此之深？

　　盆腔包块身居盆腔内部，无法看见，而当包块很小的时候，也很难触及，因此当我们自己能摸到盆腔包块的时候，往往包块已经不小了。所以我们需要定期体检，B超、CT、磁共振等影像学检查能帮助我们发现体积小的盆腔包块。而且这些检查不仅可以侦查出盆腔包块的存在，还可以一定程度上判断包块的性质。

▶ 盆腔包块可能是什么？

　　盆腔包块可能是生理性的，例如妊娠期增大的子宫、随着月经周期消长的卵巢黄体囊肿等；可能是炎症性的，例如输卵管积水、输卵管脓肿等等，此时常伴有腹痛、体温升高等感染症状；可能是良性肿瘤，例如最常见的子宫肌瘤、卵巢囊肿；也有可能是妇科恶性肿瘤，如卵巢癌、子宫内膜癌、子宫肉瘤等等；育龄

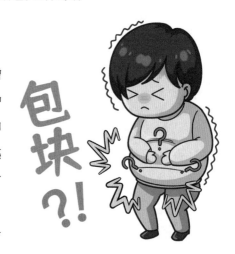

包块？！

期女性还要考虑异位妊娠的可能。当然，盆腔包块也不一定都和妇科相关，肠道肿瘤、梗阻的肠管、尿潴留的膀胱等等也都可以表现为盆腔包块。

▶ 盆腔包块有什么其他表现吗？

盆腔包块出现早期一般没有明显表现，但是随着包块的增大会出现一些症状，如腹痛、腹胀、便秘、尿频等改变，这些症状的出现可能早于发现可以触及的盆腔包块。如果是恶性肿瘤，还经常伴有体重下降。所以如果出现这些看似和妇科肿瘤不太相关的症状，也要记得去检查一下是不是盆腔包块惹的祸。

▶ 只有老年人才会长盆腔包块吗？

当然不是。盆腔包块可以出现在儿童、青少年、育龄期、绝经期等各个时期，可以说，预防妇科肿瘤，是我们女性一生都要修炼的课程。对于青少年，生殖细胞肿瘤是导致盆腔包块的主要原因，例如卵巢畸胎瘤、卵巢卵黄囊瘤等等。而对于中老年人，上皮性卵巢肿瘤更为常见。因此，无论多大年纪，"发福"都不一定是福。

▶ 盆腔包块能预防吗？

我们无法通过预防避免长出盆腔包块，但通过早发现、早治疗，可以避免产生更严重的后果。所以我们需要在日常生活中多多关注自己身体的变化，关注是否有下腹坠痛，是否出现尿频、便秘等盆腔包块相关的症状，同时别忘记定期体检，以早期发现包块，及时处理。

▶ 肚子变大了，可是摸不到包块，应该就是胖了吧？

这可不一定，也有可能是腹水。正常情况下盆腹腔里有一些液体，当液体异常增多时，即称为腹水。产生腹水的原因很多，慢性肝病、肾脏病、心脏疾病等内科病都可能导致腹水，而妇科肿瘤也经常来"添乱子"，特别是卵巢癌时常伴有腹水。腹水导致的腹围增大也常常是妇科肿瘤患者就诊的第一主诉。大量腹水影响消化系统，会导致消化不良等症状，可能是妇科肿瘤患者身体发出的首要"求救信号"。

▶ 盆腔包块必须手术吗?

前面说过,盆腔包块有这么多种可能性,不同性质的盆腔包块的处理并不相同。如果考虑是子宫肌瘤等良性病变,且体积较小,没有其他症状,是可以观察随访的,定期复查观察包块的变化,如果包块没有明显增长或增长速度较慢,可以继续观察;如果结合影像学、血液指标、临床表现等,考虑是恶性肿瘤,那么需要立刻治疗,具体是直接手术还是先进行化疗等辅助治疗,要结合具体情况分析。

▶ 哪些盆腔包块可能是恶性的?

准确判断包块的性质,还是需要病理科出马,但在手术获得病理之前,我们能从其他方面寻找包块性质的蛛丝马迹。如果盆腔包块具有以下特点,那要高度警惕包块是否为恶性:① 包块在短时间内快速增大;② 囊性包块的囊壁见乳头状实性结构;③ 包块伴有腹水;④ 盆腔包块同时出现消化不良、体重下降等症状;⑤ 伴有肿瘤标志物明显升高的盆腔包块;⑥ 妇科检查与影像学提示有与周围组织分界不清晰的包块。

▶ 医生说我的盆腔包块是良性的,那是不是不用管了?

答案是不能不管,因为包块的性质是多变的。卵巢巧克力囊肿可以发生恶变,摇身一变成为卵巢透明细胞癌或卵巢子宫内膜样癌;子宫肌瘤也可能发生恶变,成为子宫肉瘤;甚至成熟的畸胎瘤也可能恶变成为恶性畸胎瘤。因此,如果结合检查结果医生考虑你的盆腔包块是良性的,而又要求你继续观察的话,千万不能掉以轻心,因为盆腔包块是善变的,不要被包块现在的"善良面目"蒙蔽,要时刻提防恶变的可能。

小 贴 士

当你发现自己"发福"时,需要关注下是否长了盆腔包块,并及时就医,千万不要粗心地认为自己只是长胖,以致错过最佳治疗时机。同时,不要对体检中发现的盆腔包块不闻不问,要请医生来分析包块性质,早发现、早治疗。

(李聪聪)

"见红"并非排毒

······················· 病　例 ·······················

朱女士是一位高级白领，忙碌的应酬后她最喜欢的就是来到养身会所进行按摩。不过近三个月由于频繁熬夜，月经也不规则了起来，她已经2个月没来月经了。这次会所按摩师推荐朱女士做一个"暖宫排毒"套餐，做完之后朱女士发现下身开始流血，她顿时觉得"排毒"效果非常好。只是这次"排毒"过后，阴道出血一直淋漓了两个礼拜。这到底是怎么回事？

▶ 所谓"见红"是指阴道出血

阴道出血是女性生殖器官疾病最常见的症状，是指来自生殖道任何部位（如阴道、宫颈和子宫内膜）的出血。除正常月经、产后恶露外的阴道出血，均称为异常阴道出血。

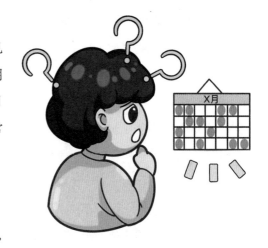

▶ 异常阴道出血包括哪些呢？

异常阴道出血可分为与妊娠相关的，如宫外孕、先兆流产引起的出血；与妊娠不相关的，如功能失调性子宫出血（青春期功血、更年期功血）；炎症相关的出血（阴道炎、宫颈炎）；肿瘤引起的出血（子宫肌瘤、卵巢囊肿、子宫内膜癌、宫颈癌）等。根据症状，又可分为以下情况：

（1）月经量增多，经期延长但周期正常：多为子宫肌瘤、子宫肌腺症、功血（功能性子宫出血），此外上避孕环者也有可能月经量增多。

（2）月经周期不规则的阴道出血：多为功血、子宫内膜癌等。

（3）长期持续阴道出血：多为生殖器官恶性肿瘤，如宫颈癌、子宫内膜癌等。

（4）停经后不规则出血：育龄妇女多考虑与妊娠有关的疾病，如流产、宫外孕、葡萄胎等；绝经后妇女则多有恶性肿瘤的可能。

（5）性交后出血：多为宫颈柱状上皮异位（曾称宫颈糜烂）、宫颈息肉、宫颈癌或黏膜下肌瘤等。

（6）阴道出血伴分泌物增多：多为晚期宫颈癌、子宫内膜癌伴感染。

（7）阵发性阴道血水：如原发性输卵管癌。

（8）经间出血：发生在两次月经之间，历时3～4天，血量极少时多为排卵期出血。

（9）经前经后点滴出血：月经来潮前或后数日少量血性分泌物，一般为卵巢功能异常，或为子宫内膜异位症。

（10）月经周期不规律，经量过多，经期延长或不规则出血：多见于功血。主要是由调节生殖的神经内分泌功能失常所致。由于长期出血，有些人还伴有不同程度的贫血。

（11）服用紧急避孕药后的阴道出血：紧急避孕药对月经的影响主要表现在月经周期的改变，可能提早或延迟，尤其是多次重复使用者会导致月经紊乱、出血、淋漓不尽。滥用一些含有激素的"保健品""丰乳药""霜"等等，也会对月经有影响。

（12）流产后3～7天阴道流血会停止，极个别人由于体质虚弱、劳累等原因会延长。阴道出血时间延长，在排除术中损伤、宫颈炎症之类的情况后，很可能是宫内有残留。

▶ 一旦有异常阴道出血，需要来院做哪些检查？

如果有异常阴道出血的情况出现，不论年龄大小，都建议来妇科门诊做进一步的检查。应向医生提供年龄、婚史、生育史、月经史，还要向医生提供详尽的疾病史，如有无血液系统疾病、风湿病、肝肾疾病史等。近期有用药、手术、治疗史者，更要提供详尽的情况，以配合医生作出正确的诊断。

医生会根据情况开具检查，包括：① 妇科B超，对子宫、内膜、双附件的情况进行评估，包括有无内膜增厚、有无宫腔占位，有无凸向宫腔的肌瘤、附件包块；② 宫颈筛查，明确有无宫颈病变，包括TCT（薄层液基细胞学检查）、HPV（人乳头状瘤病毒）检查，必要时进一步阴道镜检查；③ 女性性激素测定，检测是否有卵巢功能的异常；④ 诊断性宫腔镜，可以直视内膜情况，有无内膜息肉、肿瘤性病变等等。

▶ 异常阴道出血如何诊治？

异常阴道出血根据阴道出血的不同时间、出血量、性状等，结合辅助检查结果进行诊断。非绝经期女性先要排除异常妊娠。若妇科B超下发现有子宫内膜增厚、宫腔占位、黏膜下肌瘤等，多为内膜因素、卵巢功能失调引起的异常阴道出血，可以考虑使用诊断镜或宫腔镜直视宫腔内膜情况，并取得病理诊断，明确病因。若有异常宫颈占位、宫颈慢性炎症，需结合宫颈癌筛查、阴道镜的结果作出诊断。

诊断不同，治疗方案也有不同，包括保守观察、药物治疗、手术治疗等。保守观察主要适用于非异常妊娠原因导致的异常阴道出血，出血量少、症状轻微、无明显病因者，可以随访观察。涉及功能失调导致的子宫出血，可选用雌、孕激素治疗，以迅速止血。激素止血后要着力于调整建立正常的月经周期，并且纠正贫血。涉及妇科器质性病变（包括宫腔占位、子宫内膜病变、宫颈病变）及全身性疾病引起的出血，应着手治疗原发病，及时手术，包块宫腔镜电切、腹腔镜下全子宫切除、肌瘤切除、囊肿剥除等，及相关后续治疗，以免延误治疗时机，引起恶变的不良后果。

平时应注意个人卫生和经期卫生，选择适合个人体质的避孕方式。保证充分的营养与睡眠，要注意精神调理，保持乐观开朗的心态，放松心情，减轻心理压力，避免焦虑和紧张的不良情绪。一旦出现异常阴道出血的情况，及时来院就诊。

小 贴 士

当发现月经周期不准、经期延长、经量异常等时，就应该意识到，这可能是异常阴道出血的表现。"见红"并非排毒，需要来妇科门诊，做详细的妇科检查，进一步排查原因，并及时治疗，同时排查可能的早期恶性肿瘤。

（马 骏）

"老来红" 不是返老还童

· · · · · · · · · · · · · · 病　例 · · · · · · · · · · · · · ·

　　厉大妈今年58岁，虽然有着发福的身体，但每天晚上坚持跟着一群密友跳广场舞，不亦乐乎。这天跳完回家洗澡，已经绝经5年的她，裤子上竟然还有了血迹。"我又来月经了，还真是越跳越年轻了"，厉大妈心想。第二天晚上和姐妹们交流，她们叫她赶紧去找医生，老来红可不是返老还童！来到医院，医生仔细询问了病史，告诉她，这个叫：绝经后出血！需要进一步完善检查。厉大妈心想，这到底是怎么回事呢？

▶ 什么是绝经？

　　绝经是指卵巢功能停止所致的永久性无月经状态。绝经的判断是回顾性的，停经后12个月随诊方可判定绝经。自然绝经指卵巢内卵泡生理性耗竭，或残余的卵泡对促性腺激素丧失了反应，卵泡不再发育和分泌雌激素。人工绝经是指手术切除双侧卵巢或用其他方法停止卵巢功能，如放射治疗和化疗等。

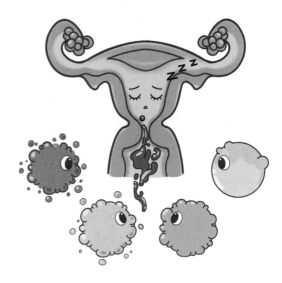

▶ 何谓绝经后出血？

　　进入绝经后，即停经1年后发生的不规则的阴道出血。常常是妇科疾病的早期信号，应该引起重视和警觉。

▶ **绝经后出血原因有哪些?**

绝经后出血提示妇科良性疾病和恶性疾病可能。

良性疾病包括:

(1)老年性阴道炎:主要由于雌激素水平降低,最常见于绝经后女性。由于雌激素水平降低,阴道壁萎缩,黏膜变薄,局部抵抗力降低,致病菌侵入繁殖引起炎症。常表现为阴道分泌物增加,重者可呈现脓血性。外阴瘙痒灼热,可有尿频尿痛等症状。妇科检查可见阴道黏膜萎缩,皱襞消失、充血,黏膜可见点状出血,严重者可形成溃疡。如果不及早治疗,溃疡部可发生瘢痕挛缩导致阴道狭窄,分泌物引流不畅可引起宫腔或阴道积脓。

(2)子宫内膜炎症伴宫腔积液:表现为阴道排液增多,分泌物有时呈脓血性。查体子宫变大、变软,有压痛,扩张的宫颈口可见脓液流出。诊刮的病理结果无癌细胞,且抗感染治疗有效。

(3)子宫黏膜下肌瘤、子宫内膜增生、子宫内膜息肉、宫颈息肉:常常表现为阴道分泌物血性,伴下腹隐痛。

恶性疾病包括:

(1)宫颈癌:是危害全世界妇女健康的主要恶性肿瘤之一,也是中国妇女最常见的生殖系统恶性肿瘤之一。宫颈癌在中国妇女中,中年女性多见。早期宫颈癌多数无特殊症状、体征。部分患者有白带增多、接触性出血或不规则阴道出血。部分宫颈癌发生在绝经后,会出现绝经后阴道出血、阴道分泌物增多、同房后出血等症状。

(2)子宫内膜癌:阴道不规则排液、流血,特别是伴肥胖、糖尿病、高血压的妇女尤应引起重视。在我国,子宫内膜癌的发病率仅次于宫颈癌,已经成为第二常见的妇科恶性肿瘤,约占全部妇科恶性肿瘤的20% ~ 30%。在一些经济较为发达的城市,子宫内膜癌发病率已经跃升至妇科恶性肿瘤的第一位。而子宫内膜癌70% ~ 75%的患者为绝经后女性,平均发病年龄约55岁。主要表现为异常阴道流血,早期阶段阴道异常出血量一般不多;有些患者还会出现阴道异常排液,排出恶臭脓血样液体,下腹部隐痛;晚期患者还可触及下腹部增大的肿块,合并积脓者可有明显触痛。

▶ 绝经后内膜还会厚吗？

绝经后，卵巢功能衰退，雌激素分泌显著降低，子宫内膜就会失去激素的作用，呈现出萎缩的状态，内膜变薄，上皮细胞也会有减少。临床上认为绝经后子宫内膜超过 5 mm，就要警惕，需及时就诊以排除内膜病变。

▶ 发现绝经后出血应该怎么办？

一旦出现绝经后出血，应尽快到妇科门诊就诊。医生会根据您的症状，先进行检查，项目包括：

（1）妇科检查：包括对外阴、阴道、宫颈的视诊，阴道分泌物检查，TCT（薄层液基细胞学检查）、HPV（人乳头瘤病毒）检测。

（2）妇产科B超检查：观察子宫内膜的厚度，有无异常占位。

（3）诊断性刮宫：是最常用而有价值的诊断方法，常行分段诊刮，组织学检查是子宫内膜癌的确诊依据。

（4）宫腔镜检查：可直接观察宫腔及宫颈管内有无癌灶存在，癌灶大小及部位，进行直视下活检，对局灶型子宫内膜癌的诊断、评估宫颈是否受侵更为准确。

（5）妇科肿瘤标志物指标：CA125、HE4、CA19-9、AFP、CA153等。

▶ 如何诊治绝经后出血？

根据妇科检查得出的不同原因，可以进行分别处理。使用阴道给药、适当补充外源性雌激素，改善老年性阴道炎的症状。若为宫腔积液、子宫黏膜下肌瘤、子宫内膜增生、子宫内膜息肉引起的出血，可以进行扩宫，在宫腔镜下进行子宫内膜活检、肌瘤切除、诊断性刮宫。如果病理确诊为子宫内膜癌，需要完善盆腔磁共振检查等，进行子宫内膜癌根治手术。如果怀疑为宫颈恶性肿瘤，要在阴道镜下进行宫颈活检明确病理，结合患者的临床分期及影像学情况，进行相应的手术及术后放化疗等综合治疗。

小 贴 士

　　绝经期是妇科肿瘤高发期，每位女性朋友要坚持每年妇科检查。特别是高血压、糖尿病、多囊卵巢综合征、肥胖患者，不孕、绝经延迟者，长期用雌激素或有雌激素增高病史者，有乳腺癌、子宫内膜癌家族病史者，更应重视。一旦出现绝经后出血，应及时到正规医院就诊检查，做到早诊断、早治疗。

（马　骏）

内裤湿哒哒，竟是"它"在作祟

· 病　例 ·

　　刘小姐平时下班后会在健身房挥汗如雨，但是最近一周出现了尴尬的经历。还没运动，内裤就有湿哒哒的感觉，总觉得这是异常表现，焦急的她来到医院。医生告诉她千万不要轻视"阴道排液"的临床表现，某些特殊疾病会表现出阴道分泌物增多。

▶ 什么是阴道排液？

　　阴道排液是指阴道中的分泌物超过了正常的分泌物的量，在改变体位或静坐、行走时出现液体从阴道口排出，量多时呈稀水样，有时若继发感染还会出现有异味、带颜色的液体，还有一种就是排出米汤样液体。这些异常的情况都是需要重视，去医院作进一步检查。

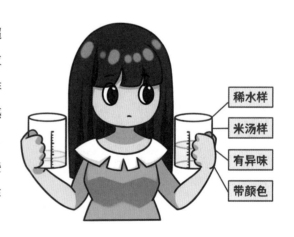

稀水样
米汤样
有异味
带颜色

▶ 为什么会有阴道排液的症状呢？

　　一般分为生理性和病理性，病理性的包括良性疾病和恶性疾病，良性疾病主要包括生殖器官炎症，如阴道炎、宫颈炎、子宫内膜炎，恶性疾病主要包括输卵管恶性肿瘤、宫颈恶性肿瘤等，均有可能出现阴道流水、流液的症状。

　　（1）生理性：排卵期时，阴道分泌物会增多，并变得清亮、稀薄。部分女性在这个时期会觉得下面像"流水"一样。

（2）生殖器官炎症：阴道炎、宫颈炎、子宫内膜炎等会使阴道分泌物增多。阴道炎时，患者可同时伴有瘙痒、异味等症状。子宫内膜炎时，可同时伴有下腹坠胀、胀痛，腰酸等症状。

（3）恶性肿瘤：无论宫颈、子宫内膜，还是输卵管，它们都拥有能分泌液体的细胞，如果病变或者癌变累及这部分细胞，就会出现排液现象。对女性生殖器官恶性肿瘤，往往大家首先想到的症状都是阴道流血，但需要注意的是，阴道流液也可以是症状之一。

▶ 为什么输卵管癌会有阴道排液呢？

输卵管内拥有能分泌液体的细胞，约50%的输卵管癌患者会出现阴道排液症状，排出黄色水样液体，无臭味，量多少不等，常呈间歇性，是输卵管恶性肿瘤最具代表性的症状。

▶ 为什么宫颈癌也会有阴道排液？

宫颈癌的临床表现，包括：接触性阴道出血、绝经后无痛性阴道不规则出血、随着病灶侵犯宫颈表面和肌层，还会有白带增多，呈稀水样或洗肉水样等阴道流液症状，有腥味。晚期因癌症组织破裂、组织坏死、继发性感染等，大量脓性和米汤般恶臭白带排出，也是宫颈癌的症状。

▶ 如何区分病理性的阴道流液？

如果女性朋友出现了阴道流液，先不要慌张，可以根据阴道流液出现的时间、与月经周期的关系、它的性状等特点的不同，来区分是生理性还是病理性。如果出现阴道流液的时间在两次月经当中，即下次月经之前的14天左右，此时为你的排卵期，阴道分泌物会增多，并变得清亮、稀薄，多为生理性的情况。但如果阴道分泌物超过了正常的分泌物的量，改变体位后出现液体从阴道口排出，并呈稀水样、异味、米汤样液体等，则有可能为病理性，需要来医院做不同的检查来进行诊断，包括检查阴道分泌物、明确有无阴道炎症，联合宫颈筛查（如TCT、HPV检测）检查有无宫颈病变。TCT和HPV检测对宫颈癌都有一定漏诊率，宫颈腺癌及癌前病变中细胞学异常比率仅30%，20%以上的宫颈腺癌可能与HPV感染无关，临床检测HPV为阴性，所以若条件允许建议进行联合筛查。特别是HPV16、18（高危）阳性的患者，更要重视。早期原位腺癌多没有特殊表现，因此当出现异常阴道排液（特别是大量清水样分泌物）、接触性出血以及持续性的HPV感染，都要尽快来医院进行妇科检查、妇科B超、阴道镜检查，排除宫颈癌的可能性，必要时还要进行腹部增强CT及盆腔增强MRI检查。

▶ 如何诊治阴道流液？

对于不同疾病引起的阴道流液，要进行区分诊治。生理性的阴道流液属于正常现象，可以不用处理，保持外阴清洁即可。如果是生殖器官炎症，包括阴道炎、宫颈炎、子宫内膜炎造成的阴道分泌物增多，同时伴有瘙痒、异味等症状，通过阴道分泌物等检查，给予阴道给药、口服及外洗的药物改善症状；如果是恶性肿瘤，需要进一步进行妇科B超、阴道镜、盆腔磁共振、腹部增强CT的检查，来判断病变来源是宫颈、子宫内膜或输卵管，进行相应的手术及术后辅助治疗。

小 贴 士

各位女性朋友，若在非排卵期出现阴道分泌物的量明显增多，超过平时量的数倍以上或者像排尿一样，且持续时间超过1个月，同时有清水样、脓性或血性改变，伴有异味，且经抗炎治疗无效，症状没有改善，一定要高度警惕，尽快来院检查是否有阴道炎、宫颈炎、子宫内膜炎、输卵管恶性肿瘤、宫颈恶性肿瘤等，尽早治疗，恢复健康。

（马　骏）

会传染的妇科肿瘤

· · · · · · · · · · · · · · · · 病　例 · · · · · · · · · · · · · · · ·

　　王女士今年35岁，再婚5年，现正在备孕中，在一次性生活之后发现有少量阴道出血，持续2～3天。她起初并没有在意，以为是排卵期出血。但在几次性生活之后，时有时无地会有少量的阴道出血，如此反反复复困惑着王女士，并且给生活带来很大的困扰。于是她查询了一下百度，一查吓一跳，说是宫颈癌，是HPV感染引起，HPV感染又是通过性生活传播，难道宫颈癌还有传染性？她带着疑问来到医院就诊。经过一系列的妇科检查之后，发现真的是感染了人乳头瘤病毒（HPV）。

▶ 什么是人乳头瘤病毒？

　　人乳头瘤病毒（HPV）是一种嗜上皮组织的无包膜双链环状小DNA病毒，由病毒蛋白衣壳和核心单拷贝的病毒基因组DNA构成。目前，科学家已经从人体中鉴定出来约200种HPV型别，HPV病毒根据有无致癌性分为高危型和低危型，根据主要感染部位分为皮肤型和黏膜型。能够在两性生殖道感染传播的黏膜型HPV有35种，其中的13种高危型HPV感染能够引发子宫颈、肛门、外阴、阴道和阴茎鳞状细胞癌。但大多数的HPV感染会被机体清除，只有少数会持续感染并最终发展为癌前病变和浸润性癌。通过核酸检测方法检查宫颈脱落细胞中HPV是宫颈癌筛查的一种重要手段。

▶ HPV如何传播？

　　HPV的传播途径主要有：

　　（1）性传播：最主要的传播途径。同性或异性性行为中的黏膜接触均可造成感染。

（2）母婴传播：常见于生殖道感染HPV的母亲在分娩过程中传给新生儿，如儿童呼吸道复发性乳头状瘤可能是患儿在分娩过程中从阴道分泌物感染HPV6或HPV11所致。

（3）皮肤黏膜接触：除子宫颈外，HPV也可感染身体其他部位：口腔、咽喉、皮肤和肛门等，并诱发相应的肿瘤。

（4）间接接触：如通过接触感染者的衣物、生活用品、用具等途径感染。

男性伴侣也可发生HPV感染，如果症状明显，需要至医院就诊。

▶ 感染HPV的高危因素有哪些？

HPV感染的高危因素主要包括性生活过早、多性伴、多孕多产、吸烟、长期口服避孕药、营养不良以及保健意识缺乏，细菌、病毒、衣原体等其他各种微生物的感染，不愿意主动接受子宫颈癌筛查等。

▶ 感染HPV一定会得宫颈癌吗？

HPV感染≠宫颈癌！

20%的女性在初次性生活后的2年内发生生殖道HPV感染。高危型HPV感染导致大多数宫颈、阴茎、会阴部、阴道、肛门及口咽部癌和癌前病变；低危型HPV感染会导致生殖器疣和复发性呼吸道乳头瘤样增生。

研究表明，70%左右的宫颈癌患者与高危型HPV（16型和18型）感染相关，这是宫颈癌患者中最常见的型别，但并不是感染了HPV16或18型就一定会进展为宫颈癌。HPV感染多为一过性，包括高危型HPV，约90%在2年内自然消退。高危型HPV持续感染会导致宫颈癌及癌前病变发生。当低危型HPV感染不能清除时，可能发展为尖锐湿疣，90%尖锐湿疣是由非致癌HPV（6型或11型）引起，通常无症状，偶尔疼痛或瘙痒。

▶ 发现HPV感染后怎么办？

80%以上的女性一生都曾有过一过性的HPV感染，感染HPV后并没有特殊不适，也不会有任何症状。所以一次宫颈癌筛查发现HPV阳性并不代表未来一定罹患宫颈癌，HPV持续感染与吸烟、性混乱、免疫功能缺陷合并存在时，经过十余年才会发展为宫颈癌。如果是高危型HPV感染持续12个月，引起癌前病变或癌变的可能性增加，但并非所有持续性感染都会发生疾病进展。有研究显示，通过细胞学检测发现宫颈有癌前病变的年龄大约是首次性行为后10年。因此，在发现阳性后，强调的是定期复查，根据感染类型不同，检查的时间也不一样。因此建议女性都应定期进行宫颈癌筛查，及时发现宫颈癌前病变，避免宫颈癌的发生。

有的人会问：HPV阳性没有药物治疗吗？HPV感染是没有特效药的，鉴于HPV病毒绝大多数可以自行清除，即使在用药过程中发现HPV转阴了，也并不能证明是药物的作用。

▶ 没有药物治疗，那么发现HPV阳性后该怎么办呢？

如果HPV16、18型阳性，无论细胞学检查（TCT）结果如何，均需做阴道镜检查看是否有宫颈异常区域，必要时宫颈活检；其他类型HPV阳性，如果细胞学检查正常，1年后复查HPV和TCT即可。如果TCT提示有非典型鳞状细胞，合并高危型HPV感染，同样需要做阴道镜，如果没有问题，1年后复查；若TCT提示低级别鳞状上皮内病变（LSIL）及以上病变，则无论是否合并HPV感染，均需做阴道镜活检，根据活检的病理结果明确进一步处理。

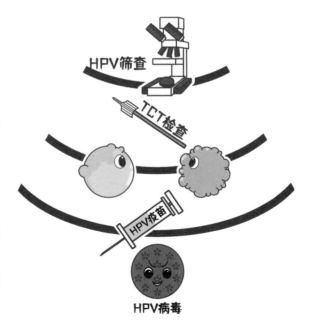

▶ 什么是HPV疫苗，要不要打疫苗？

HPV疫苗，又称宫颈癌疫苗，是预防HPV感染的最有效的措施之一，可降低高危型HPV病毒导致的宫颈癌和癌前病变的风险。初次性行为之前进行疫苗接种是最有效的。目前上市的有二价、四价和九价疫苗，接种年龄为9～45岁。但接种疫苗不能代替宫颈癌筛查，仍需定期进行TCT和HPV筛查。

小 贴 士

发现HPV感染后不要紧张，虽然没有特效药，但平时生活中锻炼身体、营养均衡、规律生活、放松心态、不抽烟、少喝酒，增加自身抵抗力，这样将病毒完全清除的几率就很高了。但如有性生活后阴道出血或者其他不适，需要及时就诊。

（李　姝）

肿瘤家族

> ···············　病　例　···············
>
> 　　小白今年刚参加工作，入职前做了体检发现卵巢囊肿直径 3 cm，医生说有可能是生理性的囊肿，但想想她母亲因乳腺癌做了手术，父亲前段时间又确诊结肠癌做了手术，小姨也因子宫内膜癌做了手术，总觉得自己有肿瘤家族史，越想越害怕自己得了肿瘤，因此吃不好睡不着，遂去医院挂号妇科肿瘤遗传门诊就诊，咨询医生。

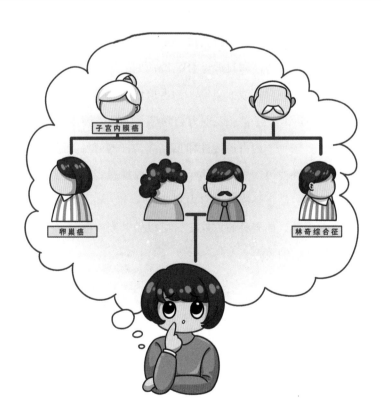

▶ 卵巢囊肿是卵巢肿瘤吗?

卵巢肿瘤分为良性肿瘤、交界性肿瘤和恶性肿瘤。卵巢囊肿随月经周期时有时无者考虑为生理性囊肿,卵巢囊肿大小不随月经周期改变时考虑为良性卵巢肿瘤,当囊肿内出现实质性成分时警惕交界性肿瘤和恶性肿瘤。

▶ 卵巢囊肿会变癌吗?

当第一次发现了卵巢囊肿,首先需要定期复查。连续几次月经干净后囊肿变小或消失,多数考虑为生理性囊肿;如果月经干净后复查B超囊肿仍存在或变大,多数考虑为卵巢良性肿瘤。卵巢良性肿瘤定期随访过程中,如出现肿瘤标志物升高,影像学检查出现囊肿内实质性成分时,需警惕恶变。如果有遗传性肿瘤家族史,可以做全面的基因检测,了解将来卵巢肿瘤的患病风险,10% ~ 15%的卵巢癌与遗传因素有关。

▶ 有肿瘤家族史,如何能预测卵巢囊肿癌变的风险呢?

中国家族遗传性肿瘤涵盖家族遗传性乳腺癌、卵巢癌、大肠癌、胃癌、甲状腺癌、肾癌和前列腺癌等。遗传性卵巢癌综合征最常见的是 *BRCA1* 或 *BRCA2* 基因突变,表现为一级或二级亲属患乳腺癌或卵巢癌,约占遗传性卵巢癌综合征的90%。其次是DNA错配修复基因(MMR)突变,表现为结肠癌并发肠外肿瘤,如卵巢癌、子宫内膜癌、肝癌、胃癌、肾癌等,约占遗传性卵巢癌综合征的10%。遗传性卵巢癌综合征共同特点是常染色体显性遗传,平均发病年龄较散发性患者早,可表现为一人罹患多种原发肿瘤,如乳腺癌、结直肠癌、子宫内膜癌等肿瘤,和(或)家族中多人罹患同种或多种原发肿瘤。因此,如有肿瘤家族史,可以做基因检测预测遗传性卵巢癌、子宫内膜癌等妇科恶性肿瘤的风险。

▶ 如果查出卵巢癌相关基因突变,卵巢癌的发病风险有多高?

携带 *BRCA1* 基因突变的女性终生卵巢癌发病风险为48.3%,平均发病年龄为49.7岁,而携带 *BRCA2* 基因突变的女性终生卵巢癌发病风险为20.0%,平均发病年龄为52.4岁。DNA错配修复基因(MMR)突变首发妇科肿瘤发病风险为60%,最常见的是子宫内膜癌，其次是卵巢癌，卵巢癌平均发病年龄为45～46岁。

▶ 家族遗传性妇科肿瘤，除了卵巢癌还有哪些?

子宫内膜癌绝大部分为散发性，但约有5%的患者为遗传性子宫内膜癌。DNA错配修复基因（MMR）突变引起的林奇综合征（遗传性非息肉性结直肠癌综合征）是最常见的遗传性子宫内膜癌，遗传性子宫内膜癌患者平均发病年龄较散发性患者小10～20岁。林奇综合征也是最常见的遗传性结直肠癌，患者80岁前患结直肠癌的风险为50%～80%，女性患子宫内膜癌风险为40%～60%。

▶ 家族遗传性妇科肿瘤，只遗传恶性肿瘤吗?

有种平滑肌瘤表现为皮肤及子宫平滑肌瘤，是延胡索酸水合酶（FH）基因突变引起的，称为遗传性平滑肌瘤病和肾细胞癌综合征，是一种常染色体显性遗传综合征，具有肾癌发病年龄偏早、肿瘤侵蚀性强且极易发生早期转移的特点。子宫平滑肌瘤属于良性肿瘤，但发病年龄也比普通人群早，十至二十几岁的年轻女性身上会逐渐出现相关症状，如出现腹痛、月经过多、异常出血等情况。因此十至二十几岁发现子宫平滑肌瘤的患者，可以进行FH基因检测。

▶ 肿瘤家族成员的遗传咨询及风险评估

有肿瘤家族史的患者及其亲属，可以通过肿瘤遗传咨询获得诊断、治疗及干预措施等重要信息。遗传咨询需要提供完整的家族史，包括一级亲属（兄弟姐妹、父母、子女）或二级亲属（祖父母、姑姑、叔叔、侄子、侄女及同母异父或同父异母的兄弟姐妹）有无肿瘤史，原发肿瘤类型，原发肿瘤发病年龄等。基因检测采用包含 *BRCA1/2* 在内的二代测序方法，以及其他更多的基因检测。

▶ 肿瘤家族成员如何预防肿瘤?

肿瘤家族成员可以做特定肿瘤相关的基因检测，当发现基因突变时需要定期密切进行肿瘤筛查，可以在肿瘤平均发病年龄以前进行预防性切除来预防肿瘤发病。比如安吉丽娜朱莉母亲因乳腺癌去世，当她做了基因检测发现 *BRCA1/2* 基因突变时果断选择了预防性乳腺切除。妇科临床工作中也经常遇到乳腺癌术后患者进行了 *BRCA1/2* 基因检测，发现基因突变，患者转至妇科进行预防性双侧卵巢切除。当家族成员中有结直肠癌时，可以进行 DNA 错配修复基因（MMR）检测，如发现异常可以进行预防性子宫及双侧卵巢切除。

小 贴 士

女性的一生都伴随着妇科肿瘤的威胁，但妇科肿瘤可防可治，通过早预防、早发现、早治疗，妇科肿瘤是可以获得良好预后的，而作为医生，我们在各个阶段都会和您并肩作战。

（李善姬）

妇科肿瘤的侦察兵

········· 病 例 ·········

　　小张今年28岁，平素自觉身体健康，从不体检，今年因工作调动，需要完成入职体检，不检不知道，一检吓一跳，体检报告显示肿瘤标志物CA125明显升高，HPV56型阳性，这些结果让她顿时心跳加速，大脑一片空白，深呼吸了数次，她才慢慢缓解，觉得自己是不是得癌了？于是赶快带着体检报告来到了医院，寻求医生的帮助。

▶ 为什么要进行肿瘤筛查？

　　恶性肿瘤是严重危害身体健康的疾病，早发现、早诊断、早治疗对于提高生存质量，延长生命有至关重要的意义。2020年，我国女性新发恶性肿瘤发病例数209万，占发病总数的46%，发病前五位的分别是乳腺癌、肺癌、结直肠癌、甲状腺癌及胃癌。而妇科恶性肿瘤最常见的三大肿瘤分别是子宫颈癌、子宫内膜癌以及卵巢癌，发病例数分别为11万、8万及6万。

　　因此，早期发现妇科恶性肿瘤，对维护女性生命健康及生活质量至关重要，而肿瘤筛查是发现癌前病变和早期癌症的一个最重要的途径，是预防癌症发生发展的有效手段，可以提高生命质量，减少死亡率，延长生存时间。

▶ 妇科肿瘤的筛查内容有哪些？

　　主要内容包括妇科体格检查，肿瘤标志物CA125、HE4、AFP、CEA、CA19-9、SCC等检查，妇科B超、CT、MRI，液基薄层细胞学检查、人乳头瘤病毒检查等。

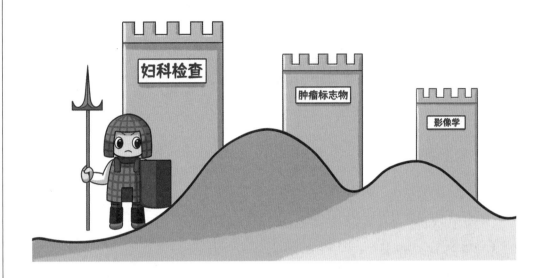

1. 妇科体格检查

目的在于检查外阴有无畸形、皮炎、溃疡、赘生物或肿块等，分泌物的颜色及形状，宫颈是否有出血、糜烂样改变或赘生物等。双合诊（无性生活女性可行肛腹诊）是妇科体格检查中最重要的项目，主要检查阴道、宫颈、宫体、输卵管、卵巢、宫旁结缔组织及盆腔内壁有无异常。

2. 肿瘤标志物检查

（1）CA125：最常用的卵巢癌肿瘤标志物，尤其是浆液性癌的首选肿瘤标志物，并且在绝经后人群中应用价值更高。在绝经后人群中CA125诊断卵巢的敏感性均优于绝经前人群。但炎症或者放射损伤等因素也会引起CA125异常升高。

（2）HE4：对卵巢癌的诊断特异性高于CA125，并且不受月经周期及绝经状态的影响，在绝经前人群中，其诊断卵巢癌的特异性优于CA125。对子宫内膜癌患者的诊断和预后预测可能有一定的参考价值。

（3）其他肿瘤标志物：AFP升高可见于卵巢恶性生殖细胞肿瘤；CEA升高可见于胃肠道转移性卵巢癌；CA19-9升高可见于未成熟或成熟畸胎瘤，黏液性卵巢癌或某些交界性肿瘤，或胃肠道转移性卵巢癌；SCC升高可见于宫颈鳞状细胞癌。

3. 液基细胞学检查（TCT）及人乳头瘤病毒（HPV）检查

现阶段发现早期宫颈癌及癌前病变的初筛手段，特别是对临床症状不明显的早期病变的诊断。两者联合有助于提高筛查效率。对于HPV16及18型阳性的患者建议直接转诊阴道镜，进行组织学活检。

4. 影像学检查

（1）超声检查：目前诊断妇科疾病最常用的影像学检查。根据检查途径不同可分为经腹超声检查、经阴道（或直肠）超声检查、经会阴超声检查。

（2）盆腹腔CT：CT分辨率高，能显示肿瘤的结构特点、肿瘤定位、囊实性、周围侵犯及远处转移情况，可用于妇科肿瘤治疗方案制定、预后估计、疗效观察及术后复发的诊断。但对卵巢肿瘤定位诊断特异性不如MRI。

（3）盆腔MRI：MRI无放射性损伤，无骨性伪影，对软组织分辨率高，尤其适合盆腔病灶定位及病灶与相邻结构关系的确定。能准确判断肿瘤大小、性质及浸润和转移情况，广泛用于妇科肿瘤的诊断和术前评估。

▶ 妇科肿瘤筛查的高危人群有哪些？

（1）子宫颈癌：① 有多个性伴侣者；② 性生活过早者；③ 高危人乳头瘤病毒感染者；④ 免疫功能低下者；⑤ 有宫颈病变史的女性。

（2）子宫内膜癌：① 持续雌激素暴露（如卵巢排卵功能障碍、分泌雌激素的卵巢肿瘤、使用他莫昔芬治疗等）；② 代谢异常（如肥胖、糖尿病）；③ 初潮早、未育、绝经延迟、携带子宫内膜癌遗传易感基因，如林奇综合征，高龄等。

（3）卵巢癌：具有一定的遗传性和家族聚集特征，目前已知与卵巢癌相关的遗传易感基因约有20个，其中以乳腺癌易感基因（BRCA）影响最为显著。① BRCA1和BRCA2胚系突变者在一生中发生卵巢癌的累积风险分别达53%和23%；② 携带RAD51C或RAD51D或BRIP1胚系致病变异或疑似致病变异；③ 林奇综合征；④ 有一级亲属确诊上述基因致病或疑似致病变异，而未行或拒绝监测者；⑤ 卵巢癌、乳腺癌、前列腺癌、胰腺癌家族史或者子宫内膜癌、直结肠癌及其他林奇综合征相关肿瘤家族史，经遗传咨询、风险评估建议接受基因监测而未行或者拒绝监测者；⑥ 具有显著的卵巢癌及相关肿瘤家族史（多人发病），虽经遗传基因检测，家族患者中未检出已知致病或疑似致病变异。

小 贴 士

对于育龄期女性，尤其是有肿瘤高危因素的女性，每年进行妇科体检是必不可少的，妇科常规的检查项目包括阴道分泌物检查、液基细胞学检查、人乳头瘤病毒检查以及B超检查。如果检查结果出现异常，则需及时到医院进行进一步的专科检查，以期做到早发现、早诊断、早治疗，对提高生存时间及生活质量具有重大意义。

（李　姝）

早诊早治，别让等待成为遗憾

病　例

小玉芳龄28岁，结婚2年，正在积极备孕中。为了生个健康的宝宝，小玉和先生分别去医院进行了体检，当小玉拿到TCT和HPV检查的报告时，仿佛是当头一棒，TCT提示有高度鳞状上皮内病变，HPV16阳性，于是她立即前往医院就诊，医生建议她做阴道镜活组织检查，病理报告提示有宫颈原位癌。这个结果让她泪如雨下，以为需要切除子宫，再也不能生育了。

▶ 什么是早期恶性肿瘤？

子宫颈癌，子宫内膜癌及卵巢癌被称为妇科三大恶性肿瘤。2022年，国家癌症中心发布了最新一期全国癌症统计数据，2016年我国女性新发的癌症病例183万，其中子宫颈癌11.9万，发病率是妇科三大恶性肿瘤之首，子宫内膜癌7.1万，卵巢癌5.7万。

子宫颈癌是发生在了宫颈的恶性肿瘤。主要好发于2个年龄段，以40～50岁最多，60～70岁又有一高峰。早期宫颈癌包括肿瘤局限在子宫颈（Ⅰ期），以及肿瘤侵犯上2/3阴道但无宫旁浸润者（ⅡA期）。

子宫内膜癌是发生在子宫内膜的上皮性恶性肿瘤，多发生于围绝经期及绝经后妇女，早期子宫内膜癌包括肿瘤局限于子宫体（Ⅰ期），以及肿瘤侵犯子宫颈间质但无子宫体外蔓延者（Ⅱ期）。

卵巢癌的病死率位于女性生殖道恶性肿瘤之首，是恶性程度最高的妇科肿瘤，并且发病率呈逐年上升的趋势。由于卵巢位于盆腔深部，不易早期发现，70%患者发现时已处于晚期。早期卵巢癌包括肿瘤局限在一侧或双侧卵巢（Ⅰ期）以及肿瘤累及一侧或双侧卵巢伴有盆腔内肿瘤侵犯（Ⅱ期）。

▶ 妇科恶性肿瘤的高危因素有哪些?

1. 宫颈癌的危险因素

分为2类：一是生物学因素，即高危型HPV持续感染；二是外源性的行为危险因素。

（1）HPV感染：高危型（如HPV16、18、31、33、35、39、45、51、52、56、58、59、68型）与宫颈癌的发生相关，而70%左右的宫颈癌患者与高危型HPV（16型和18型）感染相关。低危型HPV（6、11、42、43、44型）感染则可能引起生殖器及肛周湿疣。

（2）行为性危险因素：① 初次性生活开始年龄小、多个性伴侣或性伴侣有多个性伙伴、性卫生不良或者有性传播疾病病史会增加HPV感染的风险；② 早婚早育、多孕多产、经期及产褥期卫生不良；③ 吸烟；④ 不恰当使用口服避孕药；⑤ 自身免疫性疾病或者长期免疫抑制；⑥ 营养不良，营养失调，微量元素失衡等。

2. 子宫内膜癌的高危因素

（1）生殖内分泌失调性疾病，如无排卵性月经异常、无排卵性不孕、多囊卵巢综合征等。

（2）肥胖、高血压、糖尿病，又称为子宫内膜癌三联征，体重指数越高、糖耐量异常者患病风险越高。

（3）初潮早、绝经晚、不孕不育也会增加子宫内膜癌的患病风险。

（4）卵巢肿瘤及单一外源性雌激素治疗也会增加患病风险。

（5）遗传因素，大部分患者是散发的，约20%子宫内膜癌患者有家族史。

（6）目前已知有些生活方式因素与子宫内膜癌相关，包括饮食习惯、运动、饮酒、吸烟等。

3. 卵巢癌的高危因素

流行病学统计结果显示普通妇女一生中患卵巢癌的风险仅为1%，而卵巢癌具有一定的遗传性和家族聚集特征。目前已知的与卵巢癌相关的遗传易感基因约有20个，其中以乳腺癌易感基因（*BRCA*）影响最为显著。*BRCA*胚系突变携带者是卵巢癌的高危人群。除此之外，林奇综合征、利-弗劳梅尼综合征家族的女性亦是高危人群。

▶ 早期妇科恶性肿瘤会有哪些表现？

在疾病的早期可能没有任何症状，但仍然会有一些蛛丝马迹，让我们有迹可循。如宫颈癌前病变及宫颈癌会出现接触性出血，血性白带，白带增多，不规则阴道出血或绝经后阴道出血。子宫内膜不典型增生及内膜癌可能会出现绝经后阴道流血或围绝经期月经紊乱，阴道异常排液，下腹隐痛不适等。卵巢癌早期症状不明显，患者可能因下腹不适、腹胀、食欲下降，短期内出现腹围迅速增大，伴有乏力、消瘦等症状就诊。

▶ 如何早期诊断妇科恶性肿瘤？

规范的妇科体检及检查对于早期发现和诊断妇科恶性肿瘤十分必要。

TCT和（或）HPV检查、阴道镜检查、子宫颈活检病理检查是早期诊断宫颈癌的"三阶梯"程序，确诊依据为组织学诊断。

子宫内膜癌并没有常规的筛查方法，并且没有特异敏感的肿瘤标志物。妇科超声是可选择的筛查方法，可以监测子宫内膜厚度及异常情况。子宫内膜的组织病理学检查是诊断的金标准，可以通过诊断性刮宫手术和宫腔镜手术获取子宫内膜组织。

到目前为止，对卵巢癌的早期诊断是十分困难的。无论是独立的CA125或超声筛查，还是二者联合筛查，均尚不能达到满意的筛查效果。但对于卵巢癌的高危人群来说，仍推荐30～35岁期开始定期行盆腔检查、CA125和超声的联合筛查，以早期发现卵巢癌。

▶ 早期妇科恶性肿瘤如何治疗？

总的来说，妇科恶性肿瘤治疗是采用手术治疗、化学治疗及放射治疗的综合治疗，根据患者的病变范围及组织病理类型采用一种或多种治疗手段联合治疗。

对于有生育要求的早期恶性肿瘤患者，需根据年龄、生育能力评估、病变范围、是否有淋巴结转移等综合评估后，谨慎选择保留生育功能的手术治疗。

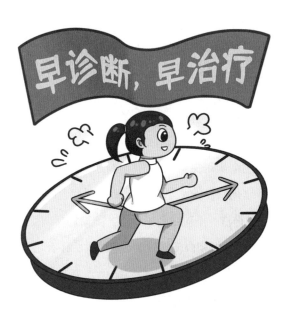

小 贴 士

　　首先，不要忽视身体发出的信号，有任何的不适及异常症状都要及时到正规医院就诊。其次，规范的妇科体检及检查对于早期发现和诊断妇科恶性肿瘤十分必要。宫颈癌筛查是发现宫颈癌前病变及早期宫颈癌的有效手段，肿瘤标志物联合妇科超声检查能够早期发现部分子宫内膜癌和卵巢癌。由此可见，"早发现、早诊断、早治疗"是提高妇科恶性肿瘤患者生存率和生活质量的关键。

（李　妹）

篇二

三大妇癌之正确认识宫颈癌

别害怕，阴道镜检查怎么做？

宫颈癌前病变的治疗——只选对的，不一定选贵的！

宫颈锥切术后一定会早产吗？——鱼与熊掌兼可得！

三阶梯筛查，让宫颈癌无处遁形

宫颈癌能做微创手术吗？

……

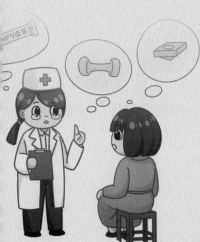

揭秘："心惊胆战"的阴道镜检查

病 例

　　患者小雅，女，29岁，讲述了去年的一次"心惊胆战"的阴道镜检查经历。最近几年由于工作繁忙，身体时不时也出点小状况，感冒咳嗽好几次，但仗着自己年轻，本来应该年初做的体检，硬生生拖到了年底。体检报告出来后，没想到是宫颈高危HPV病毒阳性，TCT还提示：低度鳞状上皮内病变（LSIL），医生建议做阴道镜活检进一步明确诊断。小雅去医院取病理检查报告单，结果显示正常，心里一块大石头终于落地。在回去的车上，她突然有点想笑，没想到今年唯一花钱拍的照片，竟是给宫颈拍的"写真"（如下图）。

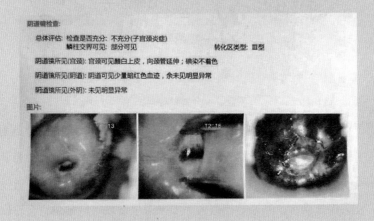

阴道镜检查：
总体评估：检查是否充分：不充分(子宫颈炎症)
鳞柱交界可见：部分可见　　　　　　　　　　转化区类型：Ⅲ型
阴道镜所见(宫颈)：宫颈可见醋白上皮，向颈管延伸；碘染不着色
阴道镜所见(阴道)：阴道可见少量暗红色血迹，余未见明显异常
阴道镜所见(外阴)：未见明显异常
图片：

　　"医生通过一个电子放大镜做了检查，放大镜下的阴道壁和宫颈图像也实时传到显示屏幕上，整个过程虽没有明显的痛感，但还是稍微有些不舒服。大概过了5分钟，医生说需要在宫颈的3点钟和10点钟方向取些组织做病理，之后就感觉小腹下坠了一下，像痛经一样酸酸胀胀的感觉。做完后医生给塞了纱布止血，让我24小时后自

已取出，并特别交代，如果取纱条后出血比较多（超过平时第二天月经量），就要马上去医院。最后还开了一盒消炎药，让回家口服。"

根据以上小雅的描述，能明显感受到由于不了解阴道镜检查而导致的惴惴不安。其实整个阴道镜检查的过程并没有大家想象的那么复杂和痛苦，整个过程大概5分钟：

（1）患者取膀胱截石位。

（2）轻柔置入阴道扩张器，清洁阴道和宫颈，利用连接相机拍摄阴道及宫颈的照片或视频。

（3）若宫颈处存在异常组织，采集少量组织样本并送检。

（4）如需从宫颈内部采样，则行宫颈搔刮术或使用刮勺于宫颈内部采集活检样本。

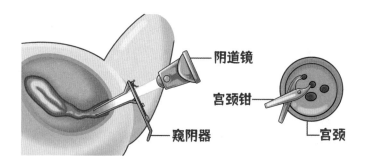

▶ 什么是阴道镜？

阴道镜就像一个检查宫颈的专用放大镜，将可疑病变放大，使病灶更为直观。检查医生首先将窥器置于阴道内，通过阴道镜仔细观察，阴道镜并不接触患者的身体。

由于肉眼下难以辨认病变部位，医生会给宫颈涂抹3%醋酸溶液，通过它来辨别异常组织，还会涂抹碘汀，判断病变范围。如果医生发现可疑部位，会钳取宫颈组织的极小部分组织送病理检查，这个过程中可能会有微痛或"钳夹"感。

▶ 什么时候需要去做阴道镜？

阴道镜并不是妇科体检的常规检查项目，但当出现以下情况时，阴道镜就派上了用场：

（1）宫颈筛查的结果有异常，比如：HPV 阴性，TCT 异常；HPV 阳性，TCT 异常；HPV16、18 阳性，TCT 正常等情况。

（2）出现疑似宫颈癌的症状或体征、下生殖道异常出血、反复性交后出血或不明原因阴道排液。

（3）外阴或阴道壁存在 HPV 相关疾病。

（4）存在宫颈溃疡、肿物、赘生物或肛周病变等。

▶ 阴道镜检查前后要注意些什么？

（1）在检查之前：至少 1～2 天内避免性生活、阴道冲洗及阴道用药；避开月经期，一般选在月经干净 3～7 天后；如有急性宫颈炎症、阴道炎症，应先治疗后再检查；围绝经期女性或雌激素水平下降导致下生殖道上皮萎缩性改变者，可在检查前 1 周阴道内局部应用雌激素。

（2）在检查之后：24 h 后及时取出阴道纱布，观察阴道出血情况，必要时返院就诊；别着急做剧烈运动，循序渐进；2 周内避免盆浴及同房，促进伤口愈合，防止感染；及时取病检报告复诊，决定下一步治疗方案。

小　贴　士

要警惕有些不正规的医院，还没让患者做宫颈癌筛查（HPV+TCT），就先让做阴道镜，检查时还故意夸大宫颈病变，诱导患者做宫颈手术。不必要的阴道镜检查可能对女性心理造成潜在的危害，增加对检查的恐惧，影响再次接受宫颈筛查的积极性，此外还可能影响女性的"性福"生活。

（吕　煊）

宫颈癌前病变的治疗
——只选对的，不一定选贵的！

> **病　例**
>
> 　　小美，25岁，一直觉得自己年轻，肿瘤离自己很遥远，直至发现HPV感染导致的宫颈癌前病变后心急如焚，想着选最贵的药物治疗肯定能好，殊不知：中国是宫颈癌的高发国家之一，如不重视妇科普查，该疾病会逐渐从炎症—癌前—癌悄无声息地来到我们身边；不过宫颈癌作为妇科三大肿瘤之一，是唯一一个"可预防"的肿瘤，只要我们在癌前阶段筛查出，就可以早期干预、早期治疗，从而大幅度减少宫颈癌的发病率！

▶ 具体我们要怎么筛查呢？

　　首先，要重视妇科每年1次的体检，最好去正规医院的妇科门诊即可，完善妇科B超、TCT、HPV检查等，如有问题再进一步进行阴道镜检查，这样，一部分宫颈癌前病变的患者就能被筛查出来，不过大家也要警惕极少部分HPV阴性的宫颈癌前病变患者哦！另外，如果平时有同房后出血，需要高度重视，应立即前往妇科门诊就诊。

▶ 宫颈癌前病变及早期宫颈癌有哪些症状？

　　该病早期通常没有任何先兆，这也是我们要重视正规体检的原因。但随着肿瘤生长，它会有一些表现：

　　（1）阴道出血：开始多是性生活后的接触性出血，后期可能出现非月经期的不规则出血或绝经后的出血。

（2）阴道排液：可为白色或血性，稀薄的像米泔样，甚至伴有腥臭味。

（3）邻近器官受累症状：为晚期症状，包括尿频、便秘、腰酸背痛、输尿管压迫导致的肾积水、下肢水肿等。但随着宫颈癌筛查的普及，晚期症状已不多见。

▶ 癌前病变一般有哪些手术方式呢？

常用的包括：宫颈冷刀锥切术（CKC）、宫颈环形电切术（LEEP 刀）。

（1）宫颈冷刀锥切术：诊断和治疗宫颈病变的传统术式，已有100多年的历史。所谓冷刀，就是用传统的手术刀进行锥形切除，切割过程中不产生热量，故有此名。这种方式的优点是手术设备要求简单，由于不带能量，标本切缘没有热损伤，便于病理科医师阅片。

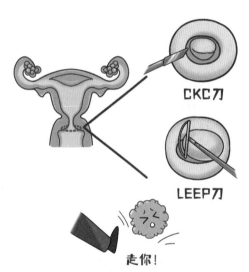

（2）宫颈环形电切术：采用高频无线电刀产生的超高频电波，在接触身体组织的瞬间，由于组织本身吸收电波产生高热，使细胞内水分形成蒸汽，来实现各种切割、止血等手术目的，但不影响切口边缘组织的病理学检查。它的优势是在切割的同时还可以止血，所以出血一般较少。

▶ 癌前病变的手术方式如何选择呢？

一般考虑以下几个因素：

1. 病变的深度及类型

通常宫颈癌前病变由轻到重可分为 CIN Ⅰ 级、CIN Ⅱ 级、CIN Ⅲ 级。由于 CKC 锥切的标本切缘清晰，手术范围较 LEEP 刀大，深度可达 2～3 cm，而 LEEP 刀锥切范围有限（宫颈管深度 1～1.5 cm，宫颈组织深度 0.5～0.7 cm），所以如果是 CIN Ⅲ 级，或者是不能完全排除浸润癌的时候，建议采用冷刀锥切。

2. 患者的生育需求

理论上，无论CKC或者LEEP刀，对宫颈的功能和形态都可能造成不同程度的影响，从而导致流产或早产的风险增加。冷刀锥切由于切除范围和深度比LEEP刀大，对宫颈功能的影响更重，对生育功能的影响更大，故对于未生育、病变范围不深的患者，LEEP刀更加合适。

3. 对标本的需求

宫颈锥切不仅是治疗手段也是检查手段。而标本的质量会影响病理结果。CKC没有热损伤，可提供良好的组织标本，对切缘状态可进行较准确的评估，故如果依赖对标本进行病理诊断来判断病情的话，CKC更合适。

当然，无论是哪种方式，只需要在宫颈上做一个小小的锥形切除，手术痊愈后仍然会呈现一个漂亮的宫颈，更无需为将来的生育问题而感到过度担心！

▶ 癌前病变还有其他治疗方法吗？

除了以上的常见手术方式以外，还有一种治疗方法叫"光动力治疗"（简称PDT），简单地说就是：利用光敏剂的靶向作用，区分病变组织与正常组织，通过光动力学反应来选择性破坏病变组织。它的主要优点是：快速、精准、可重复，不会耐药。价格较贵，临床常用于病变轻、有生育需求的妇女。

表 2-1　宫颈癌前病变两种治疗方法比较

比较项目	CKC 锥切	LEEP 锥切
手术工具	手术刀	高频电圈刀
操作	较复杂	较简单
是否需要麻醉	需要	不需要
出血量	大	小
进行场所	一般需要在手术室进行	门诊即可进行
标本质量	较好	存在热损伤，可能影响病理诊断
切口范围及深度	较大、较深	较小、较浅
对生育功能的影响	比 LEEP 大	比 CKC 小

▶ 宫颈癌的高风险因素有哪些呢?

（1）吸烟：烟草中的致癌物质促进HPV感染细胞的恶变，还能降低人的免疫力，从而引起宫颈病变。

（2）初次性交年龄偏小，性伴侣较多，性生活频繁的女性。

（3）HIV（艾滋病毒）阳性或者免疫系统功能减退的人。

▶ 作为妇女同胞，我们应该具体怎样去做呢?

总而言之：防大于治。

（1）戒烟限酒，改变不良生活方式，减少熬夜，锻炼身体，增强免疫力。

（2）注意性生活卫生及经期卫生，性生活使用安全套（但并不能保证完全阻断HPV的传播，应注意性伴侣健康情况）。

（3）定期检查：尽早发现癌前病变及早期癌（患者的生活质量和生存率与发现早晚关系紧密哦）。

（4）接种疫苗：世界范围内，现已有三种预防性HPV疫苗：二价疫苗（HPV16、18）；四价疫苗（针对HPV6、11、16、18型）；九价疫苗（HPV6、11、16、18、31、33、45、52、58型），值得注意的是：并不是打了疫苗就是进了"保险箱"，仍要定期做宫颈癌筛查。

小 贴 士

宫颈癌本身并不可怕，尤其是避免高危因素的前提下，定期妇科体检，及时筛选出癌前病变及早期癌，根据不同的个体情况选择适合自己的治疗方式，只选对的，不一定选贵的，将宫颈癌"扼杀"在摇篮里!

（吕　煊）

宫颈锥切术后一定会早产吗？
——鱼与熊掌兼可得！

· · · · · · · · · · · 病　例 · · · · · · · · · · ·

刘亦，28岁，妇科个人史0—0—1—0（足月分娩次数—早产次数—流产次数—现有子女数），人流一次。由于在宫颈专病门诊诊断出"宫颈高级别鳞状上皮内病变（HSIL）"，需要进行宫颈锥切术，以切除病变组织的同时进行最终诊断。可还没有结婚生育的小刘异常担心："医生，什么叫HSIL？你切除了我的宫颈，我还有宫颈吗？我以后如果结婚了要生孩子，会不会早产啊？会不会还没有足月宫口就开了或者变短了？如果真的发生了以上情况，我还有补救的方法吗？"刘亦顾虑重重，纠结要不要做宫颈锥切术。

▶ 什么是HSIL？

当女性进行第一次性生活后，可能会发生不同程度及类型的慢性宫颈炎表现，比如宫颈鳞柱交界外移（旧称"宫颈糜烂"）、宫颈肥大、宫颈纳氏囊肿、宫颈息肉等，如果同时感染了高危型HPV病毒，有可能会从慢性宫颈炎—宫颈癌前病变—宫颈癌，宫颈癌前病变又分为低级别和高级别，级别越高离宫颈癌越近。子宫颈高级别鳞状上皮内病变（HSIL）多为高危型HPV持续感染所致，属于子宫颈癌前病变。高级别上皮内病变的规范管理是子宫颈癌二级预防的重要内容。

▶ HSIL为什么要做宫颈锥切术？

宫颈锥切术就是使用不同形状刀头（LEEP刀）或刀片（冷刀），对子宫颈鳞柱交界处进行部分锥形切割，达到切除宫颈病变组织及明确最后诊断的目的。

▶ 宫颈锥切术后宫颈还在吗？

首先，宫颈锥切只是切除宫颈的一小部分，而不是整个宫颈，医生切除宫颈的深度依据转化区类型而不同，所以术后仍有大部分宫颈在体内，更何况宫颈的愈合能力极强，恢复后仍然会呈现出一个漂亮的宫颈。所以，宫颈锥切术对今后的生育理论上是没有任何影响的；反观临床宫颈机能不全的患者，也未必个个都曾经做过宫颈锥切术。

▶ 以后怀孕的时候一定会发生早产吗？

怀孕的患者发生早产的因素有很多，但绝大部分的原因是感染而非宫颈手术史，所以孕妈妈们完全没有必要由于做过宫颈锥切术而过度担心，当然，在第一次产检时，还是要向产科医生告知一下既往手术病史，帮助产科医生在产检及分娩时产程的观察中及时发现异常，积极采取对应措施。这里要提醒一下孕妈妈：因HSIL而宫颈锥切术后不影响产科医师对分娩方式的判断。简单地说就是：该顺产就顺产，如有剖宫产手术指征需要手术就手术，宫颈锥切术不是剖宫产的手术指征。

▶ 如果在孕期真的发生了宫颈机能不全，该怎么办？

如果在孕期真的发生了以上不良结局，也不必恐慌，当发现宫颈进行性缩短，甚至宫口已开时，立即住院保胎治疗，结合患者的孕周，及时做宫颈环扎术，继续保胎直至37周拆线。这个手术就像给宫颈套了橡皮圈套，防止宫颈进一步缩短，所以仍有很大可能保住宝宝至近足月。宫颈环扎术通过宫颈环形缝扎恢复正常宫颈机能，以维持妊娠至足月或胎儿能够存活的孕周。

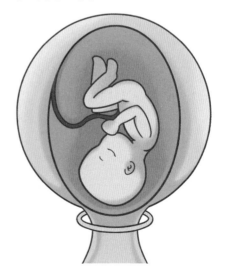

宫颈环扎术可以预防多胎妊娠的早产，延

长孕周，提高胎儿生存力。胎盘早剥、胎膜破裂、阴道出血时禁止行宫颈环扎术。宫颈环扎术可以分为孕前和孕后环扎。孕前环扎选择月经干净后3～7天，孕后环扎选择妊娠16～20周预防性环扎，或者发生宫颈机能不全时紧急环扎。宫颈环扎虽然有可能引起胎膜破裂、宫颈裂伤、膀胱损伤、尿道损伤等并发症，但毕竟发生概率极低。术后需要给予保胎治疗，妊娠37周后或者临产前拆除缝合线即可。

小 贴 士

当患者碰到宫颈癌前病变的时候千万不要过度惊慌，根据患者的生育需求，有不同的治疗方案可选择；即使诊断HSIL需要行宫颈锥切术时，也不必顾虑重重，积极配合医生治疗，宫颈门诊定期随访，在医生的指导下怀孕，孕期注意相关事项，定期产检，必要时宫颈环扎。总而言之：鱼与熊掌兼可得！

（吕　煊）

将宫颈癌扼杀在萌芽中

. . . . **病　例** . . . .

　　林女士，33岁，已婚，今年的单位体检结果提示HPV：52型（+），TCT：AS-CUS（意义不明的非典型鳞状细胞）。拿到体检报告的林女士十分紧张，前往医院就医，妇科医生安排了阴道镜检查，并同时做了宫颈活检，活检病理提示：6点HSIL。医生告诉她，HSIL属于癌前病变，一刹那，林女士几乎吓呆了。但随即，医生又告诉她：癌前病变是可以治愈的。在医生的鼓励和沟通下，林女士住院做了宫颈LEEP刀锥形电切术，病理回报黏膜慢性炎症，局灶性HSIL，切缘未见病变。医生说林女士已痊愈，今后只要认真定期随访就行啦。

▶ 什么是宫颈癌前病变？

　　简单来说，宫颈细胞开始出现异常，但还没有彻底转化为恶性肿瘤的病变，专业上称为宫颈鳞状上皮内病变（SIL），按照病变程度分为低级别（LSIL）和高级别（HSIL）。大部分LSIL可自然消退，而HSIL更具癌变潜能。

　　SIL既往称为"子宫颈上皮内瘤变（CIN）"，根据细胞异形的程度分为3级。1级指宫颈轻度不典型增生，2级指宫颈中度不典型增生，3级指宫颈重度不典型增生及宫颈原位癌。各种级别的CIN都有发展为浸润癌的趋向，一般来说，级别越高，发展为浸润癌的机会越多；级别越低，自然退缩的机会越多。LSIL相当于CIN 1，HSIL包括CIN 3和大部分CIN 2。

▶ 什么是宫颈原位癌？

　　宫颈原位癌是CIN 3中最严重的病变，指宫颈不典型增生累及鳞状上皮全层，但未突破基底膜，未侵犯间质，病变局限在鳞状上皮层内。

▶ CIN 1一定需要手术吗？

不一定，可以手术，也可以随访。

研究发现，未经治疗的CIN 1具有较高的自然消退率和较低的癌变率。大约57%的患者自然消退，11%进展为CIN 2和CIN 3，仅0.3%发展为浸润癌。因而，许多专家主张，如果经过妇科专业医师的阴道镜检查，医生认为结果满意，CIN 1病例可以定期随访。

▶ CIN 1治疗方法有哪些？

宫颈癌筛查三阶梯的最后一道阶梯即阴道镜下的活组织检查。这种活组织病理确诊的CIN 1，可选择将宫颈病变的表面破坏或切除的治疗方法。

宫颈病变表面破坏的方法主要有冷冻、电凝和激光技术。这种方式的好处是创伤更小，坏处是因为病变完全破坏无法送检，无法经病理科医师的火眼金睛进一步帮忙排查这些被破坏的组织细胞中有无更严重的问题，比如CIN 2、3。

宫颈病变切除的方法包括冷刀以及电切（LEEP）。优点是可以获得组织学标本。冷刀切除或电切疗效相等。电切具有手术时间短、出血少、术后阴道镜易于观察等优点。但就术后病理评价病变边缘的切净程度而言，电切不及冷刀。因此，对于选择哪一种治疗方法最好的问题，患者可以诉说自身需求，然后在医生的指导下做出选择。

▶ 不想手术的CIN 1患者如何随访？

首先和医生充分沟通，确定自己能够做到定期随访，然后在医生的允许下选择随访。参考目前指南的指南建议，对于阴道镜检查结果满意，选择临床随访的CIN 1患者，最好采用第6和12个月重复细胞学涂片，或第12个月采用高危型HPV DNA检测的方法随访。

前瞻性研究表明，经组织学确诊的CIN 1患者，在随访过程中发生组织学确诊的CIN 2和3的危险性是9% ～ 16%。在第6和12个月时重复细胞学涂片可累计发现

85%的CIN 3患者。所以，只要认真做好
随访，即使有更严重的病变也能及时发现、
及时治疗。

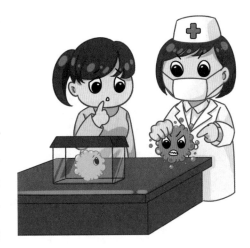

▶ CIN 2和3需要手术吗？

和CIN 1不同，CIN 2和3表现出更显
著的恶变潜质。因此，医生往往建议手术
治疗——宫颈病变切除术。这种手术一方
面是治疗，一方面也是诊断，它通过对切
除标本的病理送检，让病理科医师帮助明确可能存在的更严重病变，比如微小浸润癌
和隐匿性浸润癌。病理回报后，专科医生会和您沟通这次手术是已经达到完全治疗的
目的，还是诊断出更严重病变，需要进一步手术甚至其他治疗。

▶ CIN 2和3做了手术还需要随访吗？

经过治疗后，CIN 2和3病变复发、持续和进展为浸润癌的发生率相对较低，但
仍高于普通人群，所以一定需要认真随访。可采用细胞学或细胞学与阴道镜相结合的
方法随访，间隔为4～6个月。然后根据结果，听从医生的建议，进行下一步观察或
治疗。

小 贴 士

宫颈癌前病变的持续进展将导致宫颈癌。目前宫颈癌前病变的高危因素主要有HPV
感染、多个性伴侣、吸烟、性生活过早（小于16岁）、性传播疾病等多种因素相关。其中
最重要的是HPV的持续感染。已在接近90%的SIL和99%的子宫颈癌组织发现有高危型
HPV感染，其中约70%与HPV16和18型相关。所以HPV疫苗对于预防宫颈癌前病变非常
重要。

（陈　超）

三阶梯筛查——
手有利器，让宫颈癌无处遁形

······· **病 例** ·······

小美31岁，单位体检报告提示HPV56阳性，TCT显示AS-CUS，小美担心不已，这究竟是什么意思呢？她立即前往医院咨询医生。妇科医生告诉她，宫颈癌筛查分为三阶梯，第一层阶梯即TCT联合HPV检查；有问题的患者在医生的推荐下迈上第二阶梯，即阴道镜检查；阴道镜检查有问题的患者由阴道镜医生完成第三阶梯，即组织学检查（宫颈活检、颈管搔刮）。小美心惊胆战地完成了阴道镜检查。当阴道镜医生告诉她检查满意，目前宫颈不考虑病变，无需进行第三阶梯活检的时候，小美开心得跳了起来。她的妇科医生一边恭喜她，一边提醒她：虽然无需治疗，可是一定不要忘记每6～12个月复查TCT联合HPV检查。

▶ **宫颈癌发病率有多高？**

根据世界卫生组织（WHO）的数据，全球每年有新增病例53万，约25万女性因子宫颈癌死亡，其中发展中国家女性因子宫颈癌死亡人数占全球女性因子宫颈癌死亡人数的80%。在西方发达国家，由于人乳头瘤病毒（HPV）疫苗的使用和子宫颈癌筛查的普及，子宫颈癌发病率缓慢下降；在中国，每年新增子宫颈癌病例约14万，死亡病例约3.7万。

▶ **谁需要宫颈癌筛查？**

指南推荐对所有适龄妇女定期开展子宫颈癌的筛查。鉴于我国目前子宫颈癌发病的年龄特点，推荐筛查起始年龄在25岁。

▶ 宫颈癌筛查做什么？

细胞学筛查联合人乳头瘤病毒检测是我国宫颈癌筛查首选方法。普通人群从25岁开始，每3～5年定期筛查1次。

细胞学筛查：镜下观察宫颈细胞样本中是否存在异常细胞（异常细胞可能是癌前病变细胞或癌细胞）。TCT是目前运用最广泛的细胞学筛查手段，代表"液基细胞学检查"，由妇科医生用专用采样的小刷子轻轻刷取宫颈表面脱落细胞，放入专用细胞保存液，通过离心等一系列操作，制成细胞涂片。然后通过染色，宫颈细胞的形态就清晰可见啦。病理科医生通过观察这些细胞的形态来判断宫颈细胞是否健康正常。一句话形容就是：细胞们，让我看看你长得到底正不正常！与过去传统的宫颈刮片巴氏涂片检查，薄层液基制片技术所制涂片背景清晰，细胞足量而均匀，大大改进了细胞学的精确度，明显提高了标本的满意度及宫颈异常细胞检出率，目前已普遍应用于临床。TCT同时还能发现微生物感染，如霉菌、滴虫、衣原体等。

HPV病毒检测：检测宫颈细胞样本中HPV的DNA序列。HPV感染能引起人体皮肤黏膜的鳞状上皮增殖，其中，人乳头状瘤病毒部分亚型是导致宫颈病变和宫颈癌的"元凶"，被称为高危型HPV。

▶ 终身都要进行宫颈癌筛查吗？

65岁以上、无既往宫颈病变病史且最近10年筛查阴性的妇女可以中止任何形式的宫颈癌筛查。

▶ 初筛TCT联合HPV报告怎么解读？

（1）细胞学检查阴性，HPV阳性：你的宫颈细胞形态正常，但感染了HPV。

（2）细胞学检查为AS-CUS：有形态异常的宫颈细胞，目前无法"验明正身"，需要结合HPV结果，向医生寻求专业建议。

（3）细胞学检查为LSIL/ASC-H/HSIL：宫颈细胞有癌前病变的表现，无论HPV

结果如何，均应行阴道镜检查并根据结果进一步处理。

下图是不同情况的后续处理。

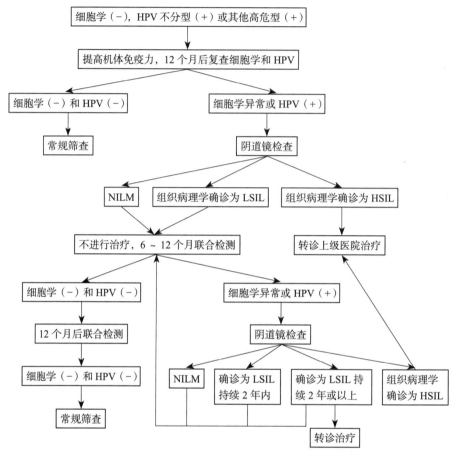

注：-表示阴性，+表示阳性；HPV=人乳头状瘤病毒，NILM=未见上皮内病变或恶性变，LSIL=低度鳞状上皮内病变，HSIL=高度鳞状上皮内病变

▶ 阴道镜检查是什么？

如初筛异常并在医生建议下进入第二阶梯——阴道镜检查，医生会借助比肉眼更精细放大系统去观察宫颈（同时也会观察外阴及阴道），检查中用醋酸、碘溶液涂抹观察的区域，之后观察宫颈上皮颜色的变化、血管的特点，评估宫颈是否有病变、病变的位置及范围。当阴道镜检查中对宫颈涂抹醋酸、碘溶液时，会有些许不适，之后

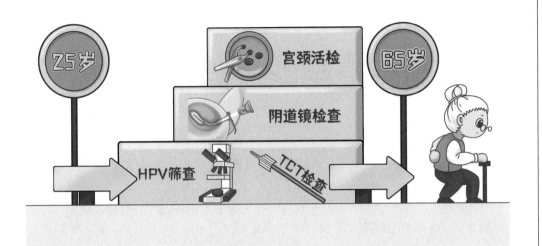

数日可能出现少量阴道流液，属于正常现象哦，如有这种情况不必紧张。

▶ 阴道镜下宫颈活检是什么？

　　阴道镜下宫颈活检即宫颈癌筛查的第三阶梯——组织学检查。如医生在阴道镜检查时判断宫颈有可疑病变，我们将进行宫颈活检，即使用专用器械（活检钳）对有可疑病变的部位，钳取少许组织（必要时还得搔刮宫颈管组织）。活检得到的组织块将被切片染色，进行病理诊断，由病理医生判定该病变目前属于良性、癌前病变还是恶性。在宫颈活检钳取少许组织时，会有轻微疼痛，活检后还会少量阴道出血，极少数人出血较多，但这些都是可接受的范围哦。医生通常会压迫止血，宫颈创面一般在活检后1周左右就愈合了。

小 贴 士

　　宫颈筛查、阴道镜检查一般会安排在月经干净后3～7天内进行。当然，医生对您病情综合评估后也可以安排在月经周期的任何时候，甚至特殊时期。经过以上三阶梯筛查，绝大多数宫颈癌前病变及宫颈癌是无处遁形的。

（陈　超）

宫颈癌疫苗能一劳永逸吗?

病 例

茅茅今年26岁,最近她的朋友圈悄悄流行起一个话题——打HPV疫苗预防宫颈癌。茅茅也不禁对这个"宫颈癌疫苗"大感兴趣。可是HPV到底是什么? HPV疫苗为什么可以预防宫颈癌? 于是,她来到医院向医生寻求专业建议。茅茅闻癌色变,她禁不住问医生:感染HPV一定会得宫颈癌吗? 医生回答:不一定哦,感染HPV相当于一场"感冒",多数情况下机体免疫系统可将其清除,只有反复、长期感染高危型的HPV才有可能得宫颈癌。听了医生的解释,茅茅放松多了。那么HPV疫苗该不该打呢? 它到底是什么,打了HPV疫苗真的能预防宫颈癌吗? 这么多种HPV疫苗,有什么区别,该怎么选择呢?

▶ HPV是什么?

HPV是一类双链DNA病毒,主要通过性生活或密切接触传播,是一个成员众多的庞大家族。它们有的和皮肤疣与尖锐湿疣等良性疾病相关,被归入低危型,例如,约90%的尖锐湿疣由HPV6、11感染引起。有的和下生殖道恶性病变相关,导致如宫颈、阴道、外阴和肛门等部位的恶性病变,按照致病风险被归入中危型(HPV26、53、66、73、82)和高危型(HPV16、18、31、33、35、39、45、51、52、56、58、59、68)。其中以HPV16、18诱发癌变的风险最高,我国69.1%的宫颈癌归因于HPV16、18感染。

▶ 我国的HPV感染情况如何

大家一定要知道,HPV感染是很常见的,就像一场感冒。80%以上的女性一生中至少有过一次HPV感染。我国最常见HPV感染为HPV16、52、58、18、33。90%以上的HPV感染可在2年内自然清除，仅不足1%的患者发展至宫颈癌前病变（即子宫颈上皮内瘤变，CIN）和宫颈癌。所以感染了HPV，不一定会得宫颈癌。感染HPV相当于一场"感冒"，多数情况下机体免疫系统可将其清除。只有反复、长期感染高危型的HPV才有可能得宫颈癌。

▶ HPV疫苗是什么？

HPV疫苗通过各种表达系统制备HPV病毒的非感染性病毒样颗粒，诱导机体体液免疫反应，产生的中和性抗体在HPV进入机体时即可与病毒抗原结合，从而防止HPV感染。通过预防初次HPV感染和减少持续性HPV感染来阻断子宫颈癌前病变的发生和发展。目前，我国国家药品监督管理局已批准上市4种HPV疫苗：国产双价HPV疫苗（大肠杆菌）、双价HPV吸附疫苗、四价和九价HPV疫苗。

▶ HPV疫苗有哪些？

以下是我国国家药品监督管理局批准上市的HPV疫苗特点（表2-2，引自《人乳头瘤病毒疫苗临床应用中国专家共识》）。

表 2-2　我国国家药品监督管理局批准上市的 HPV 疫苗特点和接种程序

项　目	国产双价 HPV 疫苗（大肠杆菌）	双价 HPV 吸附疫苗	四价 HPV 疫苗	九价 HPV 疫苗
生产企业	中国厦门万泰	英国葛兰素史克公司	美国默沙东公司	美国默沙东公司
全球上市时间	—	2007 年	2006 年	2014 年 **
中国上市时间	2019 年	2016 年	2017 年	2018 年
预防 HPV 型别	16、18	16、18	6、11、16、18	6、11、16、18、31、33、45、52、58
中国女性适宜接种年龄	9～45 岁	9～45 岁	9～45 岁 ***	16～26 岁

续　表

项　目	国产双价 HPV 疫苗（大肠杆菌）	双价 HPV 吸附疫苗	四价 HPV 疫苗	九价 HPV 疫苗
预防 HPV 感染相关疾病（中国批准）	子宫颈癌、CIN 1级、CIN 2/3 级、AIS，HPV16、18持续性感染	子宫颈癌、CIN 1 级、CIN 2/3级、AIS	子宫颈癌、CIN 1 级、CIN 2/3级、AIS	子宫颈癌、CIN 1级、CIN 2/3 级、AIS，9 种 HPV 相关亚型感染
表达系统	大肠杆菌	杆状病毒	酿酒酵母	酿酒酵母
免疫量	共接种 3 剂，每剂 0.5 mL	共接种 3 剂，每剂 0.5 mL	共接种 3 剂，每剂 0.5 mL	共接种 3 剂，每剂 0.5 mL
接种方法和部位	肌内注射，首选上臂三角肌	肌内注射，首选上臂三角肌	肌内注射，首选上臂三角肌	肌内注射，首选上臂三角肌
免疫程序（接种方案）*	第 0、第 1、第 6个月，9 ～ 14 岁接种 2 剂	第 0、第 1、第6 个月	第 0、第 2、第6 个月	第 0、第 2、第 6个月

注：HPV 为人乳头瘤病毒；CIN 为于宫颈上皮内瘤变；AIS 为原位腺癌；*1 年内接种 3 剂为完成免疫接种；
2018 年 10 月美国食品药品监督管理局批准九价 HPV 疫苗可用于 9~45 岁女性；*2020 年 11 月国家药品监督管理局批准四价 HPV 疫苗应用于 9 ～ 19 岁女性。

▶ 要不要打 HPV 疫苗呢？

　　WHO 建议的主要目标接种人群为未暴露于疫苗相关 HPV 基因型的青春期女性。2019 年美国疫苗免疫实践咨询委员会和美国疾病预防控制中心均建议在 11 岁或 12 岁开始接种 HPV 疫苗，也可从 9 岁开始接种。2017 年美国妇产科医师协会指南提出，不论有无性行为或既往暴露于 HPV，均推荐接种 HPV 疫苗。2019 年《人乳头瘤病毒：加拿大免疫指南》提出在性行为开始后进行 HPV 疫苗接种也是有益的。结合我们的人群数据，9 ～ 17 岁女性接种双价和四价 HPV 疫苗后免疫应答较强，血清学抗体滴度是 18 ～ 26 岁女性的 1.42 ～ 3.00 倍，而 18 ～ 25 岁女性与 26 ～ 45 岁女性抗体滴度相似。综合以上，我国指南优先推荐 9 ～ 26 岁女性接种 HPV 疫苗，特别是 17 岁之前的女性；同时推荐 27 ～ 45 岁有条件的女性接种。那么，女性如果已经三四十岁了，已婚已育，还需要打 HPV 疫苗吗？可以看到，目前的指南告诉我们，仍然推荐接种。表2-3是我国《人乳头瘤病毒疫苗临床应用中国专家共识》对不同人群的推荐：

表 2-3　对不同人群的 HPV 疫苗接种推荐

不 同 人 群			推荐级别
普通人群	9 ～ 26 岁女性		优先推荐
	27 ～ 45 岁女性		推荐
特殊人群	HPV 感染 / 细胞学异常的适龄女性		推荐
	妊娠期妇女		不推荐
	哺乳期妇女		谨慎推荐
	HSIL 接受过消融或切除性治疗的适龄女性		推荐
	有遗传易感和宫颈癌高危因素的适龄女性		推荐
	免疫功能低下的特殊人群	HIV 感染的适龄女性	推荐
		自身免疫性疾病的适龄女性	推荐
		1 型和 2 型糖尿病的适龄女性	推荐
		预期寿命有限者	不推荐

▶ 已经感染过HPV，还能接种吗，还有用吗？

　　HPV疫苗可对尚未感染的HPV型别提供保护，即使感染了1种或多种HPV型别的受种者仍可从疫苗接种中获得保护。所以打疫苗前，没有必要做HPV检测。另外，因免疫原性过低，HPV自然感染所产生的抗体难以预防相同型别HPV再次感染。然而，HPV疫苗对既往疫苗型别HPV再感染（一过性或持续性HPV感染）的女性都具有显著保护效力。依据以上证据，无论是否存在HPV感染或细胞学异常，对适龄女性均推荐接种HPV疫苗（接种之前无需常规行细胞学及HPV检测）。

▶ 我们打了疫苗可以保护几年？

　　HPV疫苗从2006年开始使用，目前的研究数据表明，打过疫苗后的保护作用可

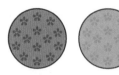

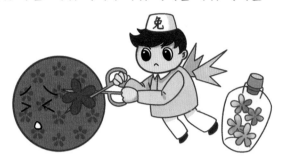

持续10年，预测模型提示预防的时间更久。

▶ 接种了疫苗，还用做宫颈癌筛查吗？

　　打了HPV疫苗也并非可以高枕无忧了，还是需要定期做TCT、HPV检查的。现有疫苗尚不能预防所有高危HPV类型，无论接种二价疫苗、四价疫苗还是九价疫苗，都不能做到百分百预防宫颈癌，所以接种疫苗后仍然需要定期筛查，以实现早诊早治，降低宫颈癌的发病率及死亡率。

小 贴 士

　　HPV疫苗接种常见的局部不良反应主要是注射部位疼痛、红肿。常见的全身不良反应是发热，大部分人的不良反应都比较轻微，持续不超过4～5天，无需特殊治疗。

（陈　超）

保卫宫颈，我们在行动

。。。。。。。。。。。。。。。。。。。 病　　例 。。。。。。。。。。。。。。

　　38岁的小美参加单位体检发现HPV16阳性。网络上查询得知HPV会导致宫颈癌，小美非常焦虑，赶紧前来宫颈门诊就诊。医生在向小美解释了HPV与宫颈癌的关系之后，给她做了阴道镜活检，病理提示宫颈低级别上皮内病变。这让小美长舒了一口气。在医生的指导下，小美开始了针对宫颈癌的预防措施：到社区医院预约接种HPV疫苗，平时性生活使用避孕套，锻炼身体增强体质。接下来就让我们详细了解一下宫颈癌的三级预防。

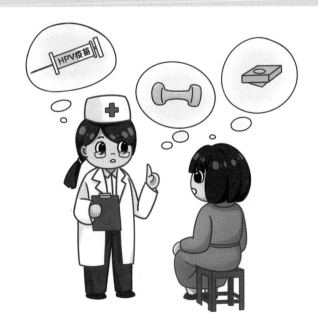

▶ 宫颈癌的一级预防

　　一级预防又称病因预防，是在疾病尚未发生时针对病因所采取的措施，也是预防、控制和消灭疾病的根本措施。加强对病因的研究，减少对危险因素的接触，是一级预防的根本。宫颈癌的一级预防主要是健康教育和接种HPV疫苗。宫颈癌是由高危型人乳头瘤病毒（HR-HPV）在女性生殖道持续性感染引起的疾病，高危型人乳头状瘤病毒持续感染是致病的元凶。宫颈癌的一级预防依赖于HPV疫苗接种，HPV疫苗的接种则有效预防了宫颈癌的发生。此外，宫颈癌的发生、发展是一个多因素、复杂渐进的过程。除高危型人乳头瘤病毒感染这一主要生物学因素外，还存在行为、社会、遗传等各种危险因素，且各因素协同作用，认识这些危险因素，规避不良生活习惯，有助于宫颈癌的一级预防。宫颈癌的危险因素主要有：过早初次性生活；多个性伴侣或高风险性伴侣；免疫抑制（例如器官移植后或HIV免疫缺陷）；阴道炎反复感染史；营养不良，维生素缺乏；吸烟。因此对于以上危险因素，采取有效预防措施，也属于宫颈癌的一级预防。具体有：加强卫生知识宣教、性卫生教育以及婚前健康检查与指导；戒烟，避免营养缺乏，多吃抗氧化营养元素；选择正确避孕方式，如性生活全程使用避孕套，可以降低HPV病毒的暴露风险。

▶ 宫颈癌的二级预防

二级预防是在疾病的潜伏期为了阻止或减缓疾病的发展而采取的措施。包括对宫颈疾病采取早期发现、早期诊断、早期治疗的"三早"预防措施，及时诊治宫颈癌前病变，阻断宫颈癌的发生和发展。目前宫颈癌的主要筛查方法是宫颈细胞学检查（巴氏涂片或液基细胞学检查TCT/LCT）、HPV检测。我国宫颈癌筛查指南常规建议：25～29岁女性每3年进行1次细胞学检查；30～64岁女性每3年进行1次细胞学检查，或每3年进行1次HPV检测，或每5年进行1次HPV和细胞学联合筛查；65岁及以上女性若过去10年筛查结果阴性且没有宫颈鳞状上皮内病变史，则可终止筛查。因此，如果已经错过疫苗接种的最佳时机，还可以通过定期进行宫颈癌筛查来预防宫颈癌。

▶ 宫颈癌的三级预防

三级预防即临床预防，是在疾病的临床期（或发病期）为了减少疾病的危害而采取的措施。包括对症治疗和康复治疗。宫颈癌的三级预防是指对宫颈癌进行及早治疗，防止病情进展，预防疾病复发，延长存活期，改善患者的心理状况，提高患者的生活质量，帮助患者建立战胜癌症的信心。低级别宫颈鳞状上皮内病变可自然消退，只需要定期观察随访。高级别宫颈鳞状上皮内病变具有癌变潜能，需要尽早进行子宫颈环形电刀切除或锥切术，或进行消融治疗。对于宫颈癌患者，医生会根据不同临床分期选择手术、放疗、化疗、姑息治疗等手段进行个体化治疗。早期宫颈病变患者，只要发现及时并积极治疗，将有很大机会得以治愈。因此，如果已经患有宫颈病变，也不要慌张！及时治疗有很大机会获得较长的生存期。

▶ HPV 疫苗的类型及预防效果

目前，全球上市的 HPV 疫苗有二价、四价、九价三种，"价"代表了疫苗可预防的病毒种类。这些疫苗不存在效果的差别，主要在覆盖型别上有所区别。二价疫苗主要针对 HPV16、18，在所有导致宫颈癌的 HPV 病毒中，它们占 70% 左右。四价疫苗除了覆盖 HPV16、18 外，对 HPV6、11 也可覆盖，HPV6、11 主要可以引起湿疣。九价疫苗能覆盖 HPV 九种病毒（HPV6、11、16、18、31、33、45、52、58），能预防 90% 的导致宫颈癌的 HPV 病毒。疫苗具有交叉保护效应，二价疫苗不仅对 HPV16、18 有效，也会降低其他几型相关 HPV 病毒的感染几率。因此，在预约接种疫苗的时候，不要过于纠结于疫苗的价数，能约到几价就接种几价的疫苗，早接种早预防。

▶ 早期宫颈癌及癌前病变有哪些警示症状

接触性出血，这是宫颈癌最为突出的症状表现，表现为同房后出现混有血液的分泌物。

阴道不规则出血，表现为两次月经期之间的非经期性少量阴道出血和绝经后的阴道出血。前者易被视为月经不调，后者易被看作是更年期表现。但这种不规则的阴道出血常见于早期宫颈癌以及宫颈癌前病变的患者的首发症状。

白带增多，白带呈血性或脓血性等，稀薄似水样或米泔水样，腥臭。晚期继发感染则呈恶臭或脓性。在黏液性腺癌患者，由于癌灶分泌大量黏液，故患者常诉大量液体自阴道排出，水样或黏液样。

小 贴 士

几乎所有的宫颈癌都与高危型HPV的持续感染密切相关。由于具有明确且有效的三级防控手段，宫颈癌极有可能成为人类通过注射HPV疫苗、筛查和早诊早治来全面预防以致消除的第一个恶性肿瘤。每位女性都可以行动起来保卫宫颈，积极参与三级预防，将宫颈癌扼杀在摇篮里。

（叶太阳）

宫颈癌中的"隐藏高手"

病　　例

38岁的小美近一年白带增多，近期单位体检宫颈癌筛查HPV阴性，细胞学TCT发现非典型腺细胞。体检中心建议到宫颈门诊就诊，阴道镜活检病理提示宫颈腺癌。HPV阴性也会得宫颈癌？什么是宫颈腺癌？接下来就让我们和小美一起了解一下宫颈癌中的"隐藏高手"——宫颈腺癌。

▶ 什么是宫颈腺癌

子宫颈癌是最常见的妇科恶性肿瘤，组织学类型分为鳞癌、腺癌等。我们常说的宫颈癌，大部分是指来源于宫颈鳞状上皮的癌变，约占75%。宫颈腺癌，顾名思义，是组织上来源于宫颈腺体的宫颈癌，约占所有宫颈原发肿瘤的25%。约85%的宫颈腺癌与高危型人乳头瘤病毒（HPV）感染有关，最常见的是普通型宫颈腺癌。非HPV相关的宫颈腺癌亚型近年来有逐渐增加的趋势。

▶ 宫颈腺癌有何特点

近年来，宫颈腺癌的发病率呈上升趋势，已由5%～10%上升至20%～25%。而且发病趋于年轻化，35岁以下的患者明显增加，超过一半的患者发病年龄小于40岁，原位腺癌的发病年龄更加提前。

宫颈腺癌临床症状隐匿，而且缺乏特异性。一些患者可能会出现阴道的接触性出血、不规则阴道流血、白带增多、阴道排液等。部分患者则没有任何症状，甚至宫颈外观也没有异常，这可能是因为病变存在于宫颈管内，或浸润癌较小。肉眼无法发现的病变，只能由宫颈脱落细胞学及阴道镜检查发现，且检出率显著低于鳞癌，常在

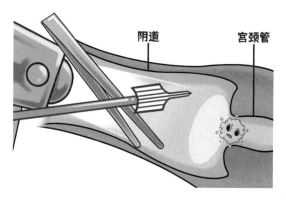

阴道　　　宫颈管

晚期宫颈管增粗呈桶状时才被发现。10%～15%的宫颈腺癌非HPV相关，主要为特殊类型的腺癌，单独的宫颈HPV检测结果阴性，这时容易漏诊。宫颈腺癌一般位于宫颈管内，病变部位不容易获取，也容易漏诊。此外，宫颈腺癌发病年轻化，如果筛查意识淡薄，也容易被忽视。

▶ 宫颈腺癌如何治疗

　　总体而言，还是要根据患者的年龄、疾病的分期、保留生育功能的要求等制定个体化的治疗计划。既往的研究提示宫颈腺癌放化疗敏感性略差，因此只要患者能够耐受手术且病灶可以切除，就应该尽可能争取手术机会。即使一些肿瘤较大的早期患者，也可以考虑先给予新辅助化疗再行手术的方法。对于中晚期患者，应尽可能给予同步放化疗以提高疗效，必要时也可在放疗结束后补充巩固性化疗。而对于复发或远处转移的患者，个体化治疗显得更为重要。通过积极规范的治疗，可以有效地消灭肿瘤细胞，争取获得更长的生存时间。

▶ 宫颈腺癌如何预防

　　避免致癌因素暴露是降低发病率的有效手段。宫颈腺癌的致病因素中最主要的还是HPV感染，尤其是HPV16、18，但宫颈腺癌HPV18阳性占比多于HPV16，这点不同于宫颈鳞癌。此外，宫颈腺癌的发生趋于年轻化，可能与年轻女性处于性活跃期有关。性活跃期女性易发生宫颈柱状上皮外移，相比鳞状上皮，柱状上皮在性生活过程中更容易发生损伤。除HPV感染外，宫颈腺癌的发生与性生活开始早、多个性伴侣、生育年龄早、生育次数多、其他性传播疾病史、激素类避孕药使用、肥胖、超重和吸烟等有关。因此，接种HPV疫苗、避免上述致病因素是预防宫颈腺癌的首要措施。

　　此外，当出现HPV16或18感染，或阴道排液、同房出血等可疑症状时，积极找此方面经验丰富的宫颈专病门诊医生进行进一步检查，有助于宫颈腺癌及其癌前病变的早期发现和治疗。

▶ 宫颈腺癌手术治疗是否可以保留卵巢

宫颈腺癌好发于年轻女性，进行根治性的手术治疗时是否保留卵巢，取决于年龄、肿瘤分期和患者的个人意愿。早期宫颈腺癌卵巢转移总概率为2%，年轻的早期宫颈腺癌患者临床分期不高于ⅠB期时，保留卵巢是安全的，严格遵守推荐筛选标准，不会增加病死率，并且可减少切除卵巢后带来的心血管事件、骨质疏松、情绪变化等副作用。不过宫颈腺癌术后辅助放疗和化疗仍可能会引起卵巢功能衰竭，发生卵巢良性肿瘤再次手术的概率为2%～4%，发生原发性卵巢癌的几率为0.2%。根治性子宫切除手术时同时进行双侧输卵管切除可以降低浆液性卵巢癌的发生率。

小 贴 士

宫颈腺癌是宫颈癌家族的"后起之患"，发病率逐渐升高，而且更加"青睐"于年轻女性。相比于症状明显的宫颈鳞癌，宫颈腺癌属于"沉默杀手"，不容易早期诊断，在确诊时往往期别晚于鳞癌，而且对放、化疗不够敏感，需要更加积极的手术治疗。HPV疫苗接种和宫颈癌筛查对宫颈腺癌早期诊断至关重要。基于宫颈癌的异质性，进行个体化的综合治疗，有助于改善预后。

（叶太阳）

癌，不是两三天长出来的

·········· 病 例 ··········

　　田阿姨今年66岁，停经已经十几年了，最近十来天不知怎么，白带多还带着点血，时有时无，女儿陪着到医院检查，不查不知道，一查吓一跳，宫颈上长了个小菜花，活检结果下来是癌。这下一家子都傻了眼，田阿姨缓过劲来才说起快绝经那会儿，她也做过宫颈活检，那时候医生好像说过什么病变，她以为不来月经了就不会再有妇科病了，就再没检查过。

▶ 什么是宫颈癌前病变？

　　宫颈癌前病变是宫颈浸润癌的癌前期病变，是宫颈病变发展为宫颈癌过程中的一个阶段。我们通常说的宫颈病变，一般指的是宫颈鳞状上皮内病变，分为低级别鳞状上皮内病变（LSIL）和高级别鳞状上皮内病变（HSIL）。高级别上皮内病变发展成为宫颈癌的风险非常高，所以要积极治疗。因此我们通常说的宫颈癌前病变指的是宫颈高级别鳞状上皮内病变及宫颈原位癌。

▶ 什么人群容易得宫颈癌前病变？

　　理论上，宫颈癌前病变可以发生于各个年龄段的女性，一般来说，癌前病变多发生于25～35岁，而宫颈癌多发生于40岁以上，但近年来发病年龄有年轻化趋势。但有一点一直没变，那就是人乳头瘤病毒（HPV）感染是宫颈癌前病变及宫颈癌的首要因素。高危因素还包括：过早的性生活、多个性伴侣、多产等；其他因素如社会经济条件较差、营养不良、吸烟等。癌前病变可以没有任何症状，也可以表现为同房后阴道出血、异常白带（比如血性白带、白带增多）、不规则阴道出血或绝经后阴道出血。

▶ "癌前病变"有个"癌"字，是不是很严重啊？

这个病说严重也严重，说不严重也不严重。从何说起呢？"癌前病变"虽有个"癌"字，但没有到癌这么严重，不会转移、复发，但如果已经有癌前病变了，却不管不顾不治疗，那么假以时日，癌前病变还是有一定比率会进展为浸润癌的。另外，癌前病变的诊断必须是有充分证据排除"癌"而得到的，否则可能会延误治疗的最佳时机。

▶ 癌前病变都会变成癌吗？

并不是，但相信没人愿意拿自己的健康赌一把。虽然未经治疗的癌前病变进展为浸润癌的比率，不同研究统计出来的数字相差很多，有的统计得出的比率是5%～12%，有的高达31%～50%，但是相较于前面那几个数据，正规治疗过的癌前病变演变成癌的比率降到了0.7%。因此倒不如别想到底是5%还是50%，而是在癌前病变的时候就正规治疗，可以极大地降低进展成癌的可能性。

▶ 是不是HPV转阴了，癌前病变也就好了？

很可惜，并不是。已经得了宫颈癌前病变，要是只关注于HPV的感染，可能太

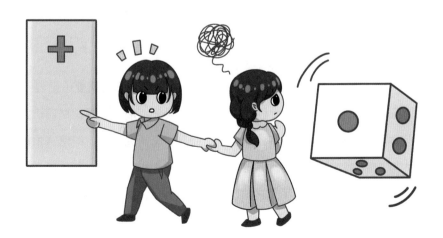

小瞧了宫颈癌前病变这个疾病本身了。宫颈癌前病变几乎都需要手术，手术既是治疗，也是进一步诊断，帮助排除更严重的病变。我们知道HPV的持续感染是宫颈疾病发生、发展的首要因素，HPV转阴可能会使得宫颈疾病的进展暂时停歇下来，但一时的转阴并非再无后顾之忧，需要长期地、定期地随访筛查来保驾护航。

▶ HPV感染又不是感冒，医生叫我多锻炼，是不是搞错了？

其实HPV感染还真有那么一点像感冒，绝大多数的感冒都是病毒性感冒，说到底和HPV感染一样都是一次病毒感染，只不过感染的部位不同，表现不同，引起的后果不同。针对HPV感染并没有所谓的特效药，如果只是体检筛查发现的HPV感染，不必过分地焦虑。要知道，80%以上的女性一生中都会感染HPV，但多数是通过体检发现，有的感染了自己都不知道，然后就转阴了。感染HPV就好比宫颈得了一次"小感冒"，转阴基本靠的是自身免疫力。是的，没错，自身免疫力，这可不是忽悠。目前医学上已经做了大量研究，50%～90%的HPV感染患者会自愈，病毒在2年内会被机体免疫系统清除，抵抗力好的人有望在4～8个月自然转阴。多锻炼其实就是为了增强自身免疫力，建议每周至少有3～4次做合适自己的锻炼项目，比如瑜伽、快走、游泳等，另外保证均衡饮食、规律生活。

以上所说的都是单纯HPV感染的情况，如果已经有宫颈癌前病变，患者可能会更迫切地希望HPV转阴，对于有这样的需求的人群，可以尝试使用干扰素栓，以此增加宫颈局部的抵抗力，加速HPV病毒转阴。

▶ 得过癌前病变，复查多久才能放下心来？

从癌前病变发展为癌，一般需要5～10年。得过宫颈癌前病变，已经手术治疗了，也许就安全了，也许会再发生癌前病变，甚至是癌，故仍需要长期随访，为的就是尽早地发现可能存在的病变，将其扼杀在摇篮里。有研究表明，即使宫颈锥切术切缘阴性的人群，术后24个月的复发率为1.3%，进展率为0.3%。结合相关医学指南的建议，65岁以上的女性，如近25年无宫颈癌前病变的病史，且最近10年按期筛查结果均正常的，可以不再行宫颈癌筛查。当然，满足条件的人群想要继续筛查的也可继续。

小 贴 士

当发现有同房后阴道出血、血性白带、白带增多、不规则阴道出血或绝经后阴道出血等症状时，应当意识到可能是宫颈疾病的信号。当然常规的宫颈癌筛查必不可少，有异常不能想当然，要正规检查及治疗，还要定期复查，"小病"不看变"大病"，那可真是得不偿失了。

（赵绚璇）

退退退！宫颈癌早期诊断治疗

病　例

　　李女士，今年42岁，最近1个月出现了同房后阴道出血，还伴有白带增多，为黄脓白带，有异味，无明显腹痛及其他不适，去医院就诊妇科，做了妇科检查发现白带呈脓性，宫颈肥大糜烂，表面可看见菜花样的赘生物，阴道镜下宫颈活检发现宫颈鳞癌，第一时间住院后做了全身检查，最后医生诊断宫颈鳞癌ⅠB2期，给予了及时的手术治疗。

▶ 什么是宫颈癌？

　　宫颈癌是常见的妇科恶性肿瘤之一，发病率在我国女性恶性肿瘤中居第二位，位于乳腺癌之后，居女性生殖器官恶性肿瘤首位。近年来，随着经济的飞速发展，女性社会地位的逐步提高，受到来自社会和家庭的压力不断增加，女性患宫颈癌的数量呈现上升趋势，我国每年约有新发病例13万，占世界宫颈癌新发病例总数的28%。患病的高峰年龄为40～60岁，近年来大量研究表明，宫颈癌的发病年龄有年轻化趋势。

▶ 宫颈癌的高危因素！

　　持续的高危型HPV感染是宫颈癌及癌前病变的首要因素。HPV主要通过性生活传播。我国常见的高危型HPV包括16、18、31、33、45、52、58型等。与宫颈癌相关的高危因素还有：吸烟、多个性伴侣或伴侣有多个性伴侣、性生活开始过早、多孕多产以及免疫功能缺陷性疾病如艾滋病等、其他病毒感染。其他因素如社会经济条件较差、卫生习惯不良、营养状况不良等也可能增加宫颈癌的发生率。

▶ 宫颈癌出现时我们的身体会有哪些异常的表现？

1. 阴道分泌物异常

大多表现为白带增多，同时伴有颜色和气味的变化。白带增多症状一般晚于接触性出血出现，晚期宫颈癌可有米泔样或水样白带。若癌组织坏死伴感染，可有大量脓性恶臭白带。

2. 阴道不规则出血

非月经期出现阴道出血，或经期延长、经量增多，老年患者常为绝经后不规则阴道流血，有时出血量不多，且不伴腹痛、腰痛等症状，易被忽视。出血量根据病灶大小、侵及间质内血管情况而各有不同，若侵蚀大血管可引起大出血。这种阴道不规则出血常是子宫颈癌的早期征兆，许多患者就是因此症状而来就诊。

3. 腰腹部疼痛

腰骶部与下腹部酸痛也可能是宫颈癌的信号，有时疼痛可出现在上腹部、大腿部及髋关节，每到月经期、排便或性生活时加重，每触及子宫颈时，立即引起髂窝、腰骶部疼痛，有的患者甚至出现恶心等症状，影响生活，要重视起来及早就诊。

4. 肿块

肿瘤很小时自己是摸不到的，自己能摸到说明肿瘤已经相当大了，但总比忽略或根本不在意为好，所以要养成自我检查的习惯。清晨，空腹解完大小便后，平卧于床，略弯双膝，放松腹部，自己用双手在下腹部按摩，由轻浅到重深，肿块有时是可以发现的。

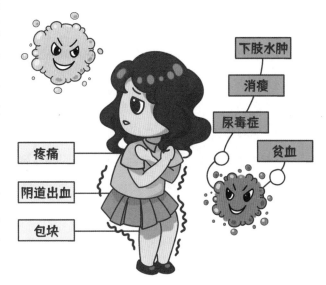

下肢水肿

消瘦

尿毒症

贫血

疼痛

阴道出血

包块

5. 晚期宫颈癌的症状

到了晚期常有尿频、尿急、肛门坠胀、大便秘结、里急后重、下肢肿痛等，严重时导致输尿管梗阻、肾盂积水，最后引起尿毒症；淋巴转移、淋巴管阻塞可导致下肢顽固性水肿等。到了疾病末期，患者可出现消瘦、贫血、发热及全身衰竭。

▶ 我们可以做些什么来预防宫颈癌？

一般的宫颈癌前病变发展为宫颈癌大约需要10年时间。从这个角度看，宫颈癌并不可怕，它是一种可预防、可治愈的疾病。防治的关键在于：定期进行妇科检查，及时发现和治疗宫颈癌前病变，终止其向宫颈癌的发展。

（1）普及宣传宫颈癌相关科普知识，开展性卫生教育，避免不健康性行为。

（2）提高高危人群的知识普及率，有异常症状者及时就医。

（3）开展宫颈癌筛查，早期发现及时治疗宫颈上皮内瘤变，阻断宫颈浸润癌发生。

（4）育龄妇女和性活跃期的人群应重视体检，并及时接种HPV疫苗。

▶ 让我们了解一下宫颈癌是如何诊断的

宫颈癌的诊断主要根据病史和临床表现，进行宫颈活组织检查可以确诊。尤其有接触性出血者，需做详细的全身检查及妇科三合诊检查，并进行宫颈刮片细胞学检查、碘试验阴道镜检查、宫颈和宫颈管活组织检查、宫颈锥切术等检查。确诊宫颈癌后，应根据具体情况，做腹部CT、盆腔MRI、膀胱镜、直肠镜检查等，以确定其临床分期。

（1）子宫颈刮片细胞学检查——筛检宫颈癌的首选方法。

（2）HPV检测：一种筛查手段，也可作为细胞学异常的分流措施。

（3）阴道镜检查：是宫颈上皮内瘤变和早期宫颈癌的重要辅助诊断方法之一。

（4）宫颈活组织检查：是CIN和子宫颈癌的确诊方法。

（5）颈管诊刮术：颈管诊刮术有助于明确宫颈管内有无病变或癌瘤是否累及颈管，并有助于诊断隐匿性宫颈腺癌。

▶ 宫颈癌该怎么治疗？

目前宫颈癌的治疗方法有手术治疗、放射治疗（放疗）、化学治疗（化疗）、靶向治疗以及免疫治疗。医生将根据病例的病理类型、肿瘤大小和发生扩散转移的情况，并结合患者年龄以及今后的生育需求，选择最合适的治疗方案。宫颈癌只有在较早期时（早于ⅡB期）才能选择根治性手术治疗方案，因此越早发现越能提高生存率及生活质量。手术的范围及方式需要根据患者的具体情况来选择，如根据病变深度、病变大小、临床分期和病理类型决定。术后会根据肿瘤的病理报告对患者病情进行综合评估，如果是易复发的高危患者，术后通常给予放化疗，以减少复发。

小 贴 士

宫颈癌通过早期发现、早期治疗，可以提高患者治愈率、生存率及生活质量。早期宫颈癌患者五年生存率可达到90%以上。同时对于有生育需求的患者，越早治疗其保留生育功能的可能性越大。

（徐海静）

宫颈癌能做微创手术吗？

> ···················· 病 例 ····················
>
> 　　吴女士今年40岁，四年前体检发现HPV感染，一直没重视，这次就诊按照医生的建议做了进一步检查，结果是宫颈癌，不幸中的万幸，还是早期，能够手术治疗。吴女士这下有点犯难，一直爱美的她，不希望自己身上留下长长的刀疤，于是找到医生咨询手术方式。

▶ 宫颈癌常见吗？

　　宫颈癌是常见的妇科恶性肿瘤之一，发病率在我国女性恶性肿瘤中居第二位，位于乳腺癌之后。我国宫颈癌主要好发于2个年龄段，以40～50岁为最多，60～70岁又有一高峰出现，20岁以前少见。近年来宫颈癌的平均发病年龄在逐渐降低，有年轻化趋势。作为宫颈发生癌变过程中最为关键的环节，70%以上的妇女在一生中会感染高危型

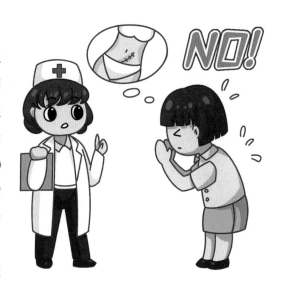

HPV，但只有不到10%的妇女发展为宫颈癌或宫颈上皮内瘤变。因为80%的妇女的HPV感染是一过性的，只有持续的感染才会增加风险。

▶ 宫颈癌都要手术治疗吗？

　　并不是。更准确地说，不是所有的宫颈癌患者都还有手术机会。早中期的宫颈癌

可以手术治疗，手术后根据病理的结果可能需要补充放疗和化疗；而中晚期的宫颈癌
首选的治疗方式是直接放疗和化疗。当然，手术后的放疗和直接放疗的射线量是不同
的，一般手术后的放疗射线量会小一些。手术还有另外一个优势就是，如果术后的病
理结果没有提示存在复发的中高危因素，那么可以省去放疗，避免放疗远期副反应的
风险。

▶ 宫颈癌手术范围很大吗？

宫颈癌的手术范围还是比较大的，虽然比不上卵巢癌可能会涉及到邻近器官的
一并切除，但鉴于宫颈癌常见的转移途径是直接蔓延和淋巴转移，因而手术范围一般
包括广泛全子宫及盆腔淋巴结的切除。广泛全子宫包括宫旁、全子宫和部分阴道。宫
颈本身具有独特的解剖学特点，位于盆腔的低点，前方是膀胱，后方是直肠。切除的
"宫旁"组织中不可避免地包含一些通往膀胱的感觉尿意和帮助完成排尿的神经纤维，
因此术后带尿管的时间比良性妇科肿瘤及其他恶性妇科肿瘤都要长一些。

▶ 做完手术，是不是会衰老得很快啊？

这个可能是很多患者，特别是还没有进入绝经期的患者关心的问题。女性担心
的"衰老"并非人年龄带来的衰老，而是与卵巢功能相关的低雌激素引起的"衰老"，
包括生殖器官萎缩引起的女性性功能障碍等问题。所以手术后会不会"衰老"，要看
有没有同时切除卵巢。宫颈癌手术是否需要同时切除卵巢，由患者的年龄、疾病的病
理类型和分期综合决定。还没有绝经的患者因为治疗需要，在手术中同时切除双侧卵
巢，那么随着激素水平急剧下降，可能会出现一些围绝经期症状，比如潮热、烦躁、
易怒、失眠等，如果症状明显，可在专科医生的指导下有选择地通过药物缓解症状。

▶ 宫颈癌手术能微创做吗？

宫颈癌微创手术包括腹腔镜和机器人腹腔镜宫颈癌根治术，相比开腹宫颈癌根治
术120余年的历史，宫颈癌微创手术发展历史较短，只有30余年。近年来也有一些针
对宫颈癌开腹和微创手术疗效进行比较的文章，但任何研究都存在一定的局限性，不

能因此而否认微创手术治疗宫颈癌的价值。目前我国对于宫颈癌手术的推荐也出了专家指南，简单来说，对早期的宫颈癌（病灶小、无邻近器官累及及远处转移），国内往往在病灶局限于宫颈，直径小于2 cm时选择微创手术，但治疗前必须由专科医生评估后制定个体化的治疗方案。

▶ 宫颈癌微创手术有什么优势吗？

宫颈癌微创手术是在开腹宫颈癌手术的基础上发展而来的，相比开腹宫颈癌手术，有腹壁创伤小、疼痛轻、视野清晰、出血量少、对肠道干扰少、术后并发症少、感染率低、恢复快、住院时间短等优势。这些优点使得宫颈癌微创手术在较短时间内被医生和患者广泛接受。在我国，无论是腹腔镜下还是机器人辅助的腹腔镜下宫颈癌根治术都在迅速发展，成为早期宫颈癌的常见手术方案。

▶ 宫颈癌微创手术能切得干净吗？

当然能切干净。前面说到宫颈癌微创手术最显著的一大优点就是视野清晰，宫颈的解剖位置比较深，借助腹腔镜技术及腹腔镜放大的特点，可以更好地看清手术范围，能看清才能更好地切净。虽然目前大多数情况下早期宫颈癌才选择微创手术方式，但近年来针对宫颈癌开腹和微创手术疗效比较的研究也不断促进着宫颈癌微创手术的进一步改进及发展。当然，手术必须由专业培训合格的专科医生来完成。专业的事交由专业的人，选择适合的人群做恰当的手术，相信宫颈癌微创手术能造福更多的病患。

小 贴 士

宫颈癌是能通过体检早发现、早治疗的妇科恶性肿瘤，根治性子宫切除手术是最常见的治疗方法。虽然目前大多数情况下早期宫颈癌才选择微创手术方式，但理论上微创手术本身完全可以切除与开腹手术相同的手术范围。治疗需要个体化，必须由专科医生评估后决定患者的疾病状态是否适合微创手术，最合适的才是最好的。

（赵绚璇）

得了宫颈癌，还能当妈妈吗？

> ···················· 病　例 ····················
>
> 　　有一天诊室来了一位年轻患者，30岁，孕前检查宫颈TCT提示HSIL，
> HPV16阳性。她很伤心，也很焦虑，说自己什么症状都没有，刚结婚，还没有
> 当妈妈呢，万一是宫颈癌怎么办？随后经过一系列的检查，结果显示她确实患
> 有宫颈癌，幸运的是，她属于宫颈癌早期，仍然有当母亲的机会。

▶ 得了宫颈癌，一定要把子宫全切掉吗？

　　回答当然是"NO"。近些年国家通过大力开展"两癌筛查"和推广HPV疫苗，宫颈癌发病率有所下降，但出现了发病年轻化的趋势。约40%的宫颈癌患者处于生育年龄，随着我国开放二孩、三孩政策，越来越多的早期宫颈癌患者，在被确诊时仍然有想当妈妈的愿望。子宫颈锥切术、子宫颈切除术和根治性子宫颈切除术，这种保留生育功能的手术方式为想生宝宝的患者，提供了希望。

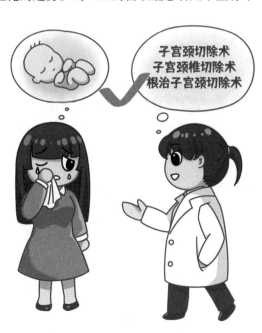

▶ 是不是所有的早期宫颈癌治疗都可以保留生育功能？

　　我们不能太理想化，早期宫颈癌毕竟也是恶性肿瘤。早期宫颈癌患者经系统检查评估后，未必都能保留生

育功能，医生对保留生育功能的手术适应证是有严格规定的。首先要有强烈的生育愿望，其次得有年轻的身体，年龄不能大于45岁，还有各项检查均提示你属于 I 期患者，病灶不能太大（直径小于2 cm），位置不能太高（不能累及宫颈内口），没有淋巴结的转移，最后要求就是病理类型需为大众宫颈癌（宫颈鳞癌、腺癌或腺鳞癌），如果是其他特殊病理类型，就不能选择保留生育功能的手术方式了。

▶ 早期宫颈癌，可以只做宫颈锥切吗？

虽说都是早期宫颈癌，但如想保留生育功能，需要根据疾病的分期（I 期仍然可以分为 I A1 ~ I B3 五个期别），选择不同的手术类型。"差之毫厘，谬以千里"，只有宫颈原位癌和 I A1 期并且没有淋巴脉管间隙浸润的早期宫颈癌，宫颈锥切术才是最佳选择，手术创伤小，恢复快，术后易成功受孕。一旦病情超过该界限，只做宫颈锥切是不够的。I A1 期合并淋巴脉管间隙浸润和 I A2，首选根治性宫颈切除术＋盆腔淋巴结切除术，次选宫颈锥切术＋盆腔淋巴结切除术；I B1 选择根治性宫颈切除术＋盆腔淋巴结切除术，至于选择开腹还是阴式，选择腹腔镜还是机器人手术，需要医生评估后告知患者利弊，选择方案。至于严格选出的 I B2 期，首选开腹根治性宫颈切除术＋盆腔淋巴结切除术＋腹主动脉旁淋巴结切除。也许此"早期"非彼"早期"，不能一概而论。

▶ 手术后什么时候能备孕呢？

选择宫颈癌手术的治疗方式不同，备孕时机也不相同。宫颈锥切手术结束后3个月复查，结果提示一切正常，就可以开始备孕了；如果是宫颈切除手术，且术后没有化疗，手术结束半年就可以尝试备孕；如果手术治疗结束后追加了化疗，建议化疗结束后1年再备孕。有些患者备孕1年仍未怀孕，那就要考虑可能存在不孕不育的一些因素，建议就诊生殖医学专家。无论选择了哪种手术方式，因手术改变了宫颈甚至阴道的正常解剖结构，导致手术后怀孕属于高危妊娠，容易发生流产、早产等不良事件，所以在怀孕期间必须全程进行产科管理，甚至需要通过学科讨论制定个体化方案。

▶ **听说保育术后，即使怀孕也很容易流产，该怎么办?**

确实早期宫颈癌术后的"准妈妈"是会更加辛苦，流产、早产的风险也会提高，但是有了"宫颈环扎术"和产科医生的保驾护航，仍然有很大机会孕育一个健康的宝宝，圆"妈妈"梦。是否行宫颈环扎术，取决于残留宫颈的长度和宫颈机能状态。宫颈锥切术后大部分患者是不需要该手术的，但对于根治性宫颈切除术的患者，建议术中常规行宫颈环扎术。若术中未做此手术，那么可以在孕前或孕早期，及时就诊检查，若诊断宫颈机能不全，尽快行宫颈环扎术，这样可以大大降低孕期流产、早产的风险。

小 贴 士

早期宫颈癌基本没有明显报警症状，我们需要定期妇科检查和宫颈筛查，早发现问题，及早干预。虽然它是癌，但在它变成癌之前也给了我们身体一些预警信息，让我们有充足的时间去阻止它。如果被诊断为早期宫颈癌，积极配合医生治疗，仍有机会当妈妈，也有治愈的可能。宫颈癌治疗结束后并非万事大吉，即使是早期患者，仍要遵医嘱定期随访，依据病情定期复查宫颈或阴道的细胞学检查，根据临床症状行必要的化验检查或影像学检查。

（任慧敏）

细细拆解宫颈癌分期

························· 病　　例 ·················

　　王女士今年48岁，平日工作繁忙，近一个月同房过后总会有少量出血，色鲜红，不像是"大姨妈"（月经），白带有时候也有些血丝。王女士突然想起自己5年前体检发现了宫颈有HPV病毒感染，网上看到说病毒感染不需要特殊处理，提高免疫力可自行消退，再加上自己平日工作繁忙，也就没来得及定期复查。可近期出现的种种症状让王女士突然有些不祥的预感，急忙前往医院就诊。经过一番检查，医生告诉王女士得了"宫颈癌"。听到"癌"，恐惧、焦虑涌上王女士心头。"癌……那我还有救吗？"绝望的王女士颤抖着问医生。

▶ 得了宫颈癌，我还有得救吗？

　　宫颈癌是人体最常见的恶性肿瘤之一，在女性生殖器官肿瘤中占首位。我国宫颈癌的高发区主要集中在中西部地区，农村略高于城市。发病率较高的年龄段集中在55～65岁，20岁以前少见，但是近年来调查显示小于30岁的宫颈癌患者逐渐增多，其发病率有年轻化趋势。

　　宫颈癌是目前明确可知病因的恶性肿瘤。高危型HPV长期感染是宫颈癌的主要病因：病毒首先感染了宫颈上皮，形成点灶状的恶性细胞组织，继而发展为宫颈上皮内瘤变，随着异常细胞突破了基底膜浸润到宫颈上皮下的间质内，疾病就会发生质的变化，也就是从"上皮内瘤变"变成"癌"了。

　　目前国内宫颈癌仍呈现发病率、死亡率双增长的特点。制约宫颈癌治疗效果的主要因素是宫颈癌发现太晚，而晚期患者预后太差。对于Ⅰ期宫颈癌，手术治疗后5年生存率能达到85%以上，接近治愈；而到晚期（Ⅳ期宫颈癌，包括复发及远处转移宫颈癌），患者5年的生存率，不到25%，不容乐观。所以，对于晚期宫颈癌，医生心里常有两大"遗憾"，一是遗憾患者就诊太晚，二是遗憾目前的治疗手段不尽如人意。

▶ 宫颈癌可以治愈吗？现在有哪些办法可以治疗宫颈癌呢？

部分早期的宫颈癌是可以达到临床治愈的，晚期相对较难，不过近年来技术不断提高，经过专业的治疗，宫颈癌的生存率还是有所提高的。手术治疗和放射治疗是治疗宫颈癌的两大法宝，此外还有全身治疗如化学治疗、靶向治疗和免疫治疗等治疗方式。不同的患者需根据分期及患者个人身体状况选择个体化治疗方案。

▶ 这么多治疗宫颈癌的方法，该怎么选择呢？

通常而言，早期的、肿瘤有可能被切除干净的患者可以优先考虑手术，晚期肿瘤手术无法切除，或者无法切除干净，就需要根治性放疗甚至全身治疗。这里就涉及宫颈癌的分期。

简单来说，宫颈癌除了累及宫颈外，还容易侵犯宫颈周围的组织，包括子宫旁和阴道。如果肿瘤向下侵犯了阴道，但没有达到阴道的下1/3，称为ⅡA期；如果肿瘤向两侧侵犯子宫旁和宫颈旁组织，但还没有达到外侧的骨盆，称为ⅡB期。在宫颈癌中，一般将ⅡA期以前归为早期，这些患者从手术获得的益处要大于从放疗获得的益处，而受到的伤害则比放疗少。

关于手术与放化疗的选择，目前来说，对于符合手术条件的年轻宫颈癌患者，手术一般作为首选。因为放疗后的患者阴道会发生挛缩而缺乏弹性，性生活等患者生活会受到一定的影响，同时卵巢也会在放疗中受到照射，功能可能会很快衰竭，患者迅速进入绝经状态，出现更年期综合征和骨质疏松等。而手术能保留阴道功能和卵巢功能，对阴道功能的影响较小，手术中还可以将留下来的卵巢人为地移出盆腔，悬吊到腹腔比较高的位置。手术后如果需要补充放疗，由于剂量较小，放射线对卵巢功能的影响就小很多。

▶ 得了宫颈癌就一定要把子宫切除吗？具体的手术方式要怎么确定呢？

宫颈癌的治疗要根据分期来选择手术，不一定非要切除子宫。对于适合手术治

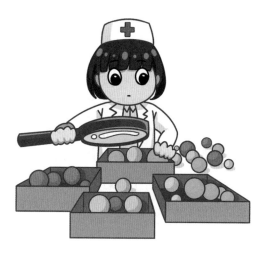

疗的宫颈癌，选择何种手术方式需要医生根据宫颈癌的精细分期才能作出判断。可以说，基于患者病情的不同，从最小的宫颈锥形切除术到保留子宫的根治性宫颈切除术，再到子宫切除术，甚至到最大的广泛性子宫切除术及盆腔淋巴结清扫术+腹主动脉旁淋巴结切除，都是宫颈癌的手术方式。比如说肿瘤局限于宫颈的 I 期宫颈癌，从肉眼无法看见的、只能在显微镜下才能看到的病变，到直径7～8 cm、甚至是充满整个阴道的菜花样肿物，都属于 I 期。因此医生只有进行更精细的分期，并结合患者的身体状况，检查结果，以及了解患者及家属的意愿综合考虑才能确定具体的手术方式。

▶ 看到小红书上都说，切除子宫会加速衰老，有科学依据吗？

其实是否"衰老"与子宫并无直接关系，主要取决于卵巢的功能。对于早期可手术的患者，如果年龄小于45岁，术中探查卵巢无异常，是可以保留卵巢的。在保留卵巢前提下切除子宫，理论上不会加速"衰老"。但由于卵巢和子宫之间有一定的血流交通，切除子宫的同时会切除子宫动脉上行支和卵巢支，会少量减少卵巢的血供，因此可能在一定程度上会影响卵巢的血供及功能，引起绝经提前。

小 贴 士

宫颈癌是女性生殖器恶性肿瘤中最常见的一种，许多人闻"癌"色变，但正如我们上文所说，早期的宫颈癌完全可以治愈。而作为一种已经明确病因的癌症，我们可以将它扼杀在摇篮之中，避免癌前病变进展为癌变。因此，让更多的潜在患者"早发现，早诊断，早治疗"是医生们努力的目标，也是我们做科普的意义所在。

（朱　航）

宫颈癌的放疗、化疗与全身
治疗分别是什么？

· · · · · · · · · · · · 病　例 · · · · · · · · · · · ·

　　刘阿姨今年58岁，身体硬朗，吃嘛嘛香，自打退休以后，再也没有做过妇科体检。儿女们叫她每年去做个体检，她说："体检啥，月经这么多年都没来过了，我身体好着呢！"最近几个月，绝经10年的王阿姨突然有些阴道流血，好似返老还童又来了"月经"。儿女们急忙把刘阿姨送到医院，医生一番检查下来，确定了刘阿姨是宫颈癌，已经浸润到了宫旁。经过了一系列检查和仔细的评估，医生打算给刘阿姨采用根治性放化疗来进行治疗。

▶ 宫颈癌的放疗是什么意思？

　　放疗，是一种可以利用放射线诱导肿瘤细胞DNA断裂的治疗方式，也是许多宫颈癌患者都要经历的治疗手段。放疗有两种方式，一种称为"外照射"，也就是用物理学方法（机器）产生放射线，就像手电筒一样照射癌灶。遗憾的是，射线需要透过皮肤、肠道或膀胱后才能到达病灶，所以放疗会引起这些器官的并发症，导致放射性膀胱炎，出现血尿；或者放射性直肠炎，引起腹泻；严重者甚至引起输尿管或肠道损伤，引起尿瘘或粪瘘。幸运的是目前放疗的聚焦技术越来越先进，有的放疗机器可以用类似于多光源投射同一个点的机制，从不同方向向病灶发射放射线。这些不同方向的射线强度不是很大，对所经过的肠管和膀胱的影响较小，但聚焦之后可对癌灶产生杀灭作用。

　　另外一种放疗称为"内照射"，也称"近距离放疗"，是将特殊的放射性物质放入到患者的阴道或宫颈管中，射线在很近的距离发挥作用，对癌灶的作用更强。由于放射线随距离的增加而迅速衰减，对邻近器官的副作用弱。

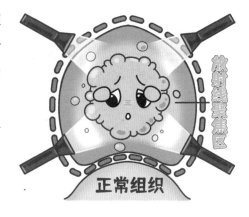

具体选择何种方式的放疗，需要放射科医生决定。

▶ 什么情况的宫颈癌需要放疗呢?

宫颈癌放疗适应证比较广泛，主要有如下几个方面：

（1）对于中晚期宫颈癌患者，放疗是根治性的治疗方法。

（2）对于早期宫颈癌术后有复发高危因素的患者，如淋巴结转移、切缘阳性、血管内癌栓，应进行行术后的辅助性放疗，可显著降低复发率。

（3）对于术后复发的患者，可选择放疗，再次获得治愈的机会较高。

（4）对于有远处转移的晚期患者，放疗具有止痛、提高生活质量的作用。

▶ 放疗后为什么会出现阴道损伤?

阴道是宫颈癌放疗邻近组织，它的受损几乎是不可避免的，而且随着直肠和阴道部位照射剂量的增加，放射性阴道损伤的发生概率也会逐渐增加，并且近距离放射放疗剂量对此产生的影响会更大一些。从"微观"来看，放疗使阴道的毛细血管萎缩病变，进一步导致黏膜萎缩；阴道结缔组织中胶原蛋白也会因为放疗增加。胶原蛋白多了并不是一件好事，它会使阴道收缩、变短变窄，最后导致阴道溃疡、坏死和瘘管形成。同时放疗还会引起阴道局部充血，破坏阴道内的正常菌群，诱发阴道感染，进一步导致阴道粘连，如果合并炎症，还会影响损伤修复的能力，甚至影响疗效。

▶ 我们如何预防阴道损伤呢?

主要包括以下4个方面：

（1）控制放射剂量：放射性阴道损伤的发生率和这个部位的放疗剂量有关，因此如果担心阴道受损，并且病情允许，那么可以与医生商量降低阴道近距离放疗的剂量，这是减少阴道受损概率最有效的方法。

（2）使用药物：有一些预防性药物，可以做到在保护阴道菌群的同时，避免阴道狭窄和粘连，比如乳酸菌阴道胶囊，或者安尔碘冲洗剂等。其中，乳酸菌胶囊可以治疗阴道菌群紊乱，安尔碘杀菌比较强效，但可能会刺激伤口。还有我们生活中常见的双氧水，也可以用来治疗放射性阴道炎。

（3）放疗后护理：这个阶段的护理一般包括2个方面，一个是放疗中的护理，包括放疗时填充纱布、放涂药器等等，另一个就是每次放疗后的阴道冲洗，这是需要坚持的，对放疗期间和放疗后的阴道并发症都可以起到积极的预防作用，所以阴道冲洗至少要持续到放疗后的1～2年。

（4）充分的心理准备：要做好心理干预，主要是为了提高包括性生活在内的患者生活质量。它和放射性阴道损伤的治疗是相辅相成的，心情好，治疗通常更顺利，而治疗顺利，心情自然更舒畅。

▶ 什么样的宫颈癌患者需要化疗呢？

化疗主要用于术前新辅助化疗，或作为放疗的辅助治疗及晚期患者的姑息治疗。

（1）宫颈局部癌灶大于4 cm的手术前化疗，目的是使肿瘤缩小，便于手术切除，也就是我们所说的新辅助化疗。

（2）与放疗同步化疗，现有的研究结果表明，宫颈癌同步放化疗较单纯放疗能明显改善ⅠB～ⅣA期患者的生存期，使宫颈癌复发危险度下降了40%～60%，死亡危险度下降了30%～50%。

（3）对不能耐受放疗的晚期或复发转移的患者姑息治疗。

常用的一线抗癌化疗药物有顺铂、卡铂、紫杉醇等。

▶ 宫颈癌的靶向治疗适用于哪些人群？效果怎么样？

靶向治疗可用于晚期、复发性宫颈癌的治疗。在多种分子靶向药物中，有一种药物名叫贝伐珠单抗，现已被推荐为治疗复发性宫颈癌的一线用药，其联合其他化疗药可有效延长生存期，在无进展生存期、总反应期方面也有改善，但增加了高血压、消化道和泌尿生殖道瘘、血栓等并发症的发生率，而且高昂的治疗费用使其临床应用受到一定的限制。

▶ 什么是宫颈癌的免疫治疗？

免疫治疗可能是宫颈癌患者的一道新的"曙光"。其实免疫治疗本身并不新，肿瘤免疫治疗已经有了100多年的历史。1890年，美国纽约骨科医生科利（William Bradley Coley）意外发现术后化脓性链球菌感染使肉瘤患者肿瘤消退，可能炎症刺激了机体免疫系统，这揭开了肿瘤免疫疗法的序幕。现在，免疫治疗对各种肿瘤开展的临床试验"百花齐放"，尤其是PD-1/PD-L1免疫治疗已成为抗肿瘤临床研究热点。对于免疫治疗在晚期及复发性宫颈癌患者中的应用，目前指南在一线治疗及二线治疗都有推荐，可能是提高宫颈癌治疗效果的新方法。

小 贴 士

本节介绍了宫颈癌放疗的方式、适应证，放疗后可能出现的并发症，以及预防并发症的一些措施；另外对化疗、靶向治疗和免疫治疗的相关知识进行了介绍。随着科学技术的不断进步和医务人员的不懈努力，相信还会有越来越多的治疗方式应用于临床。但无论如何，本文只是对于治疗方式的简单介绍，具体的治疗情况复杂多变。

（朱　航）

宫颈癌治疗后可能会遇到
哪些问题？

·········· 病　例 ··········

　　31岁的张女士几天前刚刚被诊断为宫颈癌早期，医生建议她尽早手术。听闻"手术"，张女士心里十分难过，自己这么年轻就得了"癌"，而且刚刚结婚半年，还从来没有怀孕过。"难道再也没有当妈妈的可能了吗？"张女士心想。医生告诉张女士，对于年轻的、有强烈生育愿望的早期宫颈癌患者，是可以行保留子宫手术的，只要有子宫体——土地在，我们就有耕耘收获的可能。"真的吗？那我什么时候能怀孕呢？手术后我还需要注意什么吗？多久要来复查一次呢？"张女士重新打起了精神。

▶ 哪些患者可以行保留生育手术？会遇到哪些问题？

　　想要行保留生育功能的手术需要满足以下条件：① 年轻患者；② 早期宫颈癌（ⅠA期、ⅠB1～ⅠB2期，病变小于2 cm）；③ 病理类型需为鳞状细胞癌；④ 夫妻双方生育功能综合评估后有生育机会可能，且有强烈的保留生育功能的愿望。满足条件的患者可以行广泛性宫颈切除+前哨淋巴结切除，保留生育功能。可以看出，这种手术的选择性很强，能满足全部条件的患者不多。此外，广泛性宫颈切除术后易出现以下风险：宫颈管较短，妊娠早期、中期易发生流产，妊娠晚期易因宫颈功能不全而发生早产，并且宫颈抵抗感染的防御机制减弱，容易导致上行性感染，并进一步发生胎膜早破，胎儿宫内感染，从而降低胎儿存活率。

▶ 保留生育功能手术后多久能怀孕?

目前尚无统一的妊娠时间间隔标准。术后需要有专科医生进行评估,手术恢复良好、排除复发问题后才可考虑妊娠。如果自然受孕不成功,可以采用辅助生殖技术助孕。但妊娠后要在高危产科及妇科肿瘤专科保驾护航下严密产检,专家指导下妊娠,分娩方式则一般会选择剖宫产。

▶ 宫颈癌术后能否进行性生活呢?

宫颈癌术后是可以性生活的,但至于术后多久可以则需要术后定期复查,由医生检查后决定,一般在治疗后患者身体恢复,阴道的切口愈合后就可以适当恢复性生活。

▶ 宫颈癌的复发率高不高?

宫颈癌的期别,是否有淋巴结转移、宫旁浸润,宫颈间质浸润深度,肿瘤大小、病理类型,治疗方法,疗效等都是影响宫颈癌根治术后复发的影响因素。所以术后定期随访复查非常重要。

▶ 如何减轻宫颈癌化疗的副作用?

化疗常见的副作用有脱发、胃肠道反应、骨髓抑制。最为常见的就是脱发,这个只有等到患者完成了化疗疗程之后,才会有机会再长出新的头发。

对于化疗后恶心呕吐、食欲下降、腹痛、便秘等胃肠道不适的情况,严重时再请专业医生对症处理,如相对可忍受,建议多喝水促进毒素通过尿液排出体外,另外饮食需清淡,进食一些水果蔬菜相对易消化的食物,肉类蛋白质也可适量摄入增加营养。

另外建议患者调整好状态迎接这些可能到来的副反应,并在治疗中不断给自己打气、鼓励,要坚定治愈的信心,同时在化疗的过程中,患者可以通过饮食、娱乐等方式转移自己的注意力,从而降低对化疗反应的关注度,让自己能更乐观、积极地面对宫颈癌的治疗。

▶ 宫颈癌术后的后遗症有哪些?

有的女性在做了宫颈癌手术之后,可能会因为膀胱或者神经受损而出现排尿困难症状,从而形成尿潴留等后遗症。可以适当延长留置尿管时间,同时配合一些药物锻炼膀胱功能,帮助排出尿液,否则会导致泌尿道感染。如果出现淋巴囊肿,可以使用一些药物进行消肿治疗,也可以进行热敷或者针灸。如果淋巴囊肿较大,症状明显,也可考虑是否可行超声穿刺引流。如果出现静脉栓塞,需及时就诊,结合专科意见进行溶栓、抗凝等对症治疗。有的女性手术后出现了腹部疼痛的情况,可以适当地服用一些活血化瘀和缓解疼痛的药物,应当注意进行饮食调养,可以吃一些清淡有营养并且温热的食物,不能吃生冷刺激的食物。

宫颈癌痊愈后的女性应该到医院定期复诊,注意多补充身体营养,并且保持良好的生活习惯,应该积极配合医务人员,有利于身体恢复。

▶ 宫颈癌术后多久需要复查,要查哪些内容呢?

宫颈癌手术后复发率为5% ~ 20%,绝大多数发生在术后3年以内(复发时间1年内占50%,2年内75% ~ 80%)。一般应于术后2年内每3个月复查1次,3 ~ 5年内每6个月1次,以后每年复查1次。恶性肿瘤术后应该严密随访,需要患者积极配

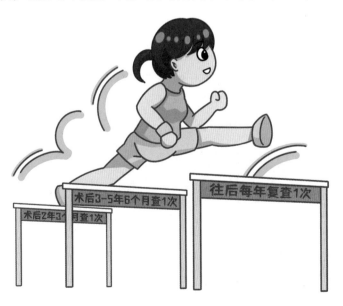

合医生，长期坚持。

后续随诊的检查应包括盆腔检查、阴道残端（保留生育功能者为宫颈）细胞病理学检查、HPV检测、B超等影像学检查、血清肿瘤标志物检查及可疑病变的组织病理学检查等。

小 贴 士

　　无论是选择何种治疗方式治疗宫颈癌，都有可能会出现一系列的风险和并发症。但是癌症治疗本身就是一个难上加难且充满未知风险的过程，不是手术室或放疗科治疗的一瞬间，而是一个长时间甚至终生随访的长跑。这需要医生的不懈努力，但更重要的是患者的积极配合与心态调整。

（朱　航）

篇三

三大妇癌之走近子宫内膜癌

"女子不立危墙"——不典型增生也得防

子宫内膜增厚就是癌吗？

多囊卵巢无所谓？小心子宫内膜癌找上门！

要美丽不要"大蜈蚣"

手术并非终点——关注子宫内膜癌的术后随访

……

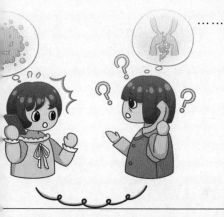

"女子不立危墙"
——不典型增生也得防

· · · · · · · · · · · 病　　例 · · · · · · · · · · ·

　　陈阿姨今年50岁，平时身体倍儿棒，近两年来月经却总是不规律，每次一来时间又很长。她自认为更年期，开始没放在心上，毕竟家里女儿高考，压力大，也没空去医院看。今年女儿考上了理想的大学，她心里的石头落下，终于找了时间去医院检查，做了B超发现子宫内膜增厚，回声不均匀，医生给安排了日间宫腔镜手术，医生说手术中见子宫内膜广泛增生，术后病理却让她心里咯噔吓了一跳——"子宫内膜不典型增生"，这是个啥？

▶ 啥是子宫内膜不典型增生？

　　子宫内膜增生是一种非生理性、非侵袭性的内膜增生。而不同程度及不同类型的增生最终发展为子宫内膜癌的风险不同，其中子宫内膜不典型增生是指过度增生的子宫内膜腺体存在细胞的异型性，但缺乏明确浸润的证据。简单来说，子宫内膜不典型增生是一种明确的子宫内膜病变，它的出现往往提示了子宫内膜的癌前病变甚至癌变可能。

▶ 癌前病变，那不是还没长癌，等有症状再治疗行不行？

　　像陈阿姨这样月经不正常的症状叫做"异常子宫出血"，这本身就是子宫内膜不典型增生的主要临床表现之一。讳疾忌医是老百姓最常见的一大误区，与现代医学的治疗方式是完全违背的，万一真等它发展成了癌甚至到了中期晚期，那带来的花费和治疗结果可是不可同日而语了！

▶ 子宫内膜不典型增生到底严不严重啊？

子宫内膜不典型增生被认为是子宫内膜样腺癌的癌前病变，临床数据表明，子宫内膜不典型增生患者患子宫内膜癌的长期风险增加 14～45 倍。而且在临床工作中我们发现，约 1/4～1/3 的不典型增生患者在诊断后立即行子宫全切手术时，或诊断后 1 年内发现有子宫内膜癌，也就是说当病理报告提示"子宫内膜不典型增生"时，宫腔里已经有不小可能（约 25%～40%）长癌啦！所以子宫内膜不典型增生不仅要治，而且要尽快地、科学地依据患者的具体情况确定进一步治疗方案才对。

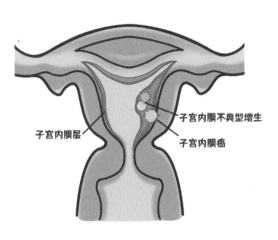

子宫内膜层
子宫内膜不典型增生
子宫内膜癌

▶ 听说手术伤身，能不能不做手术，只吃药啊？

子宫内膜不典型增生的治疗方式确实有手术治疗和药物保守治疗两种，但是采用何种治疗方法都要依据患者是否有生育要求及年龄决定。刚才说了，子宫内膜不典型增生是明确的癌前病变，手术切除全子宫完全去除病灶能杜绝它的继续发展，而且手术还有一个非常重要的意义，那就是明确病变的种类和范围，因为子宫肌层较深处已有子宫内膜癌的可能性，只有子宫切除术后的病理才能明确有无癌变，所以明确肿瘤分期、术后治疗方案，需根据最终病理报告决定。所以没有生育要求的女性不存在非常严重的手术禁忌证的时候，推荐手术的方法来治疗这个疾病。而且现在这个手术都是微创腔镜手术，创伤小，完全不需要担心术后恢复的问题。

而药物治疗的适应证也非常明确，未生育过或非常想生育并且能够配合定期复查监测病情进展的年轻女性，在进一步完善相关检查排除癌变后才能进行药物保守治疗。

▶ 这个病会不会遗传给女儿？有没有危险因素？平时能预防吗？

子宫内膜不典型增生以及子宫内膜癌确实有一定的遗传因素，但是并不是主要的发病原因。子宫内膜增生的主要原因是长期无孕激素拮抗的雌激素刺激。因此其风险因素包括育龄期妇女长期无排卵或稀发排卵，如多囊卵巢综合征、排卵障碍性异常子宫出血；分泌雌激素的卵巢肿瘤；肥胖女性来源于脂肪细胞的雌激素过多；长期外源性雌激素摄入，如雌激素治疗缺乏孕激素拮抗；乳腺癌术后接受长期他莫昔芬治疗等等。肥胖、初潮过早、绝经晚、不孕、肿瘤家族史（尤其是子宫内膜癌、结肠癌、卵巢癌和乳腺癌）等也是危险因素。因此预防方式除了对于子宫内膜病变的定期体检、尽早发现及治疗外，积极治疗妇科疾病及内分泌疾病、保持良好的身材，甚至从某些方面来说尽早怀孕生孩子都是有效的预防方式。

▶ 手术要切哪些器官，对生活影响大吗？

全子宫切除术是该病的治疗首选，不建议单纯只做内膜切除术。而现在这个手术方式已经发展得非常成熟了，可以选择腔镜下甚至经阴道手术。而手术范围包括不保留宫颈的全子宫切除，同时切除双侧输卵管。这两个器官的切除对生活基本没有影响，因为女性特有的生理特征维持都是由卵巢分泌的激素提供的。当然了，因为从更年期开始到绝经后卵巢的功能是逐步下降直至完全消退的，所以围绝经期的女性术中是否保留卵巢要在医师充分告知风险及收益后由患者决定，保留卵巢可以维持激素水平，延缓围绝经期症状，而切除可以一劳永逸地避免潜在和将来的卵巢恶变风险。

小 贴 士

总而言之，子宫内膜不典型增生不仅是病，还是一个需要重视、需要及时积极治疗的病。古人云："君子不立危墙之下"，就是说人在知晓风险之后要及时避开。而对于女性来说，不典型增生一旦发现就已经是一堵摇摇欲坠的危墙，尽早治疗才能破除它，还自己的头顶一片自由呼吸的朗朗青天。

（李瑞成）

对阵猛虎，腹有蔷薇——育龄早期子宫内膜癌的非手术治疗

················· 病 例 ·················

    36岁的小陈1年多前终于找到了自己的真命天子，可结婚1年多了，夫妻恩爱却总不见小肚子有甚动静，正巧最近月经不是很规律，便找到了妇科医生做了全面的检查，还做了个日间宫腔镜手术，希望找找原因早些迎来家中的小生命。可医生根据术后病理给她下的诊断却让她晴空突闻霹雳——"子宫内膜样腺癌"！这可如何是好！

▶ 什么是子宫内膜癌？

    子宫内膜癌是发生于子宫内膜的一组上皮性恶性肿瘤，又称子宫体癌，是女性生殖道三大常见恶性肿瘤之一。该病多发生于绝经后的老年女性，中位发病年龄63岁。约25%病例发生在绝经前，10%的患者年龄小于40岁，并且近年来年轻子宫内膜癌患者发病率呈上升趋势。约80%年轻子宫内膜癌患者为子宫内膜样腺癌，与无对抗雌激素持续过高有关，分化良好。

▶ 有没有误诊的可能性？

    子宫内膜活检病理是诊断的金标准，基本不存在误诊的可能。所以对于所有考虑子宫内膜病变的患者，除了影像学报告提示，及时完善诊刮术或宫腔镜检查术以获取活检组织病理是必不可少的诊疗环节。万幸的是子宫内膜样腺癌是一种预后相对较好的子宫内膜癌类型，也是非手术治疗的必要条件之一。

▶ 子宫内膜癌要手术治疗吧？还能保留子宫吗？

　　手术是子宫内膜癌的主要治疗手段，除不能耐受手术或晚期无法手术的患者外，都应进行全面的分期手术。这对术后制定进一步的诊疗计划非常重要，所以子宫内膜癌治疗原则为以手术治疗为主，辅以放疗、化疗和激素等综合治疗。

　　但是在实际诊疗过程中，强调有计划的、合理的综合治疗，并重视个体化治疗，所以对于小陈这样有生育要求的年轻早期子宫内膜癌患者，在充分评估后，可以进行保留生育功能的非手术治疗。

▶ 太好了！保留子宫需要满足哪些条件？

　　第一，要由医生充分告知保守治疗导致病情进一步发展甚至延误病情的可能，明白需要长期与医生为伴，遵医嘱定期复查，更重要的是明白生命才应该是我们需要考虑的第一件事，患者具有即便如此也想生育的强烈愿望；第二，病理组织类型为子宫内膜样腺癌，高分化（G1），并且ER、PR均阳性表达，只有特定类型的子宫内膜癌才会对药物治疗有良好的反应，才有保留子宫的可能性；第三，进一步完善相关检查，包括磁共振等提示局限性癌变、低水平的肿瘤标志物等，直至确定属于早期子宫内膜癌；第四，我们要进一步完善检查排除孕激素治疗禁忌证如肝肾功能不全等疾病；最后，我们需要先排除其他生育功能障碍，确保非手术治疗后有怀孕条件，所以我们还需完善卵巢储备功能检查、输卵管检查等相关检查。

　　万幸之中，小陈的病理及相关检查符合这些要求，考虑清楚我们就可以制定保留子宫的治疗计划了。

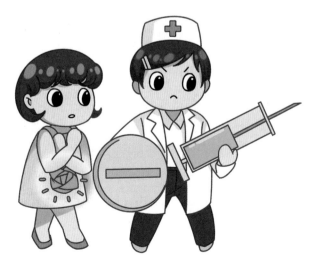

▶ 保留子宫的保守治疗
　　方式有哪些？

　　保守治疗包括药物治疗、

手术治疗及一般治疗。药物治疗常用每日口服孕激素，在未获取满意疗效时也可加用宫内缓释孕激素型节育器（曼月乐）、每日口服来曲唑、每月打GnRH-a针剂及中药辅助治疗等方式。手术治疗指的是宫腔镜下电切病灶组织，一般对生育功能影响较小。一般治疗包括控制体重、并发症的相关治疗等。

一般而言，单独给予孕激素就能让多数病例在用药3～6个月后患处内膜病变逆转，达到完全缓解。而其他的治疗方式就需要在随诊过程中评估后考虑使用了。

▶ 经过这样的治疗和随访，需要多久才能准备怀孕？

治疗时间与治疗效果密切相关。每治疗12周为1个疗程。开始治疗时，每4～6周随诊1次，复查彩超了解病情进展；以后每疗程后1周内行B超及磁共振评估；每疗程结束时，再于宫腔镜下采集内膜组织标本，进行病理检查。而复诊的结果由"完全缓解"至"复发"分为5个等级，只有连续两次宫腔镜复查病理报告提示"完全缓解"时，才建议开始备孕，所以最快在保守治疗后24周可以开始备孕。当然在短期内不打算生育的患者及备孕期间的患者也是需要维持治疗和定期随诊的。

▶ 治疗后可以自然怀孕吗？

在排除夫妻双方不孕症可能的前提下当然是可以的。但是，子宫内膜癌孕激素治疗多在2年内复发，故由于疾病治疗的特殊性和自然妊娠的不确定性，一般建议完全缓解后积极试孕及人工助孕。体外受精—胚胎移植（IVF-ET）是相对成熟及高效的助孕治疗措施，虽然其促排卵治疗中高雌、孕激素状态对子宫内膜癌的影响尚不明确，但不失为一种值得考虑的方式。

▶ 非手术治疗有失败的可能吗？

当然是有的，在非手术治疗的过程中，复查结果出现有确切证据证实疾病进展者、反复复发或持续治疗6个月疾病无反应者，都建议尽早停止非手术治疗并行子宫切除手术治疗。

▶ 在完成生育后还需要继续治疗吗?

完成生育的患者和复发患者,应尽快进行子宫切除手术。其原因是子宫内膜癌的发生原因尚不明确,而子宫内膜癌多在孕激素治疗2年内复发。尽管经过治疗病情完全缓解,并完成行使生育功能,但病因尚未除去,仍存在肿瘤复发转移,甚至死亡的风险。

小 贴 士

作为医生肯定选择生命大于一切,但是作为妇产科医生更能理解一位女性想成为母亲的强烈愿望。当不幸真的来临时,希望患者有信心和医生站在一起面对它,也希望每个人都有机会完成自己成为母亲的愿望。不要害怕,对阵猛虎,和医生一起守护腹中希望的蔷薇。

(李瑞成)

"早点"才能早点好
——子宫内膜癌的三早预防

> **病　　例**
>
> 　　55岁的陈阿姨绝经1年多了，最近却又有少量阴道出血，一开始也没当回事儿，只以为可能有点阴道炎之类的小毛病。这天，她和学医的女儿视频聊天无意中说了这事，她的女儿却如临大敌，一面絮絮叨叨地说着"子宫内膜癌可能""三早预防"之类的医学术语，一面催促她赶紧去医院做个全面的检查。陈阿姨有些纳闷，下面出点血和子宫内膜癌有啥关系，"三早预防"又是个啥？

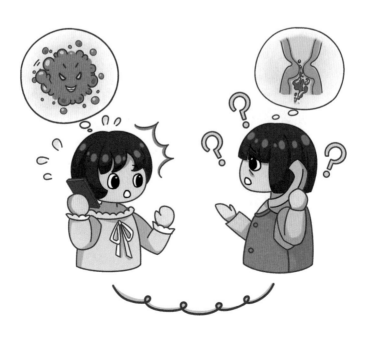

▶ 子宫内膜癌三早预防是个啥?

"三早预防"即第二级预防,又称临床前期预防,即在疾病的临床前期做好早期发现、早期诊断、早期治疗的"三早"预防措施。对不同类型的疾病,有着不同的三级预防策略。对大多数疾病而言,都应强调第一级预防;对于恶性肿瘤则更应强调第二级预防,其目标是通过筛查、早期诊断、早期治疗等措施改善恶性肿瘤的预后及减轻疾病造成的生活质量降低、经济负担等不良影响。

▶ 子宫内膜癌的早期发现

早期发现首先需要知道子宫内膜癌的高危因素和早期临床表现。

子宫内膜癌大部分是激素依赖性疾病,与无孕激素拮抗的雌激素持续刺激直接相关。简单来说就是因为缺乏孕激素对抗,子宫内膜长期处于过度增生的状态,甚至进一步发展为子宫内膜癌。所以女性出现生殖内分泌失调性疾病,如月经异常、多囊卵巢综合征(PCOS),以及当存在一些分泌激素的卵巢肿瘤,或因为一些原因长期使用外源性的激素或类激素药物等,能对体内激素水平产生影响,当存在这些因素时便要在心里给自己提个醒:该增加体检的频率了。另外,肥胖、高血压、糖尿病,又称为子宫内膜癌三联征,已经在临床中证实与子宫内膜癌发生的相对风险密切相关。此外,子宫内膜癌存在一定的遗传因素,当亲属有类似的病史时也需要多加注意。

子宫内膜癌的早期临床表现包括各种症状的阴道流血。因为本病的高发人群多为绝经后妇女(70%～75%),所以绝经后阴道流血多为子宫内膜癌患者的主要症状,90%以上的绝经后患者以阴道流血症状而就诊。万幸的是阴道流血于肿瘤早期即可出现,所以初次就诊的内膜癌患者多数(70%)都是早中期,有良好的预后表现。而在围绝经期甚至育龄妇女中,患者可表现为月经周期紊乱,月经淋漓不尽甚至大量阴道出血。

子宫内膜癌作为一种较容易早期发现,规范治疗后预后较好的妇科肿瘤,患者早期发现症状并尽早就诊是最重要的。

▶ 子宫内膜癌的早期诊断

子宫内膜癌的辅助诊断技术包括经腹或经阴道超声、MRI、CT、PET/CT检查等,血清肿瘤标志物检查也有助于鉴别良恶性病变，但最终确诊需要依赖病理学检查。目前比较强调绝经后出血患者进行超声检查作为初步检查，超声检查可以了解子宫大小、宫腔内有无赘生物、内膜厚度、肌层有无浸润、附件肿物大小及性质等，因为其无创性、经济性和可重复性，故为最常用的筛查方法。绝经后妇女内膜厚度小于5 mm时，其阴性预测值可达96%。

当B超提示可疑病变时，需要进一步完善MRI以及CT等影像学检查。不过在临床中，因为这些检查并不能完全排除内膜病变的可能或明确病变的性质，医生进一步检查往往会选择诊刮术或宫腔镜检查手术获取病理学检查结果。随着医疗技术的进步及发展，宫腔镜手术已经发展成一种经济、简便、安全的日间手术方式，而且不仅可以直视病灶，有初步明确病变的形态、位置以及范围等特殊优势，其获取的活检组织病理报告也是诊断或排除病变的金标准。

▶ 子宫内膜癌的早期治疗

病理学诊断也就是活检报告是子宫内膜癌唯一的诊断金标准，子宫内膜癌或相关病变的早期治疗是由其病理类型决定的。

多数检查者为子宫内膜增生，可分为两类，即不典型增生和不伴有不典型性的增生。不伴有不典型性的增生多数为良性病变，且发展为恶性病变的几率较小，在没有明显症状时可以选择观察并定期复查以及激素补充治疗。而子宫内膜不典型增生被认为是与子宫内膜样腺癌有明确关系的癌前病变，在进一步完善相关检查的同时应在排除手术禁忌后尽快行子宫切除手术治疗。

而当病理结果回报提示癌变时，在进一步完善MRI、PET/CT等检查明确病变的范围及全身转移情况后，都应该尽早地完成手术。子宫内膜癌的治疗以手术治疗为主，辅以放疗、化疗和激素等综合治疗。治疗方案应根据病理诊断和组织学类型，以及患者的年龄、全身状况、有无生育要求、有无手术禁忌证、有无内科合并症等综合评估以制订治疗方案。手术是子宫内膜癌的主要治疗手段，除不能耐受手术或晚期无法手术的患者外，都应进行全面的分期手术。对于伴有严重内科并发症、高龄等不宜手术的各期子宫内膜癌患者，可采用放射治疗和药物治疗。严格遵循各种治疗方法指征，避免过度治疗或治疗不足。强调有计划的、合理的综合治疗，并重视个体化治疗。

小 贴 士

　　作为一种较为"温和"、发现较早、预后较好的妇科肿瘤，子宫内膜癌的三早预防显得尤其重要。早发现、早诊断、早治疗能有效地提早本病的发现时期，减轻手术并发症，减轻患者的经济负担，提高生存率、生活质量，降低复发率，改善预后。所谓"早点"不仅仅靠医疗机构和医务人员的努力，患方尽早发现早期症状、尽早就诊积极治疗也是不可或缺的一环。只有医患一起"早点"，才能让疾病"早点好"。

（李瑞成）

绝经后"倒开花"需警惕

"医生，我月经已经没有好多年了，怎么最近又来了啊？"

"医生，我这两天下面滴滴答答出血。我月经早就没了，怎么还会有出血？"

这几天，小叶医生的门诊来了好几位绝经后阴道出血的阿姨。她们有的是如同曾经月经来潮般地流鲜血，有的就是深褐色的分泌物。那么，绝经后再出现阴道出血究竟会是怎么一回事呢？

在妇科门诊，经常会有一些老年人因为绝经后阴道不规则出血前来就诊。这是老年女性常见的妇科症状之一。在民间，老百姓俗称其为"倒开花"，也有人认为这是"返老还童"；随着医学知识的普及，更有患者以为出现绝经后阴道出血就是患了绝症，惶惶不可终日。

▶ **如何正确地面对及处理绝经后阴道出血呢？**

如果绝经后又来"月经"或是出现咖啡色分泌物，均应视为异常，引起重视。根据其发病因素来说，绝经后出血有"三大炎症"、"三大肿瘤"、内分泌源性（内源性或外源性）、全身系统性疾病及外伤异物等外界因素这五方面原因。

▶ **引起绝经后阴道出血最常见的原因是什么？**

答案并不是恶性肿瘤，而是妇科三大炎症：老年性阴道炎、慢性宫颈炎、子宫内膜炎。尤其是老年性阴道炎。

（1）老年性阴道炎：最常见的出血原因之一，主要是由于卵巢功能衰退，体内雌激素水平降低引起阴道防御功能的下降，使得致病菌易入侵繁殖引起炎症。老年人

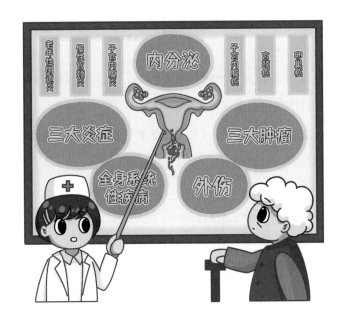

多感觉到阴道分泌物增多，外阴阴道出现烧灼刺痛感，当感染严重的时候白带呈脓血状。阴道检查可发现阴道及宫颈黏膜充血水肿，触之易破溃出血。

（2）慢性宫颈炎：大家经常听说的宫颈糜烂（现称为宫颈柱状上皮移位），宫颈息肉也是阴道出血常见原因。

（3）子宫内膜炎：多由细菌上行感染引起，病情比较顽固，可出现宫颈管粘连，宫腔积脓等情况。

▶ 引起绝经后阴道出血的肿瘤又有哪些呢？

妇科的恶性肿瘤均可引起阴道出血，常见三大肿瘤是：子宫内膜癌、宫颈癌、卵巢癌。最多见的是子宫内膜癌。

（1）子宫内膜癌：引起绝经后阴道出血最常见的恶性肿瘤就是子宫内膜癌。子宫内膜癌多见于老年妇女，平均年龄60岁左右；与高雌激素水平有关，大多数为激素依赖型，相当一部分患者有糖尿病、高血压或肥胖。绝经后患者多表现为持续或间断性不规则的阴道出血。子宫内膜癌患者一般无接触性出血，有大量恶臭的脓血性液体排出，伴有阴道排液。诊断性刮宫可以协助诊断。

（2）宫颈癌：由于宫颈细胞学检查的推广应用，该病易早期发现，疗效好，近年来发病率和死亡率有大幅度下降。

（3）卵巢癌：主要有腹胀、腹痛、腹水表现。少部分卵巢恶性肿瘤有间质黄素化，或肿瘤侵及子宫出现阴道不规则出血。

（4）良性肿瘤：如黏膜下肌瘤容易发生感染，会有大量脓血性的排液，并伴有臭味的腐肉样组织流出。

▶ 听说老年人补品吃多了也可能会有阴道出血？

确实是这样。我们把这一类出血归为内分泌源性（外源性）出血。

一些绝经后妇女为了改善绝经症状，使用药物替代性治疗，除了药物以外，平时服用花粉、大豆异黄酮或含有激素类滋养补药也有引起阴道流血的可能。还有一些老年妇女因为一些内外科疾病需要长期口服抗凝药物，如阿司匹林、波立维、利伐沙班、华法林等，也会引起阴道流血。

▶ 还有哪些疾病可能会引起出血？

全身性出血性疾病及内科系统性疾病，如高血压、糖尿病、血小板减少性紫癜、急性白血病等，有时也有阴道流血的表现，一般止血药物治疗效果差。另外，女性的生殖道与尿道比邻，有些老年人会把血尿误认为阴道的出血。同样，痔疮及肠道的出血也应该一一排除。绝经后宫内节育器久置不取，因绝经后子宫萎缩而使节育器嵌顿入子宫肌层，子宫内膜及肌层受损也可致阴道流血。

小 贴 士

绝经后阴道出血的病因错综复杂，需要进行一系列相关的检查后方能确定其真正的病因。不是所有的绝经后出血都是恶性肿瘤，但绝经后出现阴道流血的情况一定要警惕恶性肿瘤，尤其是子宫内膜癌，必须尽早来院就诊。

（叶　婧）

子宫内膜增厚就是癌吗?

病　　例

　　这天小叶医生的诊室走进来一位朱阿姨，说是社区妇女普查子宫内膜有点厚，问是不是生癌了？小叶医生问：您绝经多少年了？绝经后有没有阴道出血？生过几个孩子？平时有没有高血压、糖尿病这类慢性疾病？朱阿姨回：绝经9年了，绝经后没有出血，生过一个儿子，平时身体挺好的，血压血糖都很正常。于是开了妇科B超检查，结果提示：子宫内膜厚度5 mm，内见一增强回声约13 mm×9 mm，考虑子宫内膜息肉可能。朱阿姨在小叶医生的建议下做了宫腔镜手术，一周后病理结果诊断子宫内膜息肉，悬在朱阿姨心上的大石头也终于落下了。随着全民保健意识的增强和医学科普宣传的普及，越来越多的女性，尤其是一些绝经后的老年女性，认识到每年一次的常规妇科普查意义重大。对于妇科常见疾病，如子宫颈肿瘤、子宫体肿瘤、卵巢肿瘤等都可以做到早诊早治。

▶ 妇科常见的检查包括哪些项目？

　　常见的妇科普查项目包括：常规妇检、宫颈筛查（TCT及HPV检查）、白带常规、妇科B超等。它是根据女性特有的生理结构有针对性地进行筛查，检测女性生殖道各类炎症及常见疾病，如子宫颈肿瘤、子宫体肿瘤、卵巢肿瘤等。

▶ 妇科医生常说的阴超是什么？

　　经阴道超声（TVS），俗称"阴超"，是妇科常用的检查项目，因其无创、经济、易操作被妇科普查广泛应用，可以筛查出绝大多数生殖系统疾患。随着设备及技术的发展，通过阴超检测的绝经后子宫内膜厚度已经成为预测子宫内膜癌的重要指标之一。

▶ 子宫内膜增厚就是子宫内膜癌吗？

答案却是不一定。虽然我们对绝经后子宫内膜增厚的患者首先需要排除子宫内膜的恶变，但根据大样本数据研究结果显示，绝大多数（约80%～90%）的子宫内膜增厚患者为子宫内膜良性疾病，如子宫内膜息肉、黏膜下子宫肌瘤等。但B超筛查出的子宫内膜增厚仅仅是影像学检查，不能作为明确诊断的依据，最终需要根据子宫内膜组织的病理检查才能明确。

▶ 绝经后子宫内膜增厚到什么程度需要引起我们重视呢？

育龄期妇女的子宫内膜在雌激素和孕激素的协同作用下发生周期性生长脱落，换句话说子宫内膜的厚度在月经周期不同的阶段本来就是有变化的。它就是一直不停地从很

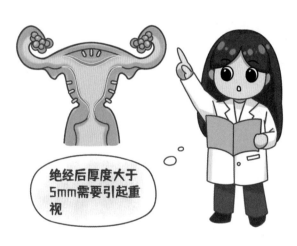

绝经后厚度大于5mm需要引起重视

薄慢慢变厚，然后月经期脱落，又从很薄开始变厚这一过程循环往返。当女性进入绝经期，尤其是在绝经1年后，卵巢激素水平下降，子宫内膜基本不再受到卵巢激素的影响，维持在一个稳定的厚度。经阴道超声检查一般以子宫内膜厚度5 mm作为绝经后子宫内膜增厚的临界值，超过临界值时需要引起我们重视。

▶ 绝经后阴道出血伴子宫内膜增厚是不是罹患子宫内膜恶性肿瘤呢？

绝经后阴道出血是指自然绝经1年后再次出现阴道出血。如果绝经后妇女出现子宫内膜增厚的现象，同时伴随绝经后的阴道出血症状发生，需要警惕子宫内膜癌。文献报道5%～12%的绝经后出血为子宫内膜癌或癌前病变，而90%～95%的子宫内膜癌患者存在绝经后阴道出血的表现。随着年龄的增加，出现绝经后出血症状的老年妇女罹患子宫内膜恶性肿瘤的风险大幅度提高。

▶ 绝经后子宫内膜息肉更容易癌变？

确实如此。有观念认为育龄妇女子宫内膜息肉或息肉样增生容易反复发作，不需要反复手术处理。但对于绝经后女性来说，子宫内膜息肉样癌及其癌前病变的发生概率约为5.4% ～ 8.0%，是育龄妇女的10倍。所以对于绝经后妇女的宫内占位或者内膜增厚，还是建议积极宫腔镜检查处理的。

▶ 宫腔镜在子宫内膜疾病诊治上有什么优势？

近年来随着宫腔镜检查的普及，尤其是门诊无麻醉的检查型宫腔镜（Trophy 硬型宫腔镜）的使用推广，更多的早期子宫内膜癌变被发现。在门诊对有绝经后出血的老年妇女，已经不单纯用诊断性刮宫来诊断子宫内膜疾病，而是采用无麻醉宫腔镜检查直观判断子宫内膜状态及是否需要处理内膜病变。无麻醉宫腔镜在保证手术质量的同时尽量减少患者痛苦。对于绝经后老年妇女，阴道扩张器可能往往是她们抗拒妇科检查的首位原因，无麻醉宫腔镜可以避免使用阴道扩张器使用，避免钳夹宫颈、扩张宫颈等步骤。如前面提到的Trophy 硬型宫腔镜，它是一种经过特殊设计的新型宫腔镜，镜体纤细，检查外鞘仅3.7 mm，即使需要置入操作钳配套的外鞘也仅4.4 mm，基本可以在不扩张宫颈的前提下无损地通过狭窄的宫颈内口，进入子宫腔进行检查。患者和医生可以同时在显示屏幕上直观地看到宫内的情况，术者可以看图说话般地告知患者目前病情，对不能耐受进一步麻醉手术的患者也可以直接使用配套的操作器械进行宫内组织的活检。

小 贴 士

绝经后出现子宫内膜增厚最常见的病因是子宫内膜息肉，但伴有绝经后阴道出血表现的绝经妇女更容易罹患子宫内膜恶性肿瘤。绝经后妇女子宫内膜息肉癌变风险是育龄期妇女的10倍。虽然超声下绝经后内膜厚度预测内膜病变的临界值尚无绝对标准，但可以结合临床表现选择合适的检查方式来对内膜恶性病变做到早诊早治，这样既可以早期发现疾病，又可以减少不必要的有创操作。

（叶　婧）

危险危险，你是子宫内膜癌的 高危人群吗？

> ··········· 病 例 ···········
>
> 　　张女士今年56岁，热爱跳健身操的她一直被同伴夸赞皮肤姣好有弹性，看起来比同龄人年轻10岁，她也很自豪到现在也没有绝经，但是她最近遇到一个烦心事，月经总是滴滴答答不干净，严重影响了她跳广场舞的节奏，一开始以为是快绝经了，没有重视，但是最近的出血量越来越多，不得已她只好去医院做检查，妇科门诊完善超声检查发现子宫内膜增厚，做了宫腔镜，病理为子宫内膜样腺癌，赶紧住院手术，庆幸的是，她的肿瘤分期较早，只需要术后定期随访即可，但是张女士还是心里惴惴不安，为什么子宫内膜癌找上了我。

▶ **所有的子宫内膜癌都是雌激素引起的吗？**

　　根据发病机制和生物学行为特点，子宫内膜癌分为雌激素依赖型（Ⅰ型）和非雌激素依赖型（Ⅱ型）。子宫内膜样腺癌大部分病理类型为子宫内膜样腺癌，少部分为黏液腺癌。Ⅱ型子宫内膜癌病理类型包括浆液性癌、透明细胞癌、癌肉瘤等。大部分子宫内膜癌属于Ⅰ型。子宫内膜样腺癌的发生与无孕激素拮抗的雌激素持续刺激直接相关，缺乏孕激素对抗，子宫内膜长期处于过度增生的状态，进一步发展为子宫内膜癌。Ⅱ型子宫内膜癌的发生机制至今尚不完全清楚。

▶ **你是子宫内膜癌的高危人群吗？**

　　如果你是以下人群，可能就是高危人群，请加强定期妇科检查：

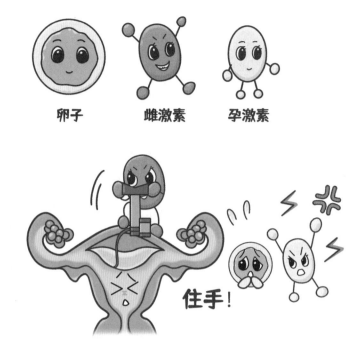

卵子　　雌激素　　孕激素

住手！

（1）生殖内分泌失调性疾病：由于无周期性排卵，缺乏孕激素拮抗，长期的单一雌激素作用致使子宫内膜发生异常增生，甚至癌变，如无排卵性月经异常、无排卵性不孕、多囊卵巢综合征等。

（2）子宫内膜癌三联征（肥胖、高血压、糖尿病）：有研究表明体重指数每增加1个单位，子宫内膜癌的相对风险增加9%。与体重指数小于25的女性相比，体重指数在30～35的女性发生子宫内膜癌的风险大约增加1.6倍，而体重指数大于35的女性发生子宫内膜癌的风险增加3.7倍。糖尿病患者或糖耐量异常者患病风险比正常人增加2.8倍；高血压者增高1.8倍。

（3）初潮早与绝经晚：晚绝经的妇女在末几年大多为无排卵月经，因此延长了无孕激素协同作用的雌激素刺激时间。

（4）不孕不育：不孕不育会增加子宫内膜癌的风险，而与之相反，每次妊娠均可一定程度降低子宫内膜癌的发病风险。此外，末次妊娠年龄越高，患子宫内膜癌的概率也越低。

（5）卵巢肿瘤：有些卵巢肿瘤，如卵巢颗粒细胞瘤、卵泡膜细胞瘤等，常产生较高水平的雌激素，引起月经不调、绝经后出血、子宫内膜增生甚至内膜癌。对存在上述疾病患者应常规行子宫内膜活检。

（6）外源性雌激素：单一外源性雌激素治疗如达5年以上，发生子宫内膜癌的风险增加10～30倍。采用雌孕激素联合替代治疗则不增加罹患内膜癌的风险。

（7）遗传因素：大部分子宫内膜癌患者是散发性的，约20%内膜癌患者有家族史。林奇综合征患者发生结肠以外恶性肿瘤的风险增高，主要包括子宫内膜癌、卵巢癌和胃癌等。有林奇综合征的女性，其终身发生子宫内膜癌的风险高达60%，建议每年进行子宫内膜活检以评估是否有癌症。推荐可以在分娩完成后甚至更早进行预防性全子宫切除术/双侧输卵管卵巢切除术。遗传性子宫内膜癌发病年龄比散发性子宫内膜癌患者平均年龄小，因此筛查应该在50岁以前进行，建议进行基因检测和遗传咨询。有子宫内膜癌家族史的其他家庭成员子宫内膜癌的发生危险也相应增加，一级亲属患子宫内膜癌的女性发生子宫内膜癌的风险大约为对照组的1.5倍。

（8）其他：他莫昔芬是一种选择性雌激素受体修饰剂，既可表现出类雌激素作用，也可表现为抗雌激素作用，与不同的靶器官有关。他莫昔芬是乳腺癌内分泌治疗药物，有研究表明，长期服用可导致内膜增生，发生子宫内膜癌危险性增加。

（9）生活方式：目前已知有些生活方式因素与子宫内膜癌相关，包括饮食习惯、运动、饮酒、吸烟等。为减少子宫内膜癌的发生，应对有危险因素的人群进行宣教，包括规范生活习惯、在医师指导下的激素替代治疗等。

小 贴 士

对存在上述子宫内膜癌的危险因素者，如有遗传性家族史的患者、长期口服他莫昔芬的乳腺癌患者等应坚持定期检查。但目前为止，尚没有推荐的子宫内膜癌常规筛查方法。超声是可选择的检查方法，主要筛查方式为经阴道或经腹部超声检查，监测子宫内膜厚度及异常情况。血液学方面没有特异性血清标志物。

（刘志兰）

多囊卵巢无所谓？小心子宫内膜癌找上门！

病　例

　　王女士天性乐观，虽然年近40岁，因为多囊卵巢综合征月经不规律，已婚未育多年，但是家人非常理解，总是鼓励她，每天过得有滋有味，并没有因为怀孕之事而神伤。但是她最近月经总是淋漓不净，做超声总提示子宫内膜增厚，医生说多囊卵巢综合征是内分泌代谢性疾病，一定要重视子宫内膜病变，开始她也没当回事，后来内膜越来越厚，只好做了宫腔镜，病理为子宫内膜不典型增生，局灶癌变，此刻王女士被吓了一跳，非常不理解，一直都是内分泌疾病，怎么就变成癌了呢。

▶ 什么是多囊卵巢综合征（PCOS）？

　　多囊卵巢综合征是一种生殖内分泌功能与糖脂肪代谢紊乱并存的内分泌紊乱综合征，常以稀发排卵或无排卵、高雄激素及卵巢多囊改变为特征，同时伴有胰岛素抵抗和肥胖等症状。PCOS在育龄期女性中发病率为4%～18%，子宫内膜病变的发生率为35%～49%，且多囊卵巢综合征患者子宫内膜疾病发病率逐年升高。

▶ 为什么PCOS患者容易发生内膜病变？

　　子宫内膜为雌激素和孕激素作用的靶器官，PCOS患者子宫内膜长期受到雌激素的异常刺激，表现出不同程度的增生性改变，如单纯型增生、复杂型增生、不典型增生。由于分泌反应不良，患者多表现为增生与分泌混合型，并伴有雌激素增高、高胰

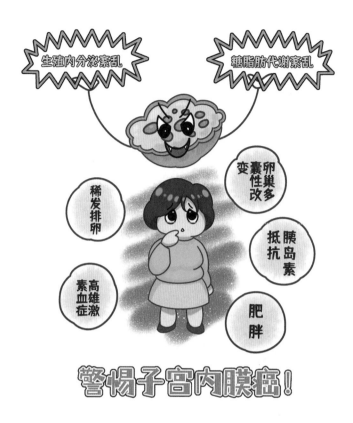

生殖内分泌紊乱　　糖脂肪代谢紊乱

稀发排卵　　卵巢多囊性改变　　胰岛素抵抗　　高雄激素血症　　肥胖

警惕子宫内膜癌！

岛素及高雄激素影响子宫内膜，使子宫内膜异常增生甚至癌变的可能性增加。PCOS患者长期不排卵或卵泡发育不佳引起的黄体功能缺陷使其内分泌功能紊乱，卵巢分泌的激素失去正常周期性变化，导致子宫内膜持续受雌激素刺激，进而使子宫内膜正常的周期紊乱，长时间处于增生期，使患者表现出月经周期延长、闭经或者月经间期点滴出血，进而导致子宫内膜逐渐增生甚至发展为子宫内膜癌。

▶ 哪些激素的异常引起内膜病变？

（1）雌激素对子宫内膜的影响：长期的单一雌激素作用致使子宫内膜发生增生反应，雌激素作用于子宫内膜的时间长短与子宫内膜增生、癌变紧密相关，最终使得子宫内膜癌变发生概率升高。

（2）雄激素对子宫内膜的影响：女性体内的雄激素主要来源于肾上腺皮质的分泌，体内雄激素分泌过高，将抑制卵巢的功能，出现闭经现象。PCOS患者体内高雄激素协同高黄体生成素共同影响卵泡的发育，导致长期不排卵和卵泡发育不良，而致使子宫内膜呈现不同程度的增生。

（3）促性腺激素比（LH/FSH）对子宫内膜的影响：子宫内膜并不是促性腺激素的作用靶器官，然而高水平的促性腺激素，可促进卵巢恶性肿瘤的发生。高水平的FSH能够持续刺激卵巢上皮的颗粒细胞增生，进而可能发展为恶性病变。

（4）血清胰岛素对子宫内膜的影响：超生理剂量的胰岛素可能通过上调胰岛素受体表达，致使子宫内膜局部雌激素的合成增加，使子宫内膜受到雌激素刺激，进而导致异常增生。PCOS患者在胰岛素方面常合并高胰岛素血症、胰岛素抵抗等表现，胰岛素可有效促进PCOS患者子宫内膜细胞生长，可能诱导子宫内膜异常增生甚至癌变。

▶ 预防内膜病变，PCOS患者应该关注哪些指标？

综上所述，PCOS患者应监测性激素指标，重点关注雌激素、雄激素及血清胰岛素水平，妇科超声定期监测子宫内膜厚度，如有内膜持续增厚，应积极行诊刮取样排除内膜病变，即使无生育需求，也应该根据月经情况，补充孕激素，使子宫内膜定期脱落，以预防子宫内膜病变的发生。

▶ 患有PCOS，如何避免和降低子宫内膜癌的发生？

生活方式干预是PCOS患者首选的基础治疗，尤其是对合并超重或肥胖的PCOS患者，有效控制体重可降低子宫内膜癌的风险。生活方式干预应在药物治疗之前和（或）伴随药物治疗时进行。生活方式干预包括饮食控制、运动和行为干预。生活方式干预可有效改善超重或肥胖PCOS患者健康相关的生命质量。

饮食控制包括坚持低热量饮食、调整主要的营养成分、替代饮食等。监测热量的摄入和健康食物的选择是饮食控制的主要组成部分。长期限制热量摄入，选用低糖、高纤维饮食，以不饱和脂肪酸代替饱和脂肪酸。改变不良的饮食习惯、减少精神应激、戒烟、少酒、少咖啡。

运动可有效减轻体重和预防体重增加。适量规律的耗能体格锻炼（30 min/d，每周至少5次）及减少久坐的行为，是减重最有效的方法。应予个体化方案，根据个人意愿并考虑个人体力的限度而制定。

生活方式干预应包含对加强低热量饮食、增加运动的措施，以及提高依从性的行为干预。行为干预包括对肥胖认知和行为两方面的调整，是在团队的指导和监督下，逐步改变易于引起疾病的生活习惯（不运动、摄入酒精和吸烟等）和心理状态（如压力、沮丧和抑郁等）。行为干预能使传统的饮食控制或运动的措施更有效。

药物调整代谢，控制血糖和血脂。对于月经稀发但有规律排卵的患者，如无生育或避孕要求，并月经周期长度短于2个月，可观察随诊，无需用药。如月经周期过长，可周期性使用孕激素，推荐使用天然孕激素或地屈孕酮。

小 贴 士

　　PCOS患者卵巢内分泌失调、胰岛素抵抗和高雄激素血症是影响子宫内膜病理改变的主要因素。现在生活节奏加快，女性生活压力逐渐增加，使PCOS患者趋于年轻化，对于长期闭经伴有胰岛素抵抗和高雄激素血症的PCOS患者，更需高度重视其子宫内膜病变。对PCOS患者的治疗不能仅局限于解决当前问题，还需要重视远期并发症的预防，应对患者建立起一套长期的健康管理策略，做到疾病治疗与并发症预防相结合。

（刘志兰）

子宫内膜癌也会遗传么？

· · · · · · · · · · · · · · · 病　例 · · · · · · · · · · ·

　　杨小姐今年30岁，和男友感情稳定的她正准备结婚，但是母亲刚刚因为绝经后出血去医院检查，确诊了子宫内膜癌，医生给安排了立即住院手术治疗，手术做完病理报告出来后，医生找家属谈话时提出了建议做基因检测，杨小姐果断选择了做基因检测，等待报告过程十分煎熬，心想是不是自己以后也会发生内膜癌，怎么预防，自己还能顺利结婚生育吗，太多的未知让她心里忐忑不安。那么，子宫内膜癌会遗传吗？

▶ 子宫内膜癌会遗传吗？

　　传统认为子宫内膜癌属于雌激素依赖性肿瘤，经雌激素长期刺激而发生发展。大部分子宫内膜癌患者是散发性的，约20%内膜癌患者有家族史。从早期DNA检查肿瘤家族遗传倾向的高危人群，筛查基因突变携带者，早期干预达到理想的预防要求。林奇综合征又称遗传性非息肉性结直肠癌，是一种常染色体显性遗传性疾病，是人类最常见的遗传性癌症易感综合征之一，容易发生结直肠癌、子宫内膜癌、卵巢癌等。

▶ 哪些子宫内膜癌会遗传？

　　林奇综合征通常是由DNA错配修复MMR基因 *MLH1*、*MSH2*、*MSH6*、*PMS2* 中的1个或多个基因胚系突变所引起，是遗传性结直肠癌最常见的病因。此外，MMR基因突变会导致机体罹患其他癌症的易感性增加，包括子宫内膜癌、卵巢癌、尿路上皮癌、胃癌、胰腺癌、胆管癌、皮肤癌和脑胶质瘤等。

　　MMR基因是人体的一组遗传易感基因，可以识别和修复人体DNA复制过程中

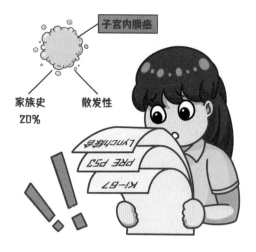

整合错误的核苷酸，其表达产物为双蛋白异二聚体复合物，如：MSH2和MSH6，MLH1和PMS2二聚体。MMR功能异常是由基因突变引起一定的表型变异和微卫星不稳定性导致，从而促进癌症的发生。林奇综合征主要是由MMR基因的胚系突变引起的，其中 *MLH1*、*MSH2*、*MSH6* 和 *PMS2* 突变导致子宫内膜癌的累积发生率分别为34%、51%、49%和24%，此外，有研究表明 *EPCAM* 基因缺失可导致 *MSH2* 启动子高度甲基化，从而引起 *MSH2* 基因沉默，也可导致林奇综合征的发生。与散发性子宫内膜癌发病机制不同，林奇综合征子宫内膜癌为非雌激素依赖性肿瘤，高达60%的林奇综合征女性患者首先出现子宫内膜癌的临床表现，故在林奇综合征中子宫内膜癌可视为"前哨癌"，且占全部子宫内膜癌的2%～6%，其终生患子宫内膜癌的可能性大于结直肠癌，严重危害女性生命与健康。

70%～90%的林奇综合征可归因于 *MSH2* 或 *MLH1* 的突变，10%～30%的林奇综合征归因于 *PMS2* 和 *MSH6* 突变。

▶ 子宫内膜癌需要检测哪些基因?

基因检测方法（免疫组织化学、免疫细胞化学技术）被应用于子宫内膜癌病理学的早期诊断。其主要指标包括 *PTEN*、微卫星不稳定、p53、Ki-67等。目前通常采用二代测序的方法检测有无MMR基因突变来明确林奇综合征的诊断，属于诊断金标准。

林奇综合征是最密切的子宫内膜癌发病相关遗传症候群，具有DNA错配修复基因突变的携带者罹患林奇综合征相关性子宫内膜癌的风险明显升高，该类基因缺陷可通过肿瘤微卫星不稳定或DNA错配修复蛋白表达免疫组织化学的缺失来识别。微卫星不稳定可在约90%的林奇综合征相关性子宫内膜癌中检出，其有助于子宫内膜癌的早期诊断、治疗。

PTEN是子宫内膜样腺癌最常见的遗传学改变，多见于疾病早期阶段，PTEN表达的丢失在内膜良性组织中亦可出现，但内膜恶性组织的丢失程度明显高于良性组织。

p53在Ⅱ型子宫内膜癌中基因突变率达90%以上，是该型子宫内膜癌特征性的分子改变。p53仅在癌组织中表达，且其表达水平与恶性肿瘤的发病及预后相关，故推荐将其应用于子宫内膜癌的风险分层筛查和预防。

Ki-67的表达水平与子宫内膜癌病理类型、期别、分化程度及淋巴结转移情况相关，其在子宫内膜癌及增生期子宫内膜中高表达，在分泌期、萎缩期内膜中低表达或不表达，可用于反映肿瘤细胞的增殖及预后。而联合应用p53及Ki-67时，不同的截断值水平有助于鉴别子宫内膜的某些病变。

▶ 有遗传性子宫内膜癌家属史，该怎么办?

遗传性子宫内膜癌发病年龄比散发性子宫内膜癌患者平均年龄小，因此筛查应该在50岁以前进行，建议进行基因检测和遗传咨询。有子宫内膜癌家族史的其他家庭成员子宫内膜癌的发生危险也相应增加，一级亲属患子宫内膜癌的女性发生子宫内膜癌的风险大约为对照组的1.5倍。

▶ 子宫内膜癌患者如何筛查林奇综合征?

建议在条件允许时对所有新诊断为子宫内膜癌的患者都应进行林奇综合征筛查，尤其是：① 诊断年龄不大于60岁的所有类型的子宫内膜癌患者；② 大于60岁的患子宫内膜样腺癌，但无肥胖、糖尿病、多囊卵巢综合征或雌激素刺激症状的患者；③ 癌灶位于子宫体下段者；④ 同时患有子宫内膜癌和卵巢癌，尤其是卵巢子宫内膜样腺癌或透明细胞癌的患者；⑤ 具有林奇综合征相关肿瘤及癌前病变史者，尤其是家族中有年轻林奇综合征相关肿瘤患者的；⑥ 病理学检查强烈提示林奇综合征相关癌症者。检测肿瘤组织中4种MMR蛋白的表达是筛查林奇综合征相关子宫内膜癌最简便易行且经济的方法，PCR法对肿瘤组织DNA进行检测，二代测序（NGS）法也可选择。

▶ 林奇综合征患者怎样降低子宫内膜癌的发生?

林奇综合征的妇女终生患子宫内膜癌的风险较高，建议未患子宫内膜癌的林奇综合征患者，在年龄30～35岁以后或家族中诊断子宫内膜癌的最小年龄的前5～10年开始进行筛查。临床上需警惕异常阴道流血，盆腔和腹部不适，排便习惯改变，体重减轻和不适等症状。目前，对于无症状林奇综合征妇女的监测尚无共识，无症状的绝经前林奇综合征妇女应每1～2年进行妇科体格检查、经阴道超声、血清肿瘤标志物如CA125等筛查，必要时行子宫内膜活检来监测子宫内膜癌。林奇综合征妇女在行结肠镜检查时，可同时进行子宫内膜活检，以减少就诊次数与麻醉次数。当林奇综合征患者出现异常阴道流血时，应进行子宫内膜活检。

预防性手术可以有效地降低林奇综合征相关子宫内膜癌的发生率。对于无生育要求的林奇综合征女性患者，综合评估后，可在40岁以前行全子宫切除术和双侧输卵管卵巢切除术，可以降低林奇综合征妇女发生子宫内膜癌和卵巢癌的风险。对于接受结直肠癌手术的林奇综合征妇女，如已完成生育，可以考虑同时行预防性全子宫切除术＋双侧输卵管卵巢切除术。由于林奇综合征在预防性手术时子宫内膜或卵巢有隐匿性恶性肿瘤的风险，应术前行子宫内膜活检。如果术中经病理确诊为癌，应行全面的子宫内膜癌分期手术。预防性子宫切除术＋双侧输卵管卵巢切除术可显著降低林奇综合征突变携带者后期子宫内膜癌或卵巢癌的发生率，是一种降低风险和具有成本效益的措施。

尽管预防性手术是降低林奇综合征相关癌症发生风险、避免癌症发展的最有效方法，但也有手术相关并发症的风险，以及可能导致的不良结果。双侧卵巢切除术，特别是在绝经前或围绝经期的妇女中，会导致潮热、盗汗、阴道干燥和性功能障碍，也会增加骨质疏松症和心血管疾病的风险。与一般人群相比，林奇综合征携带者患乳腺癌的风险没有增加或仅略有增加。因此，在预防性子宫切除和双附件切除后，可考虑激素替代治疗，直至自然围绝经期，以缓解更年期症状。

外源性孕激素药物治疗可降低普通人群中女性患子宫内膜癌的终生风险，无论MMR状态如何。一项多中心研究表明，短期使用口服避孕药或醋酸甲羟孕酮治疗可降低林奇综合征妇女子宫内膜的增殖反应，可作为预防子宫内膜癌的一种方法。

没有确切证据表明林奇综合征对女性的生育能力有影响，但作为一种常染色体显性遗传病，林奇综合征携带者有50%的概率会将导致缺陷的MMR突变基因遗传给子代。因此，林奇综合征患者可以采用植入前遗传学检测（PGT）技术选择未携带MMR致病基因的胚胎进行移植，有望降低遗传风险。

小 贴 士

有林奇综合征的女性，其终身发生子宫内膜癌的风险高达60%，建议每年进行子宫内膜活检以评估是否有癌症，推荐可以在分娩完成后甚至更早进行预防性全子宫切除术 / 双侧输卵管卵巢切除术。

（刘志兰）

火眼金晴，子宫内膜癌现出原形

病　例

　　愁容满面的王阿姨焦虑地来到诊室，究竟何事让她如此担忧呢？原来啊，今年王阿姨已经57岁了，早已停经3年的她前几日却又突然来了"月经"，但量不多。有些人可能还以为自己"返老还童"了，可有一定科普知识的王阿姨可没这么想：年轻的女人来月经很正常，这是生理现象，但是绝经后的女性再流血，是不是得了"子宫内膜癌"了？这到底是个什么样的信号？到底该用哪些"招数"才能让其"原形毕露"呢？

▶ 独门绝学第一招：经阴道妇科B超

　　B超在妇科检查中的应用广泛，常见的有经腹部、经阴道和经直肠妇科B超，其中，经阴道B超能更清晰地观察子宫内膜的厚度，还可以结合内膜的形态变化进行分析，初步判断子宫内膜癌的病变程度，对发现微小病灶更具有优势，是最常用的无创辅助检查方法。绝经后若内膜厚度小于5 mm时，则96%的可能不是子宫内膜癌。如子宫内膜厚度大于5 mm，又合并阴道流血的现象，则应对绝经后的患者进行进一步子宫内膜病理检查。任何时候必须取得病理学诊断才能确诊子宫内膜癌，其他的任何检查都是"隔皮猜瓜，难知好坏"。

▶ "啥是子宫内膜病理检查，是不是要刮宫？"

　　如果临床上怀疑或要排除患者是否得了子宫内膜癌，医生会使用合适的器械和工具，取得患者部分子宫内膜组织，进行病理学检查，确定子宫内膜病变的种类和性质。简单来说就是诊断性刮宫，有点类似手术流产，这个方法是现在诊断子宫内膜癌

最常用的方法，简单易操作。此外此法还
有止血的作用，如果患者存在阴道大量出
血的情况，刮宫时可将子宫内膜组织很好
地刮除干净，既具有良好的止血效果，又
可以做病理学检查。

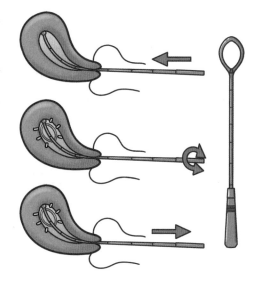

▶ "啊，刮宫！好疼好怕呀，医
生，刮宫结果可靠吗？"

首先不用担心疼痛，目前医院基本上
都有无痛刮宫，有的甚至还有术后理疗，
一般不会很痛的。其次结果的问题，如果
诊断性刮宫的病理检查结果是内膜癌，则该结果准确可信；如果未提示，则不一定
不存在癌变。这是为啥呢？因为在进行诊断性刮宫时无法直视子宫腔内部，刮宫时
处于一种盲目状态，可能会遗漏一些体积较小或特殊部位的病灶，如同屋子内"边
边角角"的位置清理不彻底。有时宫腔内存在一些疾病，例如子宫肌瘤和粘连等，
导致宫腔形态改变，也会影响样本的刮取。

▶ "别遭了罪又不能确诊，这可不划算，那医生有更好一点的方
法吗？"

首先勿要以偏概全，上述的情况还是非常少见的。其次，的确是有一种直视
下诊断子宫内膜癌的方法，即宫腔镜检查下刮宫或宫腔镜检查下直视定位活检。
宫腔镜检查下刮宫是使宫腔镜进入子宫腔进行检查，以观察宫颈管和宫腔内的情
况，明确肿瘤的部位、大小、形态及有无侵犯宫颈管等，之后退出宫腔镜，再进
行诊断性刮宫。宫腔镜检查下直视活检，是通过检查鞘的侧孔放入活检钳，直视
下直接定位于可疑病变的部位，进行取样活检，不但可以提高活检的阳性率和准
确率，还可在一定程度上减少对子宫内膜的损伤，因此在临床上也比较推荐这种
方法。

▶ **"医生，我还是怕疼，听说有一种方法既能做子宫内膜病理诊断，又没有刮宫那么疼的？"**

的确是有一种方法，叫子宫内膜微创病理检查，是利用带有倒刺的子宫内膜取样器取得宫腔内的细胞或组织，进行病理学检查。该方法比诊断性刮宫和宫腔镜检查更容易操作，创伤更轻微、费用更低廉，患者常更愿意认可和配合。但由于取材、制片、阅片等多个环节各种因素的影响，该方法对子宫腔及子宫内膜病变的诊断准确率有限，特别是对于阴性结果，更应该结合临床资料综合分析，必要的时候要加做宫腔镜检查和诊断性刮宫，以获取更准确的信息，避免漏诊而耽误治疗。故该方法更多是被应用于临床上没有明显症状、影像学检查也无明显异常者的子宫内膜病变筛查。

▶ **"既然都已经诊断明确了，为何医生还让我抽血或做其他影像学检查？"**

虽然我们明确了疾病，但我们尚不能明确疾病的累及范围、是不是转移等。不同的范围或转移程度，医生采取的治疗方法也不一样，后期的生存时间也就存在差异，故还需要做一些其他检查。比如血CA125检测，在早期，CA125的水平基本正常，但当子宫内膜癌扩散至子宫外时，血液中CA125水平会发生异常。盆腔MRI是子宫内膜癌的首选影像学检查方法。MRI能够清晰显示子宫内膜及肌层结构，用于明确病变大小、位置，肌层侵犯深度、宫颈/阴道是否侵犯等，有助于肿瘤的鉴别诊断（如内膜息肉、黏膜下肌瘤、肉瘤等），便于医生选择合适的手术方式和手术范围。

小 贴 士

绝经后的女性，身体机能逐渐衰退，突然阴道出血，并非"倒开花"，不能自己喜不自禁，当然也并非得了"绝症"，不必惶惶不可终日。及时到医院就诊，进行详细的检查，就可以明确诊断，既能消除心理的焦虑，还能及早地发现隐疾，取得不错的预后。

（王云飞）

子宫内膜癌如何选择治疗方式

· · · · · · · · · · · · · · · · **病　例** · · · · · · · · · · · · · · · ·

张阿姨，55岁，以前月经很规律，周期30天，经期7天，无痛经。1年前开始出现月经紊乱，还以为是快绝经了，就没在意；半年前无明显诱因开始出现阴道流液，仍未在意。2个月前就诊于当地镇卫生院，超声检查提示子宫内膜增厚，约20 mm，建议刮宫，拒绝。10日前就诊于当地市人民医院，建议尽快刮宫，张阿姨这才做了刮宫，刮宫病理回报"子宫内膜癌变"，建议尽快治疗。那子宫内膜癌到底该如何治疗呢？

▶ **子宫内膜癌的治疗方式有哪些？**

凡事都有自己的原则，子宫内膜癌也不例外，子宫内膜癌的治疗以手术治疗为主，辅以放射治疗（放疗）、化学治疗（化疗）和激素等综合治疗。但凡事除了原则，还要讲究个体化，治疗方案的选择还应根据病理诊断和组织学类型，以及患者的年龄、全身状况、有无生育要求、有无手术禁忌证、有无内科合并症等综合评估以制订治疗方案。当然，手术是子宫内膜癌的主要治疗手段，除不能耐受手术或晚期无法手术的患者外，都应进行全面的分期手术。

▶ **"手术？是不是要在身上开很大的刀啊？"**

非也非也，手术治疗并非一开了之。对于得了子宫内膜癌的女性来说，如果能在开腹手术和微创手术之间选择，大多数患者肯定会选择后者。但究竟哪种方式更适合治疗子宫内膜癌呢？我们首先了解一下治疗子宫内膜癌的几种手术方式。开腹手术，不难理解，就是需要切开患者的腹部；阴式手术，因为阴道是连接子宫和外界的通道，就是经阴道施行的手术；腹腔镜手术，就是常规理解的肚子上"打眼"，我们平时口头上常说的"微创手术"；机器人腹腔镜手术，就是腹腔镜手术的升级版，医生通过操控机械臂实施手术。阴式手术、腹腔镜手术和机器人腹腔镜手术都属于微创手术。

▶ "手术方式这么多，我都快晕了，它们都有什么优缺点，我该如何选？"

凡事都有两面性，不同手术都各有优缺点。采用哪种方式更安全，取决于患者的病情和子宫的人小。比如微创手术中的腹腔镜手术，创伤较小，出血少，住院时间短，切口美观，但不适合子宫较大的患者。开腹手术切口较大，出血相对较多，术后恢复慢，但是该术式适用于所有类型的子宫内膜癌患者，不受子宫大小限制。故，如果患者子宫内膜癌属于早期，子宫又不大，应用微创手术才更加合适，反而采用开腹手术既增加了创伤又增加了住院时间。

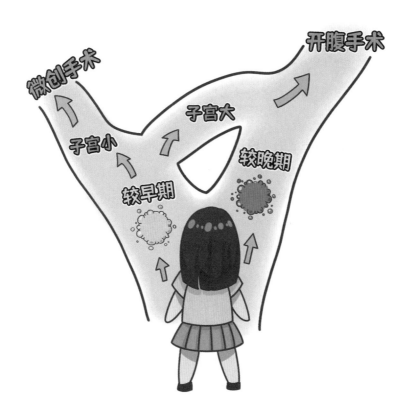

► "子宫内膜癌手术切了子宫不就行了吗？为何还要切淋巴结？"

标准的子宫内膜癌的手术方式是全子宫切除＋双侧输卵管和卵巢切除术＋盆腔淋巴结清扫和腹主动脉旁淋巴结切除。之所以切除卵巢，是因为大部分子宫内膜癌是雌激素依赖性的，切除卵巢有利于减少子宫内膜癌的复发。之所以要切除相应的淋巴结，是因为子宫内膜癌主要是通过淋巴转移，淋巴结转移与否，其分期和后续的治疗都是不一样的。此外，根据病理类型和分期的不同，有时还会切除大网膜、转移病灶，以及受累脏器的切除与重建。子宫内膜癌的手术属于妇科领域的Ⅳ级手术，非常复杂，具有相当的难度和风险。

► "做完手术还没完啊，还要后续治疗啊？"

莫要以偏概全，莫要怕。其实，大部分的子宫内膜癌发现时都属于早期，病理的分化程度也比较好，是不需要后续治疗的，只要定期复查就好。这里的后续治疗指的是放疗、化疗或激素治疗。若手术后的病理检查结果不太好，或出现了脉管或淋巴结的转移，或已经发生了其他器官的转移，这时候为了减少以后的复发，医生往往会建议患者进行术后的后续治疗。

► "我还很年轻，我还没生育，我还要生二胎，我不想切子宫/卵巢，我该怎么办？"

的确如此，随着社会的发展，很多女性尚年轻，或还未实现自己的后代计划，就有发现子宫内膜癌的情况。这种情况下，医生会根据患者的具体情况，在保障患者安全的情况下，采取个体化的方案，或保留子宫或保留卵巢，来帮助患者实现保持青春或完成生育的愿望，我们将在下一节详细探讨。

► "我家老人基础疾病多，身体弱，不能做手术怎么办？"

对于伴有严重内科并发症、高龄等不宜手术的各期子宫内膜癌患者，可采用放疗和药物治疗。放疗可行根治性放疗，包括体外放疗联合近距离放疗。药物治疗通常指系统性化疗和激素治疗。化疗，我们都清楚，就是应用抗癌药；激素治疗通常指应用大剂量高效孕激素。除此之外，还有靶向治疗，例如免疫检查点抑制剂及酪氨酸激酶抑制剂，作为新型靶向治疗制剂，通常用于治疗既往接受系统治疗后病情进展、不适合根治性手术或放疗、非高度微卫星不稳定型/错配修复缺陷的晚期子宫内膜癌患者。

▶ 我国中医药这么发达，可以选择中医治疗吗？

中医从整体观念出发，实施辨证论治，有助于子宫内膜癌患者术后功能的恢复，减少放、化疗的不良反应，增强放疗、化疗的效果，提高机体的免疫力，减少并发症的发生，在临床上得到广泛应用，具有一定疗效，安全性和耐受性均较好，但这些药物尚缺乏高级别的循证医学证据支持，还需要积极进行深入研究，建议咨询相关的中医专家，个体化辨证施治。

小 贴 士

对于患有子宫内膜癌的女性来说，面对疾病，一方面要有乐观的心态，一方面要理性地选择适合自己的治疗方式，应多咨询专业医生，听取医生的建议。医生会根据患者的病情、技术和花费等多方面的因素进行分析，协助患者做出选择。

（王云飞）

保大保小，不必抉择

．．．．．．．．．．．．．．．．．．．．．．．　病　　例　．．．．．．．．．．．．．

　　世界上最绝对的事就是没有绝对的事。我们往往认为子宫内膜癌只会发生在已婚的或50岁以上的女性身上。近期妇科内分泌门诊就接诊了一位28岁的年轻子宫内膜癌女性，当被确诊为子宫内膜癌早期的时候，这无疑是晴天霹雳，她几乎被绝望压垮，刚刚才有的当母亲的心愿变成了奢望。是保命还是保宫，是保命还是保青春，难道真的只能做出艰难抉择吗？答案当然不是绝对的。

▶ 如果是按照子宫内膜癌的标准方式进行治疗，对年轻女性意味着什么？

　　子宫内膜癌的规范术式是子宫及双侧输卵管+卵巢切除术，之所以在子宫切除的同时实施双侧输卵管+卵巢切除术，是基于对子宫内膜癌患者预后的考虑。这对于年龄较大或者绝经后的患者倒没什么，但对于年轻的女性意味着女性生殖内分泌功能的永久丧失，也就是一不能生育，二将面临相对更长时间的雌激素缺乏或不足（更年期提前），对年轻女性后续的生活和情绪都会产生显著的负面影响。故在条件合适的情况下保留卵巢对于年轻患者异常重要。我们要生命也要质量。

▶ 那医生，什么情况下才能保留卵巢呢？

　　是的，卵巢的保留确实是有一定要求的，从保障生命健康的角度，一般需要满足以下几个条件：① 病理学G1级子宫内膜样癌（就是分化好），不存在组织学的其他高危因素（包括肌层浸润不小于1/2、LVSI阳性、淋巴结受累），肿瘤病灶不大于2 cm；② 年龄不大于45岁，有保留卵巢的迫切需求；③ 无遗传性高风险癌肿瘤家

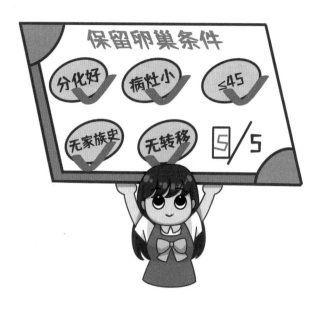

族史（排除遗传性乳腺癌-卵巢癌综合征及林奇综合征家族史）；④ 术中探查卵巢外观无异常，排除卵巢转移；⑤ 腹腔冲洗液细胞学阴性。如果满足以上几种情况，又能很好地配合随访复查，是可以保留患者的青春的。

▶ 只要青春还不行，能不能保留生育能力？

有了青春，以后的生活还想保留更多可能，什么情况下可以保留生育能力？同样"保宫自卫反击战"能否成功，也需要满足一定的条件：① 年龄不大于40岁，有强烈的生育愿望；② 病理组织类型为子宫内膜样腺癌，高分化（G1）；③ 影像学检查证实肿瘤局限在子宫内膜；④ ER、PR（雌孕激素受体）均阳性表达；⑤ 血清CA125正常；⑥ 无孕激素治疗禁忌证；⑦ 治疗前评估生育功能，无其他生育障碍因素；⑧ 签署知情同意书，并有较好的随访条件。当然里面某些因素也不是绝对的，比如CA125，其升高的原因很多，炎症也可以导致升高。故究竟自己的情况能否保留生育，还需要咨询自己的医生，经医生详细周全地研判后方可考虑保留子宫。

▶ 保大又保小，究竟怎么个治疗方式？

一般采取药物治疗，主要目的就是逆转癌变的内膜，让其重新变成正常的内膜，首选大剂量孕激素，较常用的是醋酸甲羟孕酮和醋酸甲地孕酮。大多数在用药后12周起效，多数病例在用药3～6个月后病变部位内膜病变逆转，达到完全缓解。一般有效率为68%～85%，但也有复发的可能，复发率为30%～40%。当然也可以宫腔镜手术治疗，切除病变的组织，减少肿瘤负荷，然后再应用大剂量孕激素口服或放曼月乐环及GnRH-a联合使用。除此之外，如果合并有糖尿病和肥胖的，我们还需要积极控制血糖和体重，使BMI不大于25 kg/m^2，这样有助于提升疗效。

▶ 治疗期间怎么知道是不是进展了，药物治疗有没有什么危险？

是的，治疗期间需要严密的随诊和观察，这个很重要。一般每治疗12周为1个疗程。起初，可以1个月随诊1次，应用经阴道彩色多普勒超声观察子宫内膜厚度及侵肌情况；以后每疗程后1周内行经阴道彩色多普勒超声和（或）MRI评估子宫大小、子宫内膜厚度及有无肌层浸润，了解盆腹腔脏器情况；此外，每疗程结束时，推荐宫腔镜下采集内膜组织标本，进行子宫内膜病理检查。药物都可能有副作用，但一般不会有太大的风险，有时治疗期间可能会阴道出血、体重增加及肝酶升高等，需要积极告知医生，给予积极的处理。

▶ 什么时候可以要小孩？

一般在治疗12周评估为完全缓解（CR）时，建议继续巩固治疗12周。连续两次病理学检查达到CR时，按照每个人的不同意愿，分为尽快生育和暂不生育两种情况，希望尽快生育者可开始准备妊娠，推荐辅助生殖技术（ART），也可以期待自然妊娠；暂不生育者，推荐维持治疗。期待妊娠时间不宜过长，3个月后仍未妊娠时，应及时予以相应的检查及采用ART。维持治疗一般可宫腔内放置曼月乐环，周期性口服小剂量孕激素或口服短效避孕药，以降低病变复发风险。

▶ 如果要不上小孩而肿瘤又进展了怎么办？

是否保留卵巢要取决于年龄和病变风险，一般情况下符合下列任何情况之一者，就应该停止保留生育功能的治疗并行手术治疗了：① 有确切证据证实疾病进展者；

② 持续治疗6个月，疾病无反应者；③ 反复复发者；④ 不再要求保留生育功能或不能耐受保留生育功能治疗者。故若多次尝试仍不能怀孕且疾病进展者，建议还是手术治疗为好。

▶ 如果完成生育了但不想切除子宫怎么办？

按照原则，完成生育的或复发的患者，应切除子宫。其原因是子宫内膜癌的发生原因尚不明确。虽尽管经过治疗病情完全缓解，但病因尚未去除，仍存在肿瘤复发转移，甚至死亡的风险。故若非要保留子宫，就会存在一定的风险性。若无复发高危因素或高危因素较少者有再次生育意愿时，也可在医务人员严密观察下，尝试保留子宫，但需要终身严密随访。

小 贴 士

我们不希望面临这样的抉择，但一旦面对这样的抉择，患者并非只有一条路可走，保留青春，保留子宫，完成生育，我们有章可循。积极地寻找医生，做好评估，还患者做妈妈的梦。

（王云飞）

要美丽不要"大蜈蚣"

病　例

　　小梁今年39岁，最近三四个月一直有"月经淋漓不尽"的症状。小梁以为是工作辛苦、作息不规律导致的月经紊乱，没有重视，结果淋漓出血情况一直没有好转，这才去医院看病。经过医生一系列检查化验，发现导致小梁异常子宫出血的罪魁祸首竟然是女性生殖系统三大恶性肿瘤之一的"子宫内膜癌"。小梁已经生育过孩子了，医生建议她尽快手术治疗，小梁年轻、爱美，一听说要在肚子上拉一刀，就害怕得不得了。

▶ 年纪轻轻也会得子宫内膜癌吗？

　　子宫内膜癌是发生于子宫内膜的一种上皮性恶性肿瘤，以来源于子宫内膜腺体的腺癌最常见，是女性生殖系统的三大肿瘤之一，占女性生殖道肿瘤20%～30%，占女性全身性肿瘤7%，近年来发病有年轻化趋势。子宫内膜癌的典型临床表现有不规则流血或绝经后出血、腹痛、阴道排液，甚至有些患者可在腹部摸到包块。

▶ 子宫内膜癌要怎么治疗，要做手术吗？

　　手术是子宫内膜癌最主要的治疗方法，放化疗一般用于有复发高危因素的手术后患者。对于疾病早期、符合保留生育功能条件的年轻患者，可以选择孕激素药物治疗。对于小梁这类已经完成生育的患者，医生首先建议全面分期手术治疗。

▶ 手术要开"大刀"，还是做"微创"？

　　开腹手术属于传统的手术方式，主要是通过在腹部开一个切口来完成腹腔内的一系列手术操作。恶性肿瘤的开腹手术通常手术开口比较大，医生视野比较好，便于直视完成切除范围更大、方案更复杂的手术操作。这样的手术方式也会带来一系列的术后并发症，比如开腹手术最常见的缺点是伤口大、术后疼痛明显，恢复慢、感染风险高，还有会留下腹部的大伤疤。同时手术过程中可能会出血量比较大，并且还可能会对其他脏器产生影响，比如容易增加术后肠粘连的几率。

随着医学技术的进步，腹腔镜手术是近二十年来飞速发展的一种微创手术方法。腹腔镜手术，是在患者腹部打孔，随后将腹腔镜置于患者的腹腔内，利用腹腔镜所携带的微型摄像头来观察腹腔内部情况。与传统开腹手术相比，腹腔镜手术减少创伤，且具有局部放大、操作器械"长途奔袭"的优势，使得手术更加精准、微创。大多数子宫内膜癌的患者，相对来讲较为肥胖，部分年纪大的病患还有高血压、糖尿病、心脏病等内科慢性合并症，传统开腹手术存在手术视野暴露不清、手术创面愈合不良、术后恢复慢的缺点。而微创手术视野清晰、操作精细、创伤小，术后恢复快，对于这类患者更加具有优势。像小梁这样的年轻爱美女士，经过专业妇科肿瘤医生的评估，符合要求的话完全可以采取腹腔镜微创手术，既能达到治疗肿瘤的目的，还能满足年轻女性患者对美的需求、提高感官体验。

▶ 听说现在还有"无痕"手术？

小梁所说的肚子上没有"瘢痕"的手术，正是目前普通妇科以及妇科肿瘤领域逐步开展的经脐单孔腹腔镜手术。随着微创技术的提高及手术器械的不断改进，尽可能减少手术创伤，提高手术伤口美容效果已经成为手术医生和患者的共同目标。常规的腹腔镜微创手术，是在腹部穿刺 3～5 个 0.5～1 cm 的穿刺孔，因此又称多孔腹腔镜手术。经脐单孔腹腔镜手术，是利用人体肚脐这一自然孔道作切口，置入腹腔镜器械进行的手术操作，脐部切口仅有 1.5～3 cm。在单孔腹腔镜手术医生眼里，脐部好比"螺母"，打开它就可以进行"产品维修"了。最主要的优点就是它的美容效果，脐部是出生后脐带脱落留下的瘢痕，此处的手术切口可以被脐部皱褶掩盖，术后瘢痕融入肚脐，腹部光滑如初。与多孔腹腔镜相比，单孔腹腔镜的优点之一是减少术后疼痛，因为脐部是人体腹壁最薄弱的部位，穿刺时对腹壁损伤轻，因此手术切口疼痛不明显，改善患者术后体验。因此，单孔手术以超微创、无瘢痕、疼痛轻、恢复快的人性化技术，引领妇科微创手术的新时代。现在还有经验丰富的妇科肿瘤专家把单孔手术和达芬奇机器人手术做了完美的结合，既能为患者手术精准切除肿瘤，又能同时收到快速康复、微创的成效，一举两得。

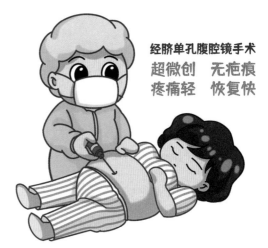

经脐单孔腹腔镜手术
超微创　无疤痕
疼痛轻　恢复快

▶ 所有人都能做"无痕"手术吗？

单孔腹腔镜也并非是每位患者都适合采用的"万能技术"，有些患者既往有过复杂的盆腹腔手术史、急慢性盆腔炎症病史，存在严重致密的盆腔粘连，或者存在深部子宫内膜异位症病灶，因操作困难可能会妨碍单孔腹腔镜手术的实施。此外，像晚期子宫内膜癌、晚期卵巢癌这类肿瘤患者也并不适合在单孔腹腔镜下完成手术。因此，对于医生和患者双方来说，手术前充分评估病情，做好充分沟通十分有必要。

小 贴 士

如果你像小梁一样，发现有不规则阴道流血、月经不正常，甚至出现绝经后流血、阴道排液、腹痛等不适情况，应该及时意识到子宫内膜病变的可能，需要尽快去正规医院就诊，由医生帮助你完善相关检查，排查是否存在内膜病变。一旦确诊子宫内膜癌，也不必过于恐慌，在医生的帮助下全面评估，制订最合适的治疗方案。

（孙雨欣）

子宫内膜癌能"治愈"吗?

病 例

刘女士,微胖,今年55岁,绝经已经5年了,突然有一天"好朋友"又来光顾,量倒是不多。她自己一百度,吓了一大跳,赶紧来医院就诊。经医生检查,她可不是什么"枯木逢春",超声提示子宫内膜增厚,后来做了宫腔镜检查和刮宫,送了病理,结果显示高分化子宫内膜癌。拿到病理后刘女士泪眼婆娑地问医生:"这个病能治好吗? 我还能活多久?"

▶ 子宫内膜癌来自哪儿?

子宫包括子宫体和子宫颈,是覆有子宫内膜的中空器官。在多种因素的影响下,子宫内膜发生病变,继而形成肿瘤,因为这个肿瘤起源于子宫内膜组织,所以叫子宫内膜癌。子宫内膜癌又称"子宫体癌",是女性妇科常见恶性肿瘤之一,多发生于围绝经期及绝经后妇女,近些年随着生活水平的提高,呈发病率持续上升和年轻化趋势,最常见的症状是阴道的异常流血、流液。

▶ 为什么"微胖界"女性不规则阴道出血要更加小心?

肥胖、高血压、糖尿病,又称为子宫内膜癌三联征。科学家们发现随着体重的增加,罹患内膜癌的风险也随之增加,其中体重指数较高(BMI>35)的女性发生内膜癌的风险较正常人增加近4倍。除此之外,糖尿病者患病风险增加近3倍,高血压者增加近2倍。PS:体重指数(BMI)=体重(千克)/[身高(米)]^2,超过30的美女们,要当心哦! 因经济生活优裕者和高脂肪饮食者更易患子宫内膜癌,故子宫内膜癌也被称为"嫌贫爱富"的肿瘤。

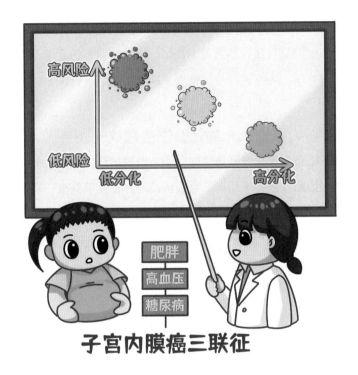

子宫内膜癌三联征

▶ **女性还有哪些情况需要警惕子宫内膜癌呢？**

重要的事情说三遍，警惕！警惕！警惕！注意身体的一些异常情况，例如：
① 月经怎么来了超过一星期都还没结束；② 月经刚结束，怎么又来了呢？③ 怎么好几个月都没来月经了？④ 50多了，没有月经好多年了，可是怎么突然有阴道出血了，难道是"枯木逢春"了？⑤ 怎么这个月月经特别多，和往常都不一样呢？这些异常现象是身体敲响的警钟，提醒我们要及时寻求医生的帮助。

需要提醒的是，对于那些怀不上宝宝，月经异常，乳腺癌术后长期口服他莫昔芬治疗，长期单纯补充含雌激素的药物、补品，或有"多囊"的姐妹来说，由于子宫内膜的细胞在增殖过程中不断受到雌激素的刺激，可能会发生复制错误从而导致内膜过度增生，甚至发生癌变，因此更加需要及时发现异常并就医。

▶ **妇女出现阴道不规则出血要做哪些检查？**

首先，最简便的检查就是B超，经阴道超声可以了解子宫大小、子宫内膜是否增厚、宫腔内是否有息肉等，以及子宫和卵巢是否存在异常占位。另外，需要注意的是，阴道出血不一定都是月经，如果是不规律的阴道出血，一定要及时就医！育龄期妇女还需要排除宫外孕、先兆流产等，最简单的方法就是进行尿hCG检测。

▶ B超提示子宫内膜增厚，为什么医生建议一定要做宫腔镜呢？

只做B超是不能完全排除内膜病变的，子宫内膜增厚也不一定有问题，我们需要通过宫腔镜检查和诊断性刮宫来明确。宫腔镜是对怀疑内膜病变、宫颈管病变者最常见的检查手段。可直视下观察宫腔内及宫颈管内病灶的外观形态、位置和范围，可以发现存在问题的异常内膜、"异形"血管和异常新生物，能够在直视下精准获取可疑病灶送病理切片检查，降低漏诊率。这是诊断内膜癌最精准的检查方法。

▶ "高分化"是不是代表危险程度高呢？

诊断为高分化的患者，不用害怕，这里的"高"并不代表疾病高风险哦，而是说明，这种肿瘤细胞长得比较"乖巧"，风险反而低。子宫内膜癌患者就诊时常处于疾病早期，发展较为缓慢，总体预后较好。

▶ 早期子宫内膜癌，可以只做手术吗？

手术确实是子宫内膜癌的重要治疗手段，除非身体条件不允许或晚期无法手术者，但即使是早期子宫内膜癌（Ⅰ期），术后根据病理仍可能需要其他辅助治疗，这就取决于患者有没有高危因素。高危因素包括：年龄大于60岁，肿瘤侵犯子宫深肌层，淋巴脉管间隙浸润，低分化，高危组织类型。补充治疗一般以放疗为主，阴道残端愈合后尽早开始，最好不超过术后12周。部分患者还需要补充化疗。

▶ 得了这个病，还可以生宝宝吗？

约5%的子宫内膜癌是在40岁前诊断出的，对于有强烈生育意愿者，医生还需要系统地评估，首先病理属于高分化子宫内膜样腺癌（G1）；其次包括盆腔磁共振、肿瘤标志物检查、遗传咨询等，评估病灶是否局限在子宫内膜，如果病灶局限，没有其他部位的侵犯，就不用害怕。可以通过药物结合宫内放置节育器或者宫腔镜手术进行保守治疗，保住未来宝宝的小房子（子宫），配合我们定期行宫腔镜下刮宫评估直至内膜恢复正常，就可以自然受孕，或者通过辅助生殖技术孕育一个健康的宝贝。不过值得提醒的是，该方法并非子宫内膜癌的标准治疗方式，完成使命或发现病情有进展时仍需行根治性手术。

小 贴 士

如果月经总是不正常，绝经后"月经"又来光顾，要及时就医；虽然它是"恶性"肿瘤，值得庆幸的是，与妇科其他癌症相比，子宫内膜癌恶性程度较低。平素健康生活，定期体检，如能早发现、早治疗，可以大大提高治疗效果，甚至可以治愈，千万不要谈"癌"色变哦！

（任慧敏）

手术并非终点
——关注子宫内膜癌的术后随访

· **病　例** · · · · · · · · · · · · · · · · · · ·

今天王阿姨特别开心，因为这是她出院的日子。原来，半个月前，58岁已经绝经的王阿姨突然有阴道出血，立即来医院做了检查，检查B超后发现子宫内膜增厚8 mm。医生安排王阿姨做了宫腔镜检查，术后病理提示：子宫内膜样腺癌。随后顺利做了手术，术后病理提示子宫内膜癌属于早期，不需要术后的放化疗。因为做的微创手术，王阿姨没几天就可以出院了，出院时主治医生告诉王阿姨："手术虽然做完了，肿瘤也是早期，但一定要定期回来复查哦！"

很多人以为，子宫内膜癌手术治疗后就可以大功告成、无后顾之忧了，误以为长肿瘤的子宫都切除了，没有地方再长了，还怕什么呢，有什么好检查的！找着各种各样的理由：医院人太多了、挂号难、家里事情太多了、医院离家太远了、小孩上班太忙了没有时间陪我、我也没有什么不舒服不要花那个冤枉钱了……从而懈怠随访。要知道：手术并非终点！更需重视子宫内膜癌术后的随访检查！

▶ **子宫内膜癌手术后多久复诊一次？**

完成治疗后患者前2～3年每3～6个月复查1次，3年后每6～12个月复查1次。对于低危子宫内膜癌，头2年建议每6个月监测1次。对于高危人群，建议在前3年每3个月复查1次，然后每6个月1次，直到5年。如果期间出现任何不适，特别是

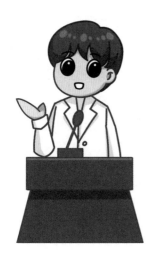

1.术后定期复诊
2."腹痛""包块"
　　"阴道流血"随时复诊

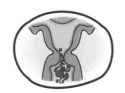
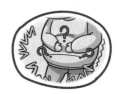

出现下腹痛、盆腔包块、阴道残端异常排液流血等，应随时复诊。

▶ 随访时应做哪些检查？

每次随访应积极配合主诊医师病史采集，特别近期有无不适症状等。

（1）妇科体格检查：包括双合诊及三合诊。

（2）实验室检查：血清肿瘤标志物CA125。

（3）影像学检查：特别是妇科检查发现异常时，比如完善阴道残端细胞检查，胸部CT、盆腹腔超声等检查，必要时需联合CT、MRI、PET/CT检查，协助判断及评估病情。

▶ 早期保留生育功能患者应如何随访？

随着近年来子宫内膜癌发病呈现年轻化的趋势，部分子宫内膜癌患者希望保留其生育功能，经过医生的综合评判，这些保留生育功能的治疗大多数采取药物治疗：应用高效孕激素、促性腺激素释放激素类似物、来曲唑、他莫昔芬、口服避孕药和LNG-IUD等。可行刮宫术、子宫内膜活检和子宫内膜抽吸活检等进行评估，建议3～6个月评估1次。对于上述药物治疗无效的患者要及时更改治疗方案以免延误病情，所以按时门诊随访非常重要。

▶ 术后除了去医院定期复诊，还有哪些注意事项？

　　早期子宫内膜癌患者中肥胖或超重患者比例高达68%。肥胖患者易合并代谢性疾病增加死亡风险，对于子宫内膜癌术后的患者，应鼓励适当规律运动、饮食及体重管理。长期管理子宫内膜癌的高危因素——高血压、糖尿病、肥胖，尤为重要。

▶ 子宫内膜癌患者术后如何适当运动？

　　（1）术后采用预防性的早期活动措施，有助于预防下肢深静脉血栓形成。

　　（2）运动应该以有氧运动为主，配合一定的力量练习。力量训练以低中强度为主。每周2～3次，隔天进行。每次训练保证练习到下肢（例如下蹲、站桩等）、核心（平板支撑）、上肢（俯卧撑）的大肌肉群。每个肌群2～3组，每组重复8～12次。

　　（3）运动的注意事项：① 安全第一，循序渐进，量力而行；先慢慢增加练习时间，然后增加强度。② 所设定的目标一定不要好高骛远，不切实际。③ 运动中如果出现头晕、心悸、恶心、呕吐、疼痛等症状，应马上减低运动量或停止，原地休息。如果症状没有减轻，应及时就医。④ 贵在坚持，通过家人的鼓励和监督、通过结伴锻炼的互相鼓励保证坚持运动。⑤ 如果参加团队练习，务必注意选择和自己体能水平相近的团队，以避免强度过大带来的运动损害。

▶ 子宫内膜癌患者术后如何健康饮食及管理体重？

　　（1）低脂饮食，少吃油炸或炭烤食品，多选用烘烤、水煮等烹饪方式。

　　（2）鱼、瘦肉、去皮的禽肉、蛋类、低脂/无脂奶制品、坚果和豆类等食物是优质蛋白质的来源，同时还可提供不饱和脂肪酸，少吃红肉，如牛肉、猪肉和羊肉。

　　（3）蔬菜和水果富含必需维生素、矿物质及膳食纤维，能量密度低，如患者无法摄入新鲜水果，可选择纯果汁代替。

　　（4）全谷物和豆类食品是碳水化合物的优质来源，宜少吃精粮，限制糖和含糖饮料的摄入。

　　（5）抗肿瘤治疗期和康复期膳食摄入不足，在经膳食指导仍不能满足目标需要量时，建议给予肠内、肠外营养支持治疗。

（6）对于化疗胃肠道损伤者，推荐制作软烂细碎的动物性食品。避免酒精摄入。限制烧烤（火烧、炭烧）、腌制和煎炸的动物性食物。

小 贴 士

子宫内膜癌患者应重视门诊随访，定期门诊复查，保持良好心态、合理膳食、适量运动、规律作息，一定可以战胜疾病。

（徐亚楠）

傻傻分不清——宫腔镜和阴道镜有啥区别

张阿姨今年56岁，已经绝经6年了，半年前有过一次阴道出血，很少，1天就结束了，张阿姨就没有在意。半个月前又有阴道出血，张阿姨意识到问题的严重性，立即到医院就诊，医生给她做了白带、宫颈检查及妇科B超。检查结果出来后，因为高危型HPV阳性，又做了阴道镜检查，B超提示子宫内膜增厚，医生建议张阿姨做宫腔镜检查，张阿姨满脸疑惑："我已经做过什么阴道镜检查了，为什么还要做宫腔镜？这不是一样的吗？"

▶ 宫腔镜和阴道镜有什么区别？有什么作用？

通俗来说，子宫像一间房子，宫颈是大门，阴道是走廊。妇科检查时肉眼可以看到走廊和大门的情况，并不能看到房间的内部情况。阴道镜是一台拍照能力超强的"照相机"，能放大观察大门和走廊的情况，让病变无处遁形，有的还会取到病理标本；宫腔镜则是经过走廊和门口，进入大门、房间内部，让医生可以"亲眼"看到宫颈管及宫腔内的病变，并且可以在宫腔内操作达到治疗的目的。

如图所示：蓝色区域是阴道镜可以看到的区域，黄色区域是宫腔镜下所能

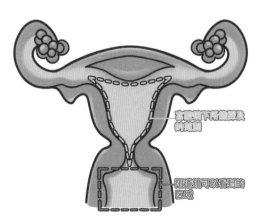

宫腔镜下所能观察的范围

阴道镜可以看到的区域

探及的区域。

▶ 什么是阴道镜?

阴道镜是妇科内窥镜的一种,在强光源照射下将宫颈阴道部位上皮放大10～40倍直接观察,以观察肉眼看不到的微小病变,在可疑部位进行定位活检,以提高宫颈疾病的确诊率。主要用于外阴、阴道、宫颈上皮内病变,早期宫颈癌及其他下生殖道早期病变的辅助诊断及评估。

▶ 哪些情况需要做阴道镜?

(1)宫颈液基细胞学检查(TCT)异常:低度鳞状上皮内病变(LSIL)、高度鳞状上皮内病变(HSIL)、非典型腺细胞(AGC)或不能明确意义的非典型鳞状上皮细胞(ASCUS)伴高危型HPV感染。

(2)HPV16或18型感染,或其他高危型HPV感染持续1年以上。

(3)有异常增多的阴道分泌物且药物治疗无效、接触性出血、宫颈炎久治不愈等。

(4)妇科体格检查怀疑宫颈病变者。

(5)子宫颈锥切术前确定切除范围。

(6)可疑外阴皮肤病变、可疑阴道鳞状上皮内病变、阴道恶性肿瘤。

(7)宫颈、阴道及外阴病变治疗后复查和评估。

▶ 阴道镜术后需注意什么?

(1)宫颈活检或宫颈息肉摘除后,医生会在您阴道内放置一根纱布条压迫止血,术后24 h自行取出止血纱布。

(2)1周后取病理结果,定期复诊。

(3)术后2～3天,可有阴道排液及少许阴道流血,属正常现象,无需特殊处理,如果出血多、有大量血块、超过月经量,应及时就诊;如果出现畏寒、发热、腹痛,应及时就诊。

(4)手术后两周内禁止同房,盆浴,禁止剧烈运动。注意休息,正常生活不受影响。

（5）术后当日不可以盆浴和淋浴，第二天取出纱布后可以淋浴。禁止游泳和泡温泉，禁止冲洗阴道。

（6）术后清淡饮食，禁食活血化瘀的食物及药物，禁酒。

▶ 什么是宫腔镜？

宫腔镜也是妇科内窥镜的一种，是通过一个细长的镜子从宫颈口伸进患者的宫腔内，让小小的子宫腔能够清晰展现在屏幕上，医生可以清楚地看到病灶的形态、位置及范围，大大提高了对疾病诊断的精准性和可靠性。如果发现可疑病灶，可以进行活检，如果有息肉等病症，可以进行切除。因此，宫腔镜既可以起到精确检查的作用，也可以同时进行治疗。

▶ 哪些情况需要做宫腔镜？

（1）异常的子宫出血，不规则阴道出血或绝经后出血。

（2）B超提示异常：子宫及颈管内膜增厚、颈管占位性病变、子宫内膜息肉、子宫黏膜下肌瘤等。

（3）可疑宫腔粘连。

（4）宫内节育器嵌顿。

（5）宫腔畸形、纵隔子宫。

（6）人流后残留。

（7）不明原因的不孕症。

（8）复发性流产。

▶ 宫腔镜术后需注意什么？

（1）宫腔镜手术一般采用静脉全麻。由于麻醉药物及手术的刺激，术后可能会出现头晕、恶心、呕吐的情况。随着麻醉药物的代谢，术后症状会自行好转，一般不用特别担心。

（2）宫腔镜术后2h可以进食，建议清淡饮食，禁食生冷刺激食物，禁食活血化瘀食物。

（3）1周后取病理结果，定期复诊。

（4）宫腔镜术后1周内少量阴道流血属正常现象，一般不超过10天，无需特殊处理，如果出现大量阴道出血、发热、腹痛等情况，应及时就诊。

（5）宫腔镜术后可能会有下腹部轻微坠痛不适，可能与宫腔镜手术中少量膨宫液反流至盆腔以及子宫收缩痉挛有关。注意休息和保暖，可于术后数日逐渐缓解，不需要特殊处理。

（6）宫腔镜术后至下次月经来潮前禁止同房、盆浴，禁止游泳和泡温泉，可以淋浴。注意清洁卫生，避免劳累。

小 贴 士

阴道镜检查宫颈、阴道、外阴，宫腔镜则是检查子宫房间里面，了解不同检查方法的作用及用途，就不会慌乱和迷惑了。不过无论哪种检查，都应找专业的医生经过充分诊断和评估，再选取合适和需要的检查及治疗。

（徐亚楠）

三大妇癌之卵巢癌背后的秘密

卵巢癌为什么是"沉默的杀手"

乳腺癌和卵巢癌的"亲密关系"

绝经后发现卵巢囊肿，应不应该切除呢？

得了卵巢癌，还能生育吗？

"滚蛋吧肿瘤君"，揭开卵巢癌患者长期生存的秘密

......

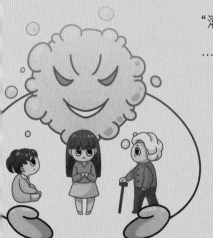

卵巢癌为什么是"沉默的杀手"

病　例

　　56岁的李阿姨已经绝经5年了，自从退休之后，她认为自己"吃嘛嘛香"，一口气能上5层楼，所以也从不体检。最近一个月，李阿姨觉得肚子越发圆润了起来，刚开始她以为是最近吃多了，发福了。后来却突然开始感到乏力，胸闷。到医院一查，发现卵巢长了一个巨大肿块，还有大量的腹水。经过一系列的检查与病史，医生诊断可能是"高浆"卵巢癌晚期。李阿姨很不解：一向身体那么健康，怎么好端端地得了卵巢癌，还毫无征兆地进展到了晚期呢？

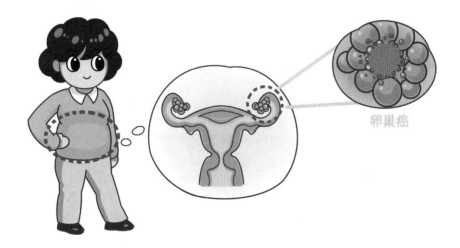

卵巢癌

▶ 什么是卵巢癌？

　　卵巢是我们的生育器官，每个月，双侧卵巢轮流排出一颗卵子。尽管卵巢在我们体内只占据着小小的地方，但是它发挥的功能可是大大的。它维持着体内的性激素水平，影响着我们的生育功能和女性性征，因此，它和女性一辈子的健康与幸福密不可分。卵巢虽然是人体内较小的器官，却也是肿瘤的好发部位。随着城市生活的压力越来越大，生育年龄不断后移，近几年来，卵巢恶性肿瘤的发病率增加 2～3 倍，有逐步上升的趋势，是女性生殖系统常见的三大恶性肿瘤之一。

卵巢癌是指发生在卵巢的恶性肿瘤性疾病，原发于输卵管和腹膜的恶性肿瘤临床特征和治疗模式和卵巢癌相似，经常也统称为卵巢癌。卵巢癌可发生于任何年龄，组织学类型多样，主要为上皮来源。早期病变通常无症状，不易被发现，晚期病变症状不典型。治疗采用以手术为主的综合治疗方案，治疗后复发率高，预后与多方面因素有关。

▶ 为什么卵巢癌会被称作"沉默的杀手"呢？

卵巢癌常常被人们称为"妇癌之王"，它还有个更加耳熟能详的名字，叫"沉默的杀手"。这又是为什么呢？在医学界，卵巢癌有令人闻风丧胆的三个"70%"的说法：卵巢癌被确诊时 70% 为晚期；患者存活不到五年的占 70%；治好的患者三年内复发的概率为 70%。而卵巢癌之所以如此令人恐惧，就是因为卵巢体积小，又位于盆腔深处，在卵巢癌早期的时候，卵巢的增大可能并不会触及邻近器官，因此可能没有任何症状，基本上只能从影像学上发现。随着卵巢癌的进展，患者逐渐会出现尿频、骨盆痛、易腹胀、进食易饱等症状。

▶ 病理报告上的"高浆"是什么意思呢？

卵巢癌的分类有很多种，其中主要可分为三大类，第一类是上皮性肿瘤，第二类是性索间质瘤，第三类为生殖细胞肿瘤。除了以上原发性卵巢癌，身体其他器官的原发肿瘤也可转移至卵巢，如乳腺、胃肠、生殖系统、泌尿系统的肿瘤，其中最常见的是胃和结肠，如原发于胃肠道的库肯勃瘤。卵巢恶性肿瘤的传播途径有很多种，最常见的是直接蔓延或腹腔种植，包括侵犯包膜、累及邻近器官，或广泛种植在腹膜或大网膜表面，淋巴道也是重要的转移途径。当癌细胞大量种植于腹膜和肠系膜时，便会出现腹水、腹胀、食欲不振，甚至肠坏死等症状。

卵巢癌患者大多对病理报告中"高浆"这个名词很熟悉，因为高级别浆液性癌是卵巢癌中最常见的病理类型，占比高达70%，而"高浆"正是高级别浆液性癌的简称。而什么是卵巢浆液性癌呢？卵巢浆液性癌也称作卵巢浆液性囊腺癌，腺癌意为来源于腺上皮的恶性肿瘤，因为病灶通常呈囊腔状，里面通常有血性的浆液，故得此名。恶性肿瘤的分化程度越高，肿瘤的级别越低，肿瘤恶性程度也越低。低分化的浆液性癌为高级别浆液性癌，占浆液性癌的90%；高分化和中分化的浆液性癌是低级别浆液性癌，占10%。

▶ 得了卵巢癌跟抽烟喝酒的习惯有关吗？

可能有关！造成卵巢癌发生的因素有许多种，其中最应该重视的是癌症家族史和遗传史。*BRCA1/2*基因突变者，一生罹患卵巢癌–输卵管癌–腹膜癌的风险为41%～46%。林奇综合征女性70岁之前累积罹患卵巢癌的风险为5%～10%。月经周期改变、作息不规律、吸烟饮酒等不良习惯，以及肥胖、月经来潮早、绝经晚、无孕产史等因素，都有可能对卵巢癌发生起到一定影响。因此，保持良好生活习惯，可以降低很多疾病的风险哦！

小 贴 士

　　定期的妇科体检对绝经期女性也非常重要。当中老年女性突然出现无诱因腹痛、腰痛、胸闷等症状，也应进行妇科影像学检查，排除是否有卵巢恶性肿瘤或其他恶性肿瘤的可能。当怀疑卵巢恶性肿瘤时，不要拖延病情，一定要及时找专业妇科肿瘤科医生就诊！

（庞　凡）

为什么卵巢癌会"选择"我

▶ 为什么会得卵巢癌？

　　卵巢癌的发病原因迄今不明，可能的高危因素有：① 肥胖，目前被认为是卵巢癌发病的高危因素；② 持续排卵，比如没有生育过、不孕和应用促排卵药物，可能是由于重复排卵的过程使卵巢上皮细胞发生遗传性的损伤；③ 内分泌因素，过多的促性腺激素释放激素和雌激素作用，可促使卵巢包涵囊肿的上皮细胞增生与转化；④ 环境及其他因素，滑石粉、石棉等某些工业产物的接触者发病机会增加，高胆固醇饮食不利于对卵巢的保护；⑤ 遗传和家族因素，约有10%卵巢癌患者具有遗传异常，如*BRCA1/2*突变的遗传性乳腺癌-卵巢癌综合征、PJ综合征等。总的来看，卵巢癌的病因尚未阐明，没有有效的预防措施，因此定期体检、及时早期诊断、加强随访监测至关重要。

▶ 卵巢癌会遗传吗？

　　卵巢癌是发生率居于全球女性第三位、死亡率居于首位的妇科恶性肿瘤，其中只有10%～15%由胚系突变导致，称为遗传性卵巢癌，遗传性卵巢癌是一种常染色体显性遗传病，主要表现形式有遗传性乳腺癌-卵巢癌综合征、林奇综合征等，与 *BRCA1/2*、编码DNA错配修复蛋白的相关基因等突变有关。

▶ 怎么知道家人得的卵巢癌会不会遗传呢？

遗传性卵巢癌由于易感性与基因突变相关，通常会表现为发病年龄较小，而且与其他类型肿瘤的发生相关，比如乳腺癌、结肠癌等。因此对家族中最先发现恶性肿瘤的患者进行基因检测，识别卵巢癌易感基因胚系突变，鉴定遗传性卵巢癌，可以使患者受益于个性化治疗，同时提示其他家庭成员进行基因筛查。在这种情况下，如果识别出未受影响的携带者，就可以对其进行卵巢癌早期检测、降低风险治疗或预防性治疗，对于降低死亡率、改善长期预后具有重要的临床意义。

▶ 需要检测那些基因呢？

对于家族致病性/可能致病性基因变异呈阳性的人群，NCCN指南中列举了21个适宜检测的基因，其中 *BRCA1*、*BRCA2*、*BRIP1*、*MSH2*、*MLH1*、*MSH6*、*PMS2*、*EPCAM*、*PALB2*、*RAD51C* 和 *RAD51D* 基因发生了变异或者编码蛋白的功能发生异常都与卵巢癌的患病风险增加有关。最常见的是 *BRCA1* 和 *BRCA2* 基因的胚系突变，占所有卵巢癌的12%～14%，*BRCA1/2* 胚系突变携带者发生卵巢癌的风险分别达54%和23%。

▶ 什么情况下，我的家人也要做基因检测？

对于所有罹患卵巢癌的患者，以及得过卵巢癌或有卵巢癌家族史的妇女，最好要做专业的遗传咨询，初步

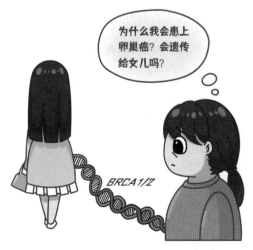

为什么我会患上卵巢癌？会遗传给女儿吗？

BRCA1/2

定期体检　及早诊断　加强随访

评估遗传风险。《遗传性妇科肿瘤高风险人群管理专家共识（2020）》提出，存在下列1种或多种情形的妇女患有遗传性卵巢癌、输卵管癌或腹膜癌的可能性增加，应接受遗传咨询并进行基因检测：① 卵巢上皮性癌、输卵管癌或腹膜癌。② 年龄≤50岁，患有乳腺癌，并有卵巢癌家族史；有卵巢上皮性癌、输卵管癌或腹膜癌家族史。③ 患有胰腺癌并有2个或更多的近亲患有乳腺癌，卵巢癌、输卵管癌或腹膜癌、胰腺癌或浸润性前列腺癌。

未患癌症的妇女，但具有下列1种或多种情形时，患遗传性乳腺癌、卵巢癌、输卵管癌或腹膜癌的可能性会增加，应接受遗传咨询并进行基因检测：① 符合上述1个或多个标准的一级或多级近亲。② 1名近亲携带已知突变的*BRCA1*或*BRCA2*。③ 1名近亲患有男性乳腺癌。

▶ 如果基因检测发现有致病突变，但还想要生育，怎么办呢?

遗传性肿瘤患者发病时相对年轻，推荐高危患者在35 ~ 45岁或完成生育后实施降风险手术。预防性双侧输卵管和卵巢切除术、双侧输卵管切除术和子宫切除术可降低遗传性妇科肿瘤突变基因携带者的肿瘤发病风险，故称之为降风险手术，是最有效的降低遗传性妇科肿瘤风险的方式。然而，婚姻和生育是急不来的，可以在条件都成熟时适时考虑尽快结婚和生育，在那之前，可以定期进行肿瘤筛查，在可治愈阶段发现病变。筛查方法包括妇科超声、CA125检测、子宫内膜活检、宫颈细胞涂片等。另外，也可以考虑使用预防性药物治疗，如口服短效避孕药。如尚未完成生育而不得不考虑接受降风险手术时，也可以借助冻卵或冻胚辅助生殖技术（ART）完成生育。

小 贴 士

遗传性卵巢癌风险较高的女性最理想的状态是在完成生育后进行降低风险手术，实施该手术的最佳年龄段是35 ~ 45岁；若直系亲属发病年龄较早，建议降低风险手术的时机要适当提前。如尚未完成生育而不得不考虑接受降风险手术时，可以选择辅助生殖技术完成生育，以确保女性的生育问题得到及时解决。

（张　义）

青春期姑娘"长胖"，警惕卵巢肿瘤

············· 病　　例 ·············

　　张小美今年读初三，成绩还不错。可是她发现自己最近胖了好多，肚子都凸出来。忙于备考的小美虽然表面上不在意，但是心里还是有点难过的。于是趁着每周周日半天假，小美就跟着"健美博主"跳2小时的健身操减肥，可是今天跳操的时候小肚子突然一阵绞痛，站都站不起来。家人赶紧把她送到医院，一通检查下来发现居然是卵巢囊肿蒂扭转，需要马上手术。

▶ 青春期少女，怎么会得卵巢肿瘤？

卵巢肿瘤是非常常见的妇科疾病，可以发生于女性的任何年龄，即使是儿童、青春期女性以及绝经的女性也有患卵巢肿瘤的可能。因此定期进行妇科体检是非常重要的。卵巢肿瘤的组织学类型非常复杂，性质上也有良性、恶性及交界性之分。大多数卵巢肿瘤为良性，但如果在儿童或者青春期、绝经之后发现卵巢肿瘤，

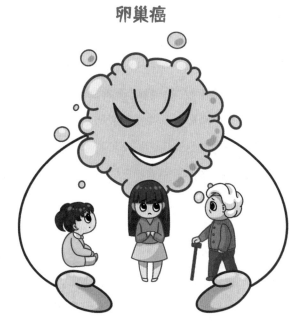

卵巢癌

那么发生恶性肿瘤的可能性会升高。

▶ 为什么卵巢肿瘤长这么大了都不疼？

卵巢肿瘤早期较小，多无症状，常常是做妇科检查时偶然发现的。当肿瘤逐渐增大时，会出现腹胀或摸到腹部肿块。早期的卵巢恶性肿瘤可能会有消化不良、恶心、便秘、腹泻或者腹部不适。当增大到充满盆腹腔时，可能会出现压迫症状，如尿频、便秘、心悸等等。因此，当出现以上不适时，要警惕卵巢肿瘤的发生。

▶ 怎么区分卵巢肿瘤是良性还是恶性呢？

恶性肿瘤常常病程较短，瘤体迅速增大，同时伴有腹胀及腹水，甚至出现消瘦、体重减轻；双侧病灶居多，在妇科B超检查时表现为实性或囊实性肿块，形态不规则，有异常血流信号，与其他器官及组织分界不清；血清肿瘤标志物CA125也一般大于35 U/mL，50岁以下的患者如有慢性盆腔炎、子宫内膜异位症等疾病也可以导致CA125升高，因此参考价值不高，要结合影像学检查及临床表现综合评估。

▶ 良性肿瘤是不是就不需要动手术了？

如卵巢肿瘤直径小于5 cm，排除恶性肿瘤可能后，可随访观察。若直径超过5 cm或进行性增大，则应进行手术治疗，切除肿瘤后通过病理检查明确诊断。根据患者年龄、生育要求、病理诊断及对侧卵巢情况决定手术范围。年轻、单侧良性肿瘤可以进行患侧卵巢囊肿剥除或卵巢切除术，尽可能保留正常卵巢组织和对侧正常卵巢；围绝经期或绝经后的妇女可行单侧附件切除术或子宫及双侧附件切除术。若术中怀疑恶性，则尽可能完整取出肿瘤，防止囊液流出造成盆腹腔播散。

▶ 良性卵巢肿瘤也会影响生育吗？

如果是良性肿瘤且肿瘤不大，一般是可以自然怀孕的。如体积过大，卵巢皮质遭到破坏，就会影响卵子发育成熟和排出，导致内分泌功能异常，甚至不孕。另外，如肿瘤发生蒂扭转、破裂或出血会造成患侧卵巢缺血坏死，丧失内分泌及排卵功能，从而影响生育。妊娠合并巨大卵巢肿瘤可能导致流产及早产，易引起各种产科并发症。如果一侧卵巢被切除，保留的另一侧卵巢具有良好功能的话，一般不影响自然受孕；如果另一侧卵巢也做了部分切除，由于卵巢有极大的再生能力和代偿能力，卵巢依然能够排出卵细胞者，有自然受孕的可能。

▶ 怀孕后发现有卵巢肿瘤怎么办？

妊娠合并卵巢肿瘤较常见，大部分为良性，但妊娠合并卵巢肿瘤比非孕期的危害大。良性肿瘤中以成熟性囊性畸胎瘤及浆液性或黏液性囊腺瘤居多，若肿瘤较小，无扭转、破裂等并发症，一般无明显症状，孕期随访即可。如肿瘤超过5 cm并逐渐增大，发生严重并发症的几率升高，如蒂扭转、破裂，肿瘤过大可导致胎位异常甚至产道梗阻。在早孕期，一般在妊娠满3个月后可进行手术治疗，避免诱发流产。妊娠晚期发现者，可等待足月临产，如肿瘤阻塞产道或评估分娩时破裂风险较大，应采用剖宫产终止妊娠并同时切除肿瘤。若恶性肿瘤不能排除，则应尽早进行腹腔探查并全面分期手术，不建议继续妊娠。

▶ 卵巢肿瘤有办法预防吗？

卵巢肿瘤的病因不清，难以预防，但是定期体检、对高危人群严密监测随访、早期诊治可以很好地改善卵巢肿瘤的预后。30岁以上的妇女每年应进行妇科体检、B超检查及肿瘤标志物检测。如有遗传性乳腺癌-卵巢癌综合征家族史，建议完善 *BRCA1/2* 基因检测，必要时在合适的时机进行医疗干预。

小 贴 士

卵巢良性肿瘤直径小于5 cm，可随访观察。若直径超过5 cm或进行性增大，则应进行手术治疗，切除肿瘤后通过病理检查明确诊断。根据患者年龄、生育要求、病理诊断及对侧卵巢情况决定手术范围。

（张 义）

"消化不良" 怎么会是卵巢癌

病　　例

最近半年，张美丽总觉得胃口大不如前，饭量小了很多，体重也下降了10斤，原来胖乎乎的圆脸都能看出颧骨了。不仅如此，她还总觉得胃里有东西没消化，偶尔还有肚子疼。她去看了某三甲医院的消化科，医生跟她说，最好做个胃肠镜，再拍个上下腹部CT。胃肠镜的结果让张美丽傻眼了：结肠壁部分受压，考虑恶性肿瘤侵犯。于是，张美丽从消化科转诊到了妇科，经过一系列检查，最终确诊卵巢癌……

▶ "消化不良" 怎么会是卵巢癌？

卵巢癌早期常常没有自觉症状，很多人在发现时就已经是晚期了。早期卵巢癌可能会有消化不良、恶心、便秘、腹泻或者腹部不适，症状的轻重取决于：① 肿瘤的大小、位置、侵犯邻近器官的程度；② 肿瘤的组织学类型；③ 有无并发症。由于卵巢癌在早期非常不容易被发现，因此每年定期体检至关重要。

▶ 除了 "消化不良"，还有其他症状吗？

随着疾病的进展，卵巢癌患者会慢慢出现腹胀、腹部肿块、腹水、腹痛、异常阴道出血、消瘦以及贫血等

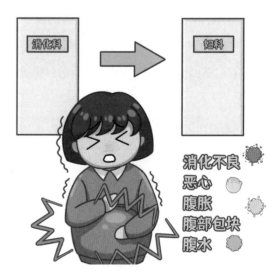

等。当病灶逐渐增大，就会压迫或者侵犯邻近组织和器官。大量腹水会造成呼吸困难、上腹部胀满；有胸水的患者会出现心悸；肿块压迫到盆腔静脉可导致下肢水肿；肿瘤侵犯到膀胱、输尿管时会出现尿频、血尿、尿潴留或者排尿困难等。因此对于不明原因的腹胀、腹水和腹部包块都应进行全面检查，警惕卵巢癌的发生。

▶ 有没有办法可以早点发现卵巢癌呢？

卵巢癌死亡率高的很大一部分原因是早期无症状，导致出现症状时可能已经发展为巨大的包块或者大量腹水。那么有没有办法预防或者早期筛查呢？不像宫颈癌大部分是由人乳头瘤病毒感染引起的，关于卵巢癌的确切病因还没有明确，目前已知的高危人群有家族性遗传性癌症史、*BRCA1/2*致病性突变基因携带者、高龄初产或不孕者、早发月经或者绝经推迟者、肥胖以及放射性物质接触者等等，其中，*BRCA1/2*致病性突变与卵巢癌及乳腺癌的发生相关，但也仅占卵巢癌发病率的约1/5。对于高危人群，有遗传性乳腺癌或卵巢癌家族史、*BRCA1/2*致病性突变基因携带者，建议在适龄期完成生育后尽早接受降低风险手术，如尚未完成生育而不得不考虑接受降风险手术时，也可以借助冻卵或冻胚辅助生殖技术完成生育。如果没有高危因素，可以定期进行妇科B超及肿瘤标志物特别是CA125和人附睾蛋白4（HE4）检查来排除卵巢病变。

▶ CA125升高就一定得卵巢癌了吗？

CA125是一项与卵巢癌相关的肿瘤标志物，除了可以用来辅助诊断卵巢癌，还用于评估卵巢癌的治疗效果及动态监测复发情况，然而，并不是CA125升高就一定是卵巢癌。总的来说，CA125的敏感性很高，特异性较低。在很多生理状态下和良性病变时，CA125也会升高，比如：子宫内膜异位症、子宫腺肌症、月经期以及盆腔炎、输卵管炎或输卵管结核等。一般来说，生理状态或者良性疾病时，CA125会轻度升高，很少超过1 000 U/mL。HE4也是卵巢癌的肿瘤标志物之一，在卵巢癌组织中高表达，但在正常卵巢组织中低表达或者不表达，在鉴别良恶性卵巢肿瘤时的特异度较高，所以临床上将两者联用以提高敏感性及特异性。

► 卵巢有"肿瘤"就是卵巢癌吗？需要马上手术吗？

如果通过妇科B超、CT或者MRI发现卵巢肿物，要结合不同情况进行鉴别，并不是所有"卵巢肿瘤"都需要马上手术。卵巢良性肿瘤一般较小，经常在体检做妇科B超时发现，边界清楚而且活动性较好，也有增大到充满盆腹腔，出现腹胀或者压迫症状的情况。一般是以下3种原因：① 卵巢瘤样病变，以滤泡囊肿和黄体囊肿最常见，直径小于5 cm，2～3月后在月经干净3天内再次复查妇科B超即可；② 输卵管卵巢囊肿，多为炎性囊性积液，常伴有不孕或者盆腔炎症，必要时需抗感染治疗；③ 浆膜下肌瘤或肌瘤囊性变，一般与子宫体相连，在进行妇科体格检查时可随子宫体移动，质地硬，边界清楚。如良性肿瘤直径超过5 cm，或者出现蒂扭转、破裂、感染等并发症或考虑出现恶性改变，均需手术治疗，根据年龄、生育要求及对侧卵巢情况决定手术范围。

小 贴 士

卵巢癌是散发性肿瘤，发病机制和预防的方法尚未明确。育龄期女性应当定期进行妇科的相关检查，项目包括妇科查体、白带检查、妇科B超以及血清肿瘤标志物检测，争取做到早发现早治疗。

（张　义）

如何将卵巢癌扼杀在摇篮里

· · · · · · · · · · · · · · · **病　　例** · · · · · · · · · · · · ·

　　小陈今年35岁，因忙于事业至今未婚，近半年来胃口不如从前，人也瘦了，考虑工作压力大的关系也没在意，最近一周经常感觉小肚子胀，进一步B超检查发现下腹部肿块伴大量腹水，伴肿瘤指标升高，医生判断这极有可能是妇科恶性肿瘤的"沉默杀手"——卵巢癌，而且可能已经是疾病中晚期。这个消息对小陈来说简直就是晴天霹雳，怎么好好的就已经发展成肿瘤晚期了呢？

▶ 卵巢癌简介

　　卵巢癌是妇科三大恶性肿瘤——宫颈癌、子宫内膜癌、卵巢癌——之一，发病率居女性生殖系统恶性肿瘤第3位，卵巢癌的发病率虽然低于宫颈癌和子宫内膜癌，但死亡率超过两者之和，死亡率居妇科恶性肿瘤之首。在全球范围内，发达国家的卵巢癌发病率为9.1/10万，发展中国家为5.0/10万。我国卵巢癌的新发病例和死亡病例居高不下。城市地区卵巢癌的发病率和死亡率均明显高于乡村地区，多数卵巢癌发生在50岁以上，但近年来有年轻化趋势。卵巢癌病因未明，但已证明与年龄、遗传、生殖、环境、生活行为等因素有关，发病率增加与人口老龄化、不孕不育患病率增加、未育人群增多密切相关。现代生活压力较大、高热量饮食和低运动量的生活方式也对卵巢癌发病率升高造成了一定影响。

▶ 卵巢癌为什么难以早期发现呢？

　　一是因为卵巢癌早期症状不明显，甚至是无症状，卵巢体积较小，位于盆腔深部，妇科体格检查时不容易发现，而且很难通过取得标本来确诊，这是很重要的原因；二是卵巢癌在早期很容易与其他疾病混淆。腹胀、腹痛、消化不良、食欲不振，出现这些症状的女性往往都是去看内科，而不会想到竟是卵巢出了问题，因此也就耽误了最佳的治疗时机；三是出现症状后被忽略了，月经不调、白带异常都是常见的妇科疾病，有的女性对此不重视，认为不会有什么大问题，或者怕麻烦就不去就医，却没想到这可能与可怕的卵巢癌有关。

▶ 如何预防卵巢癌?

（1）经遗传咨询及风险评估后需要进一步接受遗传基因检测的个体，如有卵巢癌、乳腺癌、前列腺癌、胰腺癌或子宫内膜癌、结直肠癌及其他林奇综合征相关肿瘤家族史者，建议尽早接受检测，明确肿瘤发病风险。

（2）携带有增加卵巢癌发病风险致病基因突变或疑似致病基因突变的高危女性，完成生育后，可在临床医生指导下于相应的年龄段预防性切除输卵管（和卵巢）以降低卵巢癌的发病风险。

（3）理论上，任何可以让卵巢在一段时间内停止排卵的行为都可以降低卵巢癌的发病风险，如口服避孕药、怀孕、哺乳等。因此鼓励适时生育、母乳喂养。经遗传咨询后，部分高危女性可选择短期内口服避孕药以降低卵巢癌发病风险（长期服用可能

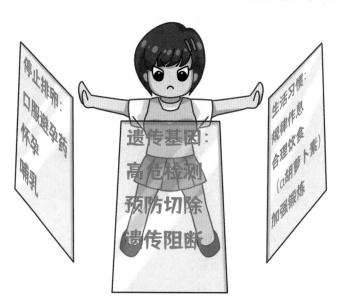

增加乳腺癌发病风险，建议在临床医生指导下服用）。

（4）育龄期的高危对象（概念参考前章节），建议生育前与肿瘤遗传咨询医生及生殖医生共同探讨可能的遗传阻断方案。

（5）保持良好的生活习惯，规律作息，合理饮食，减少食用高脂肪、高胆固醇的食物，加强体育锻炼。研究发现经常进行运动的女性发生癌症的概率要比不经常运动的女性低27%。饮食方面首先建议多吃水果和蔬菜，一份来自美国研究小组关于饮食问题的研究调查，发现摄入大量胡萝卜素（尤其是 α 胡萝卜素）可以明显降低女性患卵巢癌的概率，这种效果对绝经后的女性尤为明显。

▶ 如何判断自己是否得了卵巢癌？

应用快速、简便的检验、检查手段，从表面健康者中查出可能患病者，以便进一步诊治的过程，医学专业名词叫"筛查"。比如每年体检，就是对肿瘤、冠心病、高血压等，进行普遍筛查。针对卵巢癌的筛查有如下要点：

① 首先，不推荐对无症状、非高危对象进行卵巢癌筛查。② 推荐对尚未接受预防性输卵管（和卵巢）切除手术的高危对象进行定期筛查，以期早期发现卵巢癌，但目前尚缺乏卵巢癌筛查给高危对象带来临床获益的证据。因此需根据临床医生判断，高危女性于30～35岁，可以考虑接受定期的卵巢癌筛查；筛查项目包括肿瘤指标血清CA125、人附睾蛋白4（HE4）检查及经阴道超声检查（已婚女性）；筛查频率为每3个月1次到每年1次。③ 已经出现腹胀、腹痛、阴道不规则出血等症状的女性，不在筛查探讨的范畴内，应尽早就医。

小贴士

卵巢癌早期阶段几乎没有症状，即使有症状也不特异，隐匿性强，例如出现腹痛腹胀、月经异常及消化不良等症状去医院就诊也容易被误诊，等到症状明显，例如肚子莫名变大、出现腹水时，往往已经到了晚期。这就是卵巢癌被称为"沉默的杀手"的原因。

（楼微华　王　酉）

乳腺癌和卵巢癌的 "亲密关系"

· · · · · · · · · · · · · · · · · · **病　例** · · · · · · · · · · · · · · · ·

美国影星安吉丽娜·朱莉的故事：她的外祖母、母亲及小姨都因乳腺癌或卵巢癌很早去世，在进行基因检测之后，为了避免同样的悲剧发生在自己身上，她果断地预防性切除了双侧的乳腺和卵巢。大家不禁会纳闷，乳腺癌和卵巢癌，这两个看似没有直接关联的癌症到底有什么关系呢？

▶ 遗传性乳腺癌-卵巢癌综合征简介

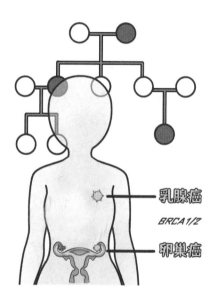

大多数罹患乳腺癌或卵巢癌的女性为散发病例，但是约6%乳腺癌患者，和约15%卵巢癌患者属于遗传性病例。这种遗传性病例，即遗传性乳腺癌-卵巢癌综合征，是指一个家族中有2个一级亲属或1个一级亲属和1个二级亲属患乳腺癌或卵巢癌，并具有遗传倾向。乳腺癌和卵巢癌，这两个看似没有直接关联的癌症，却通过基因突变联系在一起。有多种基因会影响个体发生乳腺癌或卵巢癌的风险，最常与乳腺癌和卵巢癌风险都相关的两种基因是 $BRCA1$ 和 $BRCA2$。女性携带 $BRCA1$ 和（或）$BRCA2$ 突变时，其个人及女性直系亲属的乳腺癌和卵巢癌的风险就会大大增加。

乳腺癌 $BRCA1/2$

卵巢癌

▶ 如何判断自己是否遗传性乳腺癌-卵巢癌综合征患者？

第一步：风险评估。具有下述特点的患者和家族，在临床上需要考虑遗传性乳腺癌-卵巢癌综合征的可能，需要进行风险评估。① 肿瘤发生的年龄早，多在45岁左右或更早；② 发生双侧乳腺癌，或在同一女性发生乳腺癌和卵巢癌两种肿瘤；③ 有两名或以上亲属患乳腺癌和（或）卵巢癌；④ 家族中出现男性乳腺癌。对可疑家系的个人史、家族史进行了解，并以系谱的方式展示出来，且至少需要涵盖三代人的病史，同时包括受累和未受累亲属，然后做出评估，以确定个体发生卵巢癌的风险。

第二步：遗传咨询。对于风险评估呈高危的人群，应纳入遗传咨询的范围，遗传咨询过程需要和咨询者讨论可能出现的基因测试结果、如何进行监测、预防性药物治疗、预防性手术、测试结果对心理和家庭的影响、基因测试的费用、目前关于基因歧视的立法和基因信息的隐私权等方面的内容。经过遗传咨询，如果患者同意并签署知情同意书就可以进行下一步的基因检测。

第三步：基因检测。检测项目主要是*BRCA1/2*基因。目前发现首先检测家系中已知恶性肿瘤患者（先证者）的基因突变是最适宜的方式。由于该综合征具有显性遗传特点，基因检测首先检测受累亲属，如果发现该亲属携带某遗传性乳腺癌-卵巢癌综合征相关突变基因，家系成员就可以进行定向突变基因分析。阳性结果表明该成员携带突变基因，发生相关恶性肿瘤风险增加；阴性结果表明该成员不存在受累亲属所携带的突变基因，发生相关恶性肿瘤的风险与普通人群是相同的。

▶ 如果检测出遗传性乳腺癌-卵巢癌综合征，一定会得卵巢癌或乳腺癌吗？

不一定，但随着年龄增长风险越来越大。有研究分析了乳腺癌和卵巢癌的终生风险，结果提示：*BRCA1*突变携带者，到80岁的累积乳腺癌风险为72%，从成年早期到30～40岁时的乳腺癌发生率升高明显，卵巢癌的患病风险为44%；*BRCA2*突变携带者，到80岁的累积乳腺癌风险为69%，从成年早期到40～50岁时的乳腺癌发生率升高明显，卵巢癌的患病风险为17%。

▶ 万一检测出遗传性乳腺癌-卵巢癌综合征，该怎么办？

（1）加强监测：对于遗传性乳腺癌-卵巢癌综合征家系高危女性中要求保留生育

和卵巢内分泌功能者，以实施密切监测为主。携带*BRCA*基因突变的妇女自25岁或者在家族中卵巢癌的最早诊断年龄的前5～10年起应每半年进行1次阴道超声联合血清CA125水平的检查，另外应经常进行乳腺自检并且每年进行1次乳腺摄片、超声。但是近期有研究发现这种监测作用有限，并不能降低死亡率，目前还需要探索新的监测方法。

（2）预防性药物治疗：对于要求保留卵巢内分泌功能的高危女性可以选择预防性药物治疗，口服避孕药是首选。长期使用口服避孕药可能使有家族史的女性患卵巢癌的风险减少50%。至于是否有药物可以预防乳腺癌，目前还没有明确的临床证据。

（3）预防性手术：目前预防性输卵管卵巢切除术被认为是降低遗传性乳腺癌-卵巢癌综合征及相关妇科恶性肿瘤发病风险最有效的方法（详见前章节）。针对*BRCA1/2*突变健康携带者开展预防性双乳切除，建议患者优先选择双乳切除及Ⅰ期乳房重建术。相关手术需要慎重对待，严格选择患者。

▶ 万一检测出遗传性乳腺癌-卵巢癌综合征，还能生育吗？

据研究，携带*BRCA1/2*基因突变的妇女向其子代传递相同突变的概率达50%。目前阻断这种传递有两种方法：一种是在怀孕早期进行绒毛活检或羊水评估，如果胎儿携带突变则选择流产；第二种方法是进行试管婴儿治疗，胚胎移植前进行基因诊断，取没有携带突变的受精卵植入宫腔。

小 贴 士

对遗传性乳腺癌-卵巢癌综合征的遗传咨询、筛查和早期干预，正在引起妇科肿瘤专家们的重视。相信随着遗传学的基础理论和检测技术的不断发展，遗传性乳腺癌-卵巢癌综合征的患者将会被早期发现，届时将根据遗传个体化特点，采取个体化治疗方案，对于提高遗传性乳腺癌-卵巢癌综合征患者整体生存质量将有重大的意义。

（楼微华　王　酉）

基因检测可防患"卵巢癌"于未然?

　　林女士的妈妈半月前不幸被诊断卵巢癌,在医院完成手术后,医生联系了林女士,告知了患者的病理结果,并详细询问了林女士的个人史、家族史,同时建议林女士进行基因检测以评估卵巢癌风险。林女士不禁吓了一身冷汗,难道自己以后也会得卵巢癌?

▶ 基因检测简介

　　基因检测,全称为"疾病易感基因检测",是指提取受检测者细胞里的基因后,通过基因分析的技术手段寻找其中与某些疾病相关的基因,并根据这些基因的情况,借助基因组学知识,对受检者患某种疾病的可能进行分析预测,从而指导人们有针对性地预防疾病的发生。基因检测包括单基因检测和多基因检测。目前最常用的基因检测技术为高通量、单分子测序技术。对已诊断卵巢癌的患者而言,基因检测能帮助选择药物治疗的靶点;对未患病的基因突变携带者,基因检测能够评估患癌风险,从而提供个体化的预防和筛查措施。

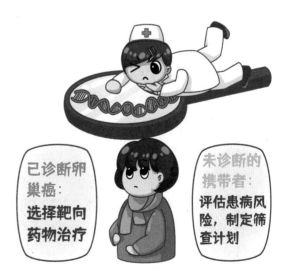

已诊断卵巢癌:
选择靶向药物治疗

未诊断的携带者:
评估患病风险,制定筛查计划

▶ 哪些人需要做卵巢癌基因检测?

遗传性卵巢癌基因检测的适用人群如下。① 诊断上皮性卵巢癌、输卵管癌或腹膜癌的患者。② 具有癌症家族史的健康人群,满足以下任意一项者:一级或二级亲属患有上皮性卵巢癌、输卵管癌或腹膜癌;也可推广到通过两名男性亲属有关联的三级亲属(如祖父的姐妹);已知具有血缘关系的亲属携带与癌症易感基因相关的致病性/可能致病性突变。例如林女士就符合第二条:林女士的母亲患有卵巢癌。

▶ 基因检测前要做哪些准备?

癌症风险评估与遗传咨询包括3个阶段:检测前咨询、基因检测、检测后咨询。检测前咨询的主要目标是帮助咨询者认识疾病的遗传风险与基因检测的目的。在做基因检测前应详细采集咨询者信息,包括咨询者的详细病史、家族史。医生应在基因检测前进行充分的知情告知,应帮助咨询者认识疾病的遗传模式、特点,告知咨询者可能出现的检测结果,如阳性、阴性和不确定的结果,告知基因检测的费用、检测结果的披露范围以及相关的法律法规,并签署知情同意书。

▶ 与卵巢癌有关的基因有哪些?

最主要的是*BRCA1*和*BRCA2*基因,*BRCA1/2*致病性突变携带者40岁后卵巢癌患病风险逐渐增加,50岁时卵巢癌发病风险达到20%和3%。除*BRCA1*和*BRCA2*基因外,*BRIP1*、*RAD51C*和*RAD51D*基因的致病性突变也与卵巢癌患病风险相关。

▶ 如果卵巢癌基因检测阳性怎么办?

通过基因检测后的咨询,医生应充分告知咨询者及其亲属的患病风险并推荐下一步的医学干预方案。对于育龄期妇女,还应考虑到基因遗传给下一代的风险,遗传学家应联合妇科肿瘤医生、生殖医学科医生共同制定诊疗计划。

(1)降低卵巢癌风险的手术:目前美国国立综合癌症网络(NCCN)指南推荐预防性附件(卵巢和输卵管)切除术作为降风险手术的标准方案。对于*BRCA1/2*基因致病性/可能致病性突变者,指南建议于35～40岁、完成生育后进行手术。由于

BRCA2 突变携带者的卵巢癌发病年龄通常比 *BRCA1* 突变携带者晚8～10年，因此指南认为 *BRCA2* 突变携带者可考虑推迟预防性附件切除术的时间到40～45岁。需要注意卵巢切除对患者生活质量的影响，包括对生殖及内分泌两方面的影响。过早绝经可能会导致一系列"更年期症状"，如骨质疏松、血管舒缩症状、失眠、泌尿生殖道症状等。医生应综合患者年龄、心理状况采取不同的治疗方案。如激素替代疗法可以缓解手术导致的急性更年期症状，且不会减弱预防性附件切除术对卵巢癌的预防作用。

（2）药物预防：口服避孕药能抑制排卵，从而减少排卵对卵巢的损伤，降低卵巢癌风险。有研究显示，口服避孕药能降低 *BRCA1/2* 基因突变携带者约50%的卵巢癌风险，并且药物服用时间越长，风险降得越低。然而口服避孕药对于乳腺癌的风险还存在争议，因此对于不愿意行降低卵巢癌风险的手术的高危患者，医生应进行充分的知情告知。

（3）卵巢癌筛查：对于不愿意或推迟行降低卵巢癌风险的手术的患者，推荐从30～35岁开始卵巢癌筛查。筛查的项目包括经阴道超声和糖类抗原125（CA125）。由于卵巢的解剖位置和上皮性癌的生物学特性，很难在早期诊断卵巢癌。且有研究认为筛查并不能降低高危人群卵巢癌的总体死亡率。

▶ 卵巢癌基因检测阳性，可是还没生孩子的怎么办？

年轻 *BRCA* 基因突变携带者如有生育要求，需要医患双方深入讨论治疗方案，可以选择卵母细胞或胚胎冷冻保存。

小 贴 士

美国著名影星安吉丽娜·朱莉于2013年通过基因检测，确定自己携带 *BRCA1*，为降低患癌风险，她选择保留乳房的双侧乳腺切除术，并于2015年在腹腔镜下实施双侧输卵管卵巢切除术。对于更多普通女性而言，这启发我们直面思考一个问题：如果不幸发现自己或家人带有 *BRCA1/2* 突变，是否要像朱莉一样义无反顾地切掉输卵管卵巢？这是一个拼概率的个人选择问题。对特定的遗传突变，有生育要求或突变家族史者，手术时机也应该高度个体化。既要重视预防性输卵管卵巢切除术降低相关病死率的贡献，又要强调对有生育要求、年轻的携带者和高风险人群进行个体化随访。

（楼微华　王　酉）

体检发现卵巢囊肿，如何预知 得卵巢癌的可能呢？

· · · · · · · · · · · · · · · · · 病　　例 · · · · · · · · · · · · · · · ·

　　今年20岁的小芳最近很是烦恼。不久前体检结果出来了，B超提示右侧卵巢有个直径5 cm的囊肿，经期后复查仍没有变化。小芳的妈妈两年前正是卵巢癌去世的，因此小芳清清楚楚记得它是怎样可怕，夺走了她母亲的生命。她匆匆来到妇产科诊室问医生："医生，我的卵巢囊肿有可能变成卵巢癌吗？"

▶ 卵巢囊肿是什么？

　　卵巢囊肿是卵巢内或其表面形成的囊性结构，囊内可含有液体或固态物质，在妇科较为常见。大多数患者的卵巢囊肿为功能性卵巢囊肿，可自行消失，不会对人体造成损害。而部分卵巢囊肿为非功能性卵巢囊肿，如子宫内膜异位囊肿，畸胎瘤等。少部分卵巢囊肿有恶变可能。

▶ 没有任何不良生活习惯，为什么还会得卵巢囊肿？

　　卵巢囊肿的形成不一定和不良生活作息有关系。先从卵巢囊肿的形成过程讲起，正常情况下，女性每个月经周期，卵巢内会有一批卵泡进入发育阶段，随着它们不断长大，我们聪明的身体会筛选出最"优秀"的那一个进行排卵，而其余没那么优秀的卵泡会逐渐退化。如果不成熟的卵泡闭锁后没有正常退化，或者优秀卵泡没有顺利排出卵子发生闭锁，卵泡液就会逐渐潴留形成囊肿。

　　广义上讲，卵巢囊肿大部分属于良性肿瘤，根据它的囊内容物和囊壁的性质，可以分为几十种，可能是病理性的如浆液性囊腺瘤、黏液性囊腺瘤、子宫内膜异位囊肿、畸胎瘤等，也可能是生理性的黄体囊肿或功能性囊肿等。（黄体囊肿：成熟卵泡排出卵子后会形成黄体，黄体腔内出血或渗出增大形成。）生理性囊肿通常和月经周期有密切关系，其中以滤泡囊肿和黄体囊肿多见。对于大部分体积较小的卵巢囊肿或生理性卵巢囊肿，如果患者在日常生活中注意调整作息或者健康地生活及饮食，随着月经周期与激素的变化，可能会逐渐缩小甚至消失，而持续存在体积较大的囊肿（直径大于5 cm）时一方面建议手术治疗以明确病理性质，另一方面也要防止因体积过大发生卵巢蒂扭转或破裂等可能。但是卵巢囊肿有10% ～ 20%的可能是恶性的。

▶ 卵巢囊肿会不会有可能是恶性的？

我们如何知道体内的卵巢囊肿是不是恶性的呢？以临床表现来说，恶性肿瘤通常具有病程较短、迅速增大的特点。而以影像学来说，良性卵巢囊肿一般边界清楚，内部通常没有血流信号，并且没有实性成分。如果是卵巢恶性肿瘤，囊肿内可见到实性回声，如乳头状结构，血流比较丰富，边界不清晰。除了超声检查，磁共振和PET/CT等更加先进的影像学检查也可以进一步明确诊断。同时，血液的肿瘤学指标也能起到一定的提示作用。当发现肿瘤学指标异常升高时，发生恶性卵巢肿瘤的可能性较大。

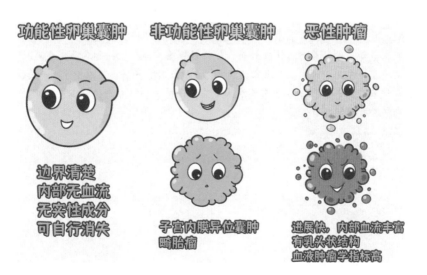

▶ 原来良性卵巢囊肿和卵巢癌其实是两种问题，那么良性卵巢囊肿，有变成卵巢癌的可能吗？

答案是有的。对于小于 5 cm 的卵巢囊肿，可以进行药物治疗，也可以观察随访；而如果卵巢囊肿直径大于 5 cm，可能需要进行手术治疗。诊断卵巢囊肿后，我们需要注意休息，调整生活作息，纠正不良生活习惯。如果只当作是良性疾病而忽视病情，拖延治疗，良性囊肿也有转换成交界性或恶性的可能。

▶ 卵巢癌患者的女儿如果查出良性卵巢囊肿，会更容易转变成卵巢癌吗？

在既往对卵巢癌的研究中发现，卵巢癌的确具有遗传性，例如 *BRCA* 基因突变导致的遗传性乳腺癌-卵巢癌综合征。因此，母亲有卵巢癌病史的小芳的确属于罹患卵巢癌的高危人群，应当重视卵巢的定期筛查并且发现时积极治疗。不论是影像学还是肿瘤学指标，都不能准确说明卵巢囊肿是否有恶性的可能，只有病理是诊断该疾病的金标准。小芳的卵巢囊肿已有 5 cm 大小，符合手术治疗的指征，同时合并家族史，因此建议小芳手术切除卵巢囊肿，根据病理结果明确良恶性。如病理提示为恶性，那么有可能需要扩大范围再次手术。

小 贴 士

如果体检发现卵巢囊肿，请及时面诊妇产科医生，与医生一起就临床表现及影像学结果，决定下一步治疗方案。如有家族病史，也要及时告知医生，以排除疾病恶性可能。同时，环境及精神压力因素也会影响疾病发展，保持一个好心态，保证充足的睡眠，都有利于卵巢囊肿的治疗哦！

（庞　凡）

绝经后发现卵巢囊肿，
应不应该切除呢？

今年52岁的王阿姨最近感觉小肚子摸起来有点胀胀的，于是到医院里做了体检。超声提示有一个直径大概5 cm大小的卵巢囊肿。王阿姨已经有20年没有做过妇科体检了，现在已经绝经4年，医生说很难确定是良性还是恶性的，需要病理结果确定。王阿姨认为自己精神好，没有其他症状，不想做手术，但是又担心是恶性的，会进一步发展，于是她来到我们诊室询问："医生，您觉得我需要切除这个囊肿吗？"

▶ 绝经后发现的卵巢囊肿会更危险吗？

像我们之前所说的，卵巢囊肿分为生理性囊肿和病理性囊肿。一般而言，在绝经后，卵巢功能衰退，由于雌激素与孕激素的分泌会大量减少，因此大多数生理性囊肿会逐渐消退。而部分良性囊肿如卵巢子宫内膜异位囊肿，也就是我们常说的"巧克力囊肿"，由于受月经周期影响，绝经后也会停止进一步增长。

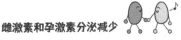

雌激素和孕激素分泌减少

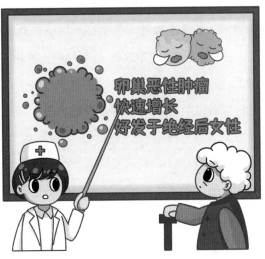

卵巢恶性肿瘤快速增长好发于绝经后女性

而由于卵巢恶性肿瘤快速增长的特性，以及其容易发生在中老年绝经后女性的特点，我们对绝经后女性出现的卵巢囊肿应该予以重视与警惕。

▶ "啊？那会不会我的卵巢囊肿已经恶化了？"

对于这种情况，除去超声的提示作用，还应该从自身表现症状以及既往史、家族史上入手。王阿姨摸到腹部肿块也是症状之一，除此之外，还应该判断患者是否有突然出现的腹胀、慢性腹痛、食欲不振、腰背痛、尿急或尿频等现象，是否有绝经后出现的异常阴道流血；近几个月是否有体重减轻，或者大小便出现的异常情况。同时，对于没有体检习惯的患者，无法确定是否为绝经后出现的卵巢囊肿，还应询问病史，如绝经前月经是否规律，是否有生理期疼痛。其他肿瘤病史也需要纳入收集的范围之内，用于判断是否有转移性肿瘤的可能。还应考虑患者的家族中是否有罹患恶性肿瘤的亲属，尤其是卵巢癌与乳腺癌。*BRCA1/2*基因突变者，一生罹患卵巢癌-输卵管癌-腹膜癌的风险为41%～46%。林奇综合征女性70岁之前累积罹患卵巢癌的风险为5%～10%。

▶ "只做超声检查够吗？还需不需要做其他检查呀？"

尽管超声结果很重要，但超声的作用也是有限的，有时很难分辨良恶性，也很难对全身情况起到评估作用。专业的超声科医生会对疑似恶性肿瘤的情况进行说明与提示，如提示囊肿为囊实性或内壁有乳头样突起时，恶性风险增加10%，在绝经后，66.2%的囊实性和74%的实性卵巢肿物为恶性。发现双侧囊肿的恶性风险是单侧的2.8倍，多房性卵巢囊肿的恶性风险高于单房性囊肿。常配合进一步检查如肿瘤学指标以及磁共振、PET/CT全身检查等。肿瘤学指标，我们临床上最常用的卵巢肿瘤标志物有糖类抗原125（CA125）、人类附睾蛋白4（HE4）、甲胎蛋白（AFP）、癌胚抗原19-9（CA19-9）、人绒毛膜促性腺激素（hCG）以及女性性激素。根据文献报道，绝经后CA125水平的特异度高于绝经前。大约80%的上皮性卵巢癌CA125水平升高。HE4也是区分卵巢良性和恶性肿块的潜在生物标志物。HE4和CA125联合检测对卵巢恶性肿瘤诊断起到很高的提示作用。但是作为非专业人士，对于肿瘤学指标的数字也不应给自己盲目下诊断，引起恐惧情绪。卵巢良性囊肿也会导致指标一定程度上升，所以，具体病情应该通过面诊专业的妇产科医生得出更准确的判断。磁共振可以更清晰地展示盆腔内脏器关系，尤其是软组织结构，对良恶性组织有更好的鉴别作用，因此常常被用作诊断恶性肿瘤的重要手段。PET/CT一般被用于怀疑恶性肿瘤的情况下，对全身脏器的转移以及邻近器官累及情况进行判断。

▶ "那医生您看，我这个囊肿还可以观察吗？我不太想做手术呀！"

如果绝经后发现的卵巢囊肿较小，本人没有家族史，没有症状，且超声考虑良性，可以先定期观察，8 ～ 12周复查超声，如果囊肿出现缩小或消失，那么良性可能性较大。而如果有增长趋势，便不能排除恶性可能。如患者本人有家族史、有症状或囊肿直径大于5 cm，建议手术切除。本病例中王阿姨的囊肿大小已达到卵巢囊肿的切除指征，建议手术切除同时对组织进行病理分析，明确良恶性。就算是绝经前出现的良性肿瘤，一直未处理也有恶变的可能，出于对身体健康的考虑，手术切除无疑是更加保险的做法。

小 贴 士

如果您在绝经后发现卵巢囊肿，不能因为认为卵巢囊肿多为良性就放松了警惕。没有症状，囊肿体积小的，应该在医生指导下定期复查，看看囊肿有没有缩小。如果囊肿较大，甚至出现了症状，那么一定要及时向妇科医生咨询处理意见哦！

（庞　凡）

击退卵巢癌，我们有多重武器

病　例

50岁的王阿姨今年体检B超发现右侧附件有个5 cm的实性包块，血检的肿瘤指标CA125和HE4又明显上涨。王阿姨顿时慌了神，卵巢癌这三个字日日夜夜浮现在王阿姨的眼前，这几天是吃不下又睡不着，感觉被判了死刑一般。

▶ **卵巢癌发生的原因是什么呢？这个疾病会传染吗？**

卵巢癌发生的病因目前并不明确，是多重因素综合作用的结果，目前公认的危险因素有不孕不育、初潮早、绝经晚、子宫内膜异位症、不良生活方式（吸烟及高脂饮食等）。

卵巢癌基本都和基因突变相关，包括先天遗传的"胚系突变"和后天形成的"体系突变"。大家都知道宫颈癌的发生发展与人乳头瘤病毒感染相关，而同样作为妇产科高发癌种，卵巢癌的发生与宫颈癌不同。卵巢癌虽然具有一定的遗传倾向，但是并不会传染，目前没有研究发现卵巢癌的发生与感染性因素（例如病毒、细菌、支原体、衣原体等）相关。

▶ **击退卵巢癌，我们有哪些武器？**

卵巢癌患者初始治疗总原则：以手术为主，辅以化疗，强调综合治疗。

1. 最重要的武器：手术治疗

基本上所有的卵巢癌患者在病程中都要接受1次或以上的手术治疗。经过对病情的全面评估以后，手术方式有：① 临床早期卵巢癌进行全面分期手术；② 因为种种原因第一次手术不满意的考虑再次全面分期手术；③ 年轻有生育要求的患者有条件的行保留生育功能的全面分期手术；④ 对于中晚期患者行肿瘤细胞减灭术。但并不

是所有卵巢癌一经发现都要马上做手术的，有的患者手术风险较大，可能会先进行新
辅助化疗再选择手术时机。文献指出新辅助化疗不仅可降低围术期并发症，也不影响
生存期。如果有的患者存在严重的手术禁忌证，也可能没有手术的机会，只能采取一
系列辅助治疗。

2. 第二重武器：化疗

化疗是指使用细胞毒药物杀死癌细胞，按照给药方式的不同，有静脉化疗、腹腔
化疗、口服化疗等。

很多人都知道化疗会有脱发、呕吐等严重的副作用，很多人会因此十分排斥化
疗，但是化疗在卵巢癌的治疗中举足轻重，当专业的妇瘤科医生评估需要化疗，还是
坚持按期足量足疗程使用为好。

化疗的主要副作用有：

（1）骨髓抑制：抽血化验时发现白细胞、血小板、血红蛋白等指标下降。当出
现骨髓抑制的时候患者可能没有任何不适，但是它会影响后续化疗的如期进行，而且
严重时危及生命。所以在每次化疗结束以后，患者应每3天复查1次血常规，如果有
异常应及时处理，必要时需再次住院行升白或升血小板治疗。

（2）脱发：很多女性都难以接受脱发对外貌及心理的双重打击，但是大多数化
疗药物都会引起脱发。令人庆幸的一点是化疗疗程结束之后，头发会慢慢长出来的。
在脱发期间各式各样的帽子和假发是患者们不错的选择。

（3）恶心呕吐：目前虽然有各种止吐药物可供使用，但是很多患者仍饱受这一
副作用的折磨，甚至反应严重的患者一想起化疗或者在化疗前一天一想到要来医院就
开始吐。为了减轻这一副作用，一是要注意联合止吐药的使用，二是患者要做好心理
建设，更不要因惧怕呕吐而抗拒化疗。

（4）过敏反应：有些化疗药物在使用过程中会发生过敏反应，严重的会发生过
敏性休克，甚至危及生命。需要注意的是有些化疗药物，例如卡铂，在使用的过程中
或出现迟发性过敏反应，前几次化疗都平安无事，但是顺利化疗几次之后再次用药时
却出现了过敏反应。

（5）化疗还可能出现腹泻、肝肾功能损害、心脏毒性、神经毒性、静脉炎等副作用。

3. 第三重武器：靶向治疗

靶向治疗是近些年来新兴的抗肿瘤治疗，像狙击手一般瞄准肿瘤发生发展中起关键作用的分子靶点。目前主要有抗血管生成药物（贝伐珠单抗）及聚腺二磷酸核糖聚合酶（PARP）抑制剂。

（1）肿瘤血管为肿瘤的生长提供足够的养分，抗血管生成药物就是通过抑制肿瘤内血管的生成，切断肿瘤的后勤保障，以达到抑制肿瘤生长的目的。目前指南推荐的抗血管生成药物主要是贝伐珠单抗。

（2）卵巢癌患者在使用PARP抑制剂前，建议进行 *BRCA* 基因及同源重组缺陷（HRD）状态的检测。当患者有 *BRCA* 基因突变或者HRD阳性时，使用PARP抑制剂获益较大。目前国内针对初治患者的已上市的PARP抑制剂有奥拉帕利和尼拉帕利。目前，奥拉帕利单药维持治疗仅限于 *BRCA* 突变者，而尼拉帕利单药维持治疗则不受基因检测结果的限制，无论有无 *BRCA* 突变。

4. 第四重武器：免疫治疗

肿瘤细胞之所以不被人体杀死，很大原因是肿瘤细胞存在免疫逃逸，躲避人体的免疫功能，而免疫治疗就是重新唤起身体免疫系统识别和攻击癌细胞。目前多数药物

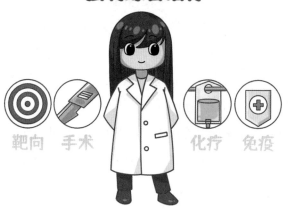

还处于临床研究阶段，如果基因检测提示有免疫治疗相关指标的表达，提示免疫治疗可能获益。

小 贴 士

卵巢癌并不可怕，我们要战术上重视、战略上藐视它，积极治疗，在妇瘤医生的专业指导下合理利用我们的多重武器，将它视为慢性病长期管理。

（周金华）

得了卵巢癌，还能生育吗？

　　小陈今年33岁，结婚已有五年多了，夫妻俩从校服走到婚纱，相濡以沫，婚后两人商量好暂时先不要小孩，要一起努力打拼，等事业稳定了再计划妊娠。可最近小陈总是觉得下腹坠坠的，于是丈夫陪她一起到医院做了检查，B超发现左附件区长了个5 cm左右的包块，肿瘤指标也高了一点。医生告知不排除卵巢恶性肿瘤可能。两口子手足无措，慌了神，后悔没有早点生小孩。

▶ 卵巢癌有哪些症状？

　　卵巢肿瘤是最常见的妇科肿瘤之一，可发生于任何年龄。由于卵巢深居盆腔，往往早期症状不明显，约2/3的卵巢癌患者诊断时已是晚期。晚期时主要因肿块增大或盆腹腔积液而出现相应症状。表现为下腹不适、腹胀、食欲下降等，部分患者会伴有乏力、消瘦等症状。因此对于卵巢癌这种疾病，要争取及早发现及早治疗。

▶ 听说得了这个病，命都难保，还能生育吗？

　　过去的电视剧情节中，年轻女主角得知患上卵巢癌，觉得自己再无生育能力，为了不想拖累爱侣，便狠心与对方反目，黯然离去。今时今日，如此桥段已不再适用，年轻患者患上癌症，其实仍有保留生育能力的可能。

　　现在由于女性对自身健康的关注，查体、辅助检查的增多，更多尚未生育者诊断出早期的上皮性卵巢癌（EOC）（25%为Ⅰ期～Ⅱ期），使得发病趋于年轻化。虽然EOC恶性率高，但是早期EOC的5年生存率可达80%～90%。年轻，渴望生育，能充分知情并且可以密切随诊的患者都可以考虑保留生育能力。子宫和对侧卵巢如果是

正常的，可以选择保留，待身体恢复后，健侧卵巢功能正常，能够正常排卵，就可以
要孩子。另外，患者需要在治愈后的前几年定期进行随访观察，预防疾病出现复发的
情况，可以在医生的指导下选择性地进行备孕。如果双侧卵巢均患有肿瘤，无其他部
位转移，可行双侧附件切除，保留无病变的子宫，这样可以备日后采用辅助生殖技术
受孕，这就需要多学科共同协作。

▶ 术后需要接受化疗，还能生育吗？

不用太担心！卵巢癌的化疗一般为6个疗程左右，是短期的，对卵巢功能影响也
不会太大。建议可以在结束化疗后，身体恢复了再考虑生育。远期化疗药物也不会影
响卵子的质量，不会引起胎儿的畸形。

▶ 那如果怀孕期间发现得了卵巢癌，小孩还能继续要吗？

孕期发现卵巢癌，胎儿一定需要拿掉吗？不是的！若患者不幸在怀孕期间确诊
卵巢癌，医生会权衡利弊，根据家属的意愿、胎儿的孕周、病理结果及其他检测结果
评估疾病的情况，制定治疗方案。例如怀孕头3个月的癌症患者，由于胎儿未发展成
熟，病情允许的情况下医生有可能选择定期观察，不会选用化疗药物，以保护胎儿。
另外也有研究报道患者在怀孕3个月后才开始进行化疗，并不会危害胎儿健康。

▶ 保留生育能力后患者生存结局如何？

多项研究表明，保留生育能力的患者生存结局较好。早期上皮性卵巢癌5年存活
率为91.1%，复发率为11.5%。恶性程度高的复发率、死亡率显著高于恶性程度低的
卵巢癌，但是否保留生育功能并不影响其复发率，因为恶性程度高的卵巢癌预后差主
要与易发生卵巢外盆腔、腹腔转移有关。所以，保留生育功能不会加重病情的进展！

▶ 保留生育功能以后的产科结局又如何呢？

我国协和医院进行的一项研究表明，大部分保留生育功能的希望受孕的卵巢癌患
者可以成功妊娠并足月活产。化疗并不影响生育功能，并且未发现先天畸形儿。

▶ 保留生育功能手术完成生育后生殖器官是否保留

很多患者在喜得麟儿后，总觉得保留的卵巢和子宫是一块心病，那到底需不需要切除呢？根据国内外卵巢癌的诊疗指南推荐，对于保留生育功能手术的患者，完成生育后建议切除对侧卵巢和子宫，并且仍需要定期到医院随访复诊。

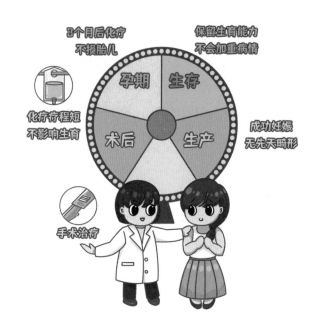

▶ 卵巢癌患者保留生育功能仅仅是妇科肿瘤医生的事吗？

NO，NO，NO！妇科肿瘤医生是妇科肿瘤保留生育功能治疗的决策者，但是整体治疗历程不局限于妇科肿瘤专业，包括很多专业科室的合作，如病理科、生殖医学科、内分泌代谢科、影像科、遗传咨询、产科、心理科等，多学科合作是成功的关键。

小 贴 士

对于卵巢癌这种疾病，要及早发现及早治疗。随着价值医学理念的不断发展和肿瘤人性化治疗的不断深入，癌症患者对生育计划拥有更大的自主权，具有保留生育功能手术指征的年轻卵巢癌患者，保留生育功能手术是可以选择的。保留生育功能手术既不会增加术后复发率，也不会降低其术后生存期，同时可以提高生活质量。

（周金华　王　芳）

孕期发现卵巢癌症，"保大"
还是"保小"？

· · · · · · · · · · · · · · · · · 病　　例 · · · · · · · · · · · · · · · ·

结婚6年的小芳终于在多方努力下有喜了，眼看着肚子一天天大起来，她的心情也是好到起飞，兴冲冲准备着迎接新生命的到来。然而，故事的发展并不总是一帆风顺。小芳在家人的陪同下来到医院做产检，可超声医生告诉她，肚子里有很多水，却不是羊水，而是在子宫外面腹腔里的水，卵巢上还有个肿块，经过一番仔细的检查，医生告诉她得了卵巢癌。这可让小芳犯了难，该怎么办呢？

▶ **怀孕怎么还会得卵巢癌呢？**

怀孕是一种特殊的生理状态，在怀孕期间因为激素水平的变化，卵巢是暂时不排卵的，也没有新的小卵泡生长，但这并不代表卵巢就休息了，它只是换了一个岗位，

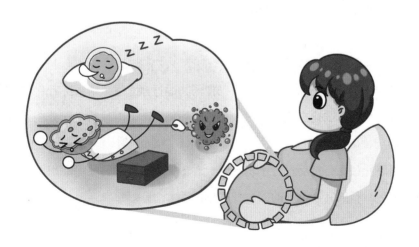

还是很忙碌的，要负责分泌很多与维持怀孕有关的激素、酶、细胞因子等等，这些对于子宫的逐渐增大和新生命的孕育是至关重要的。忙碌工作的卵巢有时候也会疏忽犯错，如果扮演警察监管角色的免疫系统没有及时发现错误，那么就有可能会发生卵巢癌。

▶ 孕期得了卵巢癌，该怎么办？还能继续怀孕吗？是否要放弃胎儿来治疗卵巢癌呢？

这确实是一个棘手的问题。如果继续怀孕，那么就可能延误卵巢癌的治疗，肿瘤就会进展；如果放弃胎儿，作为妈妈又实在是于心不忍，而且面临如果切除子宫的话，以后就再没有机会怀孕了。那么该怎么选择呢？建议是首先进行全面的综合评估，综合考虑肿瘤类型、恶性程度及分期、有没有合并急性并发症、孕妈妈继续怀孕的意愿、孕周等情况，建议参加肿瘤多学科会诊，妇科肿瘤专家、产科专家、麻醉科医生、新生儿科医生、患者及家属共同参与讨论，听听专家们讨论的意见，获得一个适合自己的个体化的治疗方案。

▶ 孕早期发现了卵巢癌该怎么办呢？

孕早期指怀孕头 3 个月，期间若发现卵巢癌，总体原则是以处理卵巢癌为主，建议尽快终止妊娠，然后行分期手术，术后评估是否需要辅助化疗。有再生育要求的女性，可以行保留生育功能的全面分期手术。

▶ 如果过了孕早期发现了卵巢癌该怎么办呢？

对于怀孕中期的卵巢癌孕妈妈，可以把药物通过血管注入体内进行化学治疗（就是通常所说的化疗）或化疗联合手术治疗，待到剖宫产的时候行全面分期手术治疗或补充手术治疗，后续再化疗。当然了，如果怀孕中期的孕妈妈没有继续怀孕的想法，那么就尽早终止妊娠，然后进行手术治疗。对于怀孕晚期的卵巢癌孕妈妈，建议促进胎儿肺成熟后，行剖宫产手术的同时行卵巢癌手术治疗。

► **得了卵巢癌还能继续妊娠，等到孩子出生吗？需要额外补充保胎药物治疗吗？**

得了卵巢恶性肿瘤，变坏的卵巢组织自然是不能行使正常的生理功能了，但是不必担心，在怀孕10周以后，胎盘功能逐渐完善，它可以分泌很多激素维持妊娠，取代卵巢的内分泌功能。所以，即使是卵巢生病了，只要胎盘功能正常，是可以维持妊娠的，如无先兆早产迹象，则不需要额外补充保胎药物治疗。

► **卵巢癌会不会跑到子宫里，孩子会不会生下来就有肿瘤啊？**

很多妊娠期患者都会有这样的顾虑，理论上恶性肿瘤细胞会从原发肿瘤上脱落，有机会随着血液循环到达全身各处，在其他地方驻扎下来繁衍发展、壮大势力，形成转移肿瘤。但是临床观察下来，并不是肿瘤患者的每个器官都会继发肿瘤，而且血液中的肿瘤细胞要到达子宫里面，接触到胎儿，首先需要穿越胎盘，可以说胎盘是一道天然的围墙，它还有个名字，叫做胎盘屏障，它会把绝大部分对胎儿有害的东西都阻隔在外面。目前还没有临床研究发现患卵巢癌的产妇分娩的孩子一出生就患有与妈妈肿瘤有关的恶性肿瘤。

► **生完孩子能给孩子喂奶吗？**

对于亲爱的肿瘤妈妈，能完成孕育已经是非常非常伟大的了，生完孩子抓紧时间治疗，手术麻醉、化疗都需要用到很多的药物，而这些药物绝大多数都是哺乳期慎用或者禁用的，所以不建议哺乳。

► **生下来是女儿，以后也会得卵巢癌吗？**

随着医学研究的不断深入，科学家发现很多恶性肿瘤的发病都是与基因有关的，而卵巢癌就是其中之一。所以如果家有女儿，她倒是可能有一定概率发生卵巢癌的，而这个概率比我们普通人群发生卵巢癌的概率要高得多。所以，建议卵巢癌的患者都做基因检测，如果你的基因中存在与卵巢癌发病有关的异常基因，而你的女儿遗传到你的这些基因，那么将来她也可能会患卵巢癌。

▶ 生的是儿子，是不是就跟癌症遗传没有关系了？

目前研究发现与女性卵巢癌发病有关系的基因 *BRCA* 与多种肿瘤有关，它不仅增加女性肿瘤的发病风险，也可以增加男性乳腺癌、胰腺癌、黑色素瘤等发病风险。所以如果孩子也存在基因异常的话，不管是男孩还是女孩，都要重视起来，早筛查，早诊治。

小 贴 士

孕妈妈要按时定期产检，如果出现腹胀、体重增加快或者其他不舒服的情况就要及时看医生。如果不幸得了卵巢癌，要综合考虑自身的具体情况，制定合理的治疗方案，只要积极配合治疗，也可以期待一个好的结局。建议卵巢癌患者都做基因检查，如果有异常的话，子代也需要进行基因筛查，早期干预。

（周金华）

全周期治疗卵巢癌，
使其成为可控的"慢性病"

· · · · · · · · · · · 病　　例 · · · · · · · · · · ·

王阿姨5个多月前确诊高级别浆液性卵巢癌，历经开腹大手术和术后5次
化疗，近期所有指标都在正常范围内，好不容易"熬到"最后一次化疗，看到
了黎明的曙光，主治医生却在最后一次化疗前告知王阿姨，化疗后建议其继续
靶向维持治疗。王阿姨一听不乐意了，不是肿瘤术后如化疗有效，6次就结束
了吗？好不容易熬到这一天，本打算结束所有化疗后，在国内旅游散心调养一
下，现在竟然还要继续治疗，这不是像高血压、糖尿病一样，每天吃药，实在
太折磨人了。这个维持治疗时刻提醒自己身上有"恶性肿瘤"标签，结束又遥
遥无期呀，王阿姨绝望了！

▶ 什么是卵巢癌？

卵巢癌是常见的妇科恶性肿瘤，由于卵巢组织成分复杂，卵巢癌是全身各脏器原
发肿瘤类型最多的肿瘤，其中上皮性卵巢癌占70%左右，最多见的组织学类型有浆
液性癌、黏液性癌、子宫内膜样癌和透明细胞癌。

▶ 为什么上皮性卵巢癌的预后差？

由于卵巢位于盆腔深处，早期卵巢癌缺乏典型临床表观。76%的患者因"腹胀、
纳差、排便异常"来院就诊，此时诊断患者都已经到了恶性肿瘤的中晚期，伴有腹腔
内广泛种植，甚至肝实质和（或）胸腔、颅内、骨骼转移。其次，近85%的卵巢癌

化疗敏感患者虽然得到暂时缓解，但在近期或远期会复发，且复发后再次化疗效果欠佳，该次治疗后、后期再次复发概率进一步上升。这些都是导致高病死率的主要原因。

▶ 上皮性卵巢癌的治疗方法是什么？

卵巢癌发现时多数为中晚期，是否广泛转移后就不能手术了呢？不是如此的。区别于其他恶性肿瘤，手术是卵巢癌的治疗之本。不管什么分期的卵巢癌，都应最大努力切除卵巢癌的原发灶和转移病灶，然后术后锦上添花，予以化疗、放疗、靶向治疗、免疫治疗。对于术前评估难以一次手术切"干净"的患者，或者难以耐受长时间手术的老年或有合并症的患者，可以术前先化疗2～3次，病灶缩小后再手术，以切净肿瘤组织、缩短手术时间、减少术中及术后并发症，再后续综合治疗。

▶ 影响卵巢癌的预后因素有哪些？

上皮性卵巢癌的预后与肿瘤分期、病理类型、肿瘤分级、患者年龄、治疗方式、术后残余灶、药物敏感性有关。即：

发现越晚，预后越差！

恶性程度越高的类型，预后越差！

手术切得越"干净"，预后就越好！

对化疗越敏感的患者，预后越好！

▶ 为什么需要维持治疗？什么是维持治疗？

晚期卵巢癌在初始手术和化疗后，即便没有肉眼病灶，多达50%～67%的患者也可能有残留肿瘤，这是卵巢癌复发的根源。

要破除这个"复发魔咒"，就是清除残余的肿瘤细胞，那么这个推迟复发的治疗就是维持治疗。维持治疗有巩固化疗——临床医生过去会让患者多化疗几次、巩固几次化疗、彻底杀死癌细胞，靶向治疗——针对细胞缺陷基因进行点对点的精准治疗，目前最常用和最有效的是PARP抑制剂，临床俗称"奥拉""尼拉""卢卡"。虽然也是维持治疗，但相较于化疗，靶向治疗更加定点消除肿瘤细胞，服用期间不良反应小，每天就几粒小

药片，完全不影响患者日常生活和外
出活动，所以患者根本不需要顾虑不
能出"远门"、影响旅游散心。

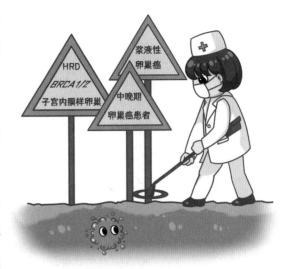

▶ 所有卵巢癌患者都需要维持治疗吗？

不是。以下情况适合维持治疗：
首先是中晚期卵巢癌患者，非早期卵
巢癌患者；其次是浆液性卵巢癌和子
宫内膜样卵巢癌患者；另外还需要患
者有 *BRCA1/2* 基因突变或者同源重组缺陷（HRD）阳性，或者化疗铂类治疗有效。

▶ 使用卵巢癌维持治疗的患者，都能受益吗？

不是，患者受益程度区别大。卵巢癌长期生存受益的基础是要有满意的初次手
术，尽可能切干净，条件是化疗有效 +HRD/*BRCA* 突变，锦上添花是维持治疗！所以
维持治疗是晚期卵巢癌患者长期"带病"生存的法宝！

▶ 什么时候开始维持治疗？

卵巢癌的维持治疗是靶向药物治疗，口服药物，1天1次，全身起作用，副反应
较小，所以维持治疗这好药，要用，就要趁早、及时用，也就是有效化疗结束后，立
马跟上维持治疗，有效长久地灭活肿瘤细胞。

小 贴 士

随着科技水平和药物研发的突破，恶性肿瘤将逐渐不再是不治之症。"妇科恶性肿瘤
之王"卵巢癌通过常规的手术 + 化疗 / 放疗 / 靶向 / 免疫治疗，肿瘤达到缓解控制后，可
以像慢性疾病一样，再进行后续维持治疗，以延缓肿瘤复发，或者使患者带瘤继续生存。

（张梅莹）

卵巢癌慢病化，你需要关注的那些事

病 例

潘女士最近刷牙总是牙龈出血，四肢也出现散在的红疹，不痛不痒就没重视，心想或许是吃了燥热的食物上火？还是过敏？潘女士是一位卵巢癌患者，经历过肿瘤复发再手术化疗，现在正服用一种靶向药，吃了好几个月了，和高血压患者每天吃降压药似的，不用常跑医院，比之前化疗舒服多了。可皮疹越来越多，她不放心，还是咨询了相熟的主诊医生，医生让验血，一查吓一跳，血常规显示血小板 2×10^9/L，提示重度血小板减少，要马上住院！

▶ 究竟何为卵巢癌维持治疗？

卵巢癌维持治疗指：初始治疗后，癌症已经消失，为了防止癌症复发而提供的治疗方法。它可能包括使用药物、疫苗或杀死癌细胞的抗体等治疗手段，而且可能会持续很长时间。对于卵巢癌而言，目前普遍认为患者经过肿瘤细胞减灭术和含铂化疗之后，即使达到无肉眼残留，依旧可能会存在残余肿瘤细胞。而化疗结束之后，如未采取其他高效低毒的治疗，这些残余肿瘤细胞，则会重新开始生长和增殖，导致肿瘤复发。而维持治疗则可抑制或清除这些残余肿瘤细胞，从而延缓或阻止卵巢癌的复发。维持治疗在卵巢癌的探索中，并非一个新的概念，早期主要以延长化疗周期等方式进行，因为不良反应较重，同时获益不明确，故不再推荐使用化疗进行维持治疗。新的维持治疗方案以靶向药物为主，包括抗血管生成药物和PARP抑制剂。

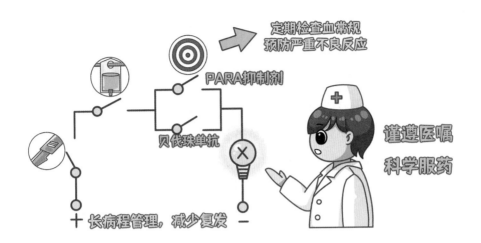

▶ 卵巢癌的维持治疗是主要治疗手段吗?

卵巢癌的主要治疗手段以手术和联合化疗为主,但大多数患者仍会在术后2～3年内复发,预后十分不理想。近年来,随着分子靶向治疗的出现和发展,不仅改变了卵巢癌的治疗格局,也为卵巢癌患者延长生存期、提高生活质量带来了福音,卵巢癌的治疗有望向着慢病管理的模式转化。我们就从以下几个方面来聊聊,卵巢癌靶向维持治疗你需要知道的那些事。

▶ 卵巢癌靶向药物有哪些?

目前,卵巢癌的靶向治疗主要包括抗血管生成治疗、PARP抑制剂。

1. 抗血管生成药物

肿瘤组织会自发迅速地生成血管,为自身的生长提供大量血液支持。基于肿瘤的这种特点,抗血管生成药通过抑制肿瘤血管的生成,切断肿瘤赖以生存的营养通路,从而达到杀灭肿瘤细胞、抑制肿瘤生长的作用。抗血管生成单抗药物中目前最常用的是贝伐珠单抗,主要与紫杉醇+卡铂联合应用于手术后晚期卵巢癌患者或铂敏感复发卵巢癌患者的维持治疗。

2. PARP 抑制剂

PARP抑制剂是针对 *BRCA* 基因这个致癌位点设计的药物。目前中国国家药品监督管理局(NMPA)批准4种PARP抑制剂应用于临床,分别为奥拉帕利、尼拉帕利、氟唑帕利以及帕米帕利，其中奥拉帕利和尼拉帕利被批准用于一线维持治疗。

▶ 卵巢癌靶向维持前的重要检测

基因检测在维持治疗实践中显出关键指导作用。研究提示存在*BRCA1/2*突变或HRD阳性的卵巢癌患者是PARP抑制剂单药以及与贝伐珠单抗联合的双药维持治疗的主要获益人群。15%～25%的卵巢癌患者携带*BRCA1/2*突变，约50%的上皮性卵巢癌患者具有HRD突变。在新诊断晚期卵巢癌中常规检测*BRCA*和HRD突变对于疗效预测及预后判断具有参考价值。因此，国内外权威指南一致推荐：卵巢癌患者在初次病理学检查确诊时，需要明确肿瘤的*BRCA1/2*突变状态，以指导后续维持治疗。

▶ 重视靶向维持治疗过程中的毒性管理

目前来看这些维持治疗的药物，整体风险性是比较可控的。贝伐珠单抗作为抗肿瘤常用药物，临床已经有多年的不良反应管理经验可以借鉴，其不良反应主要是高血压和蛋白尿等。PARP抑制剂用药过程中，总体上安全性良好，不良事件（AE）发生率低于化疗药物。PARP抑制剂大多数AE为1～2级，主要是血液学毒性和消化道反应，整体耐受性良好。大部分3～4级不良反应为血液学不良反应，是调整药物剂量、中断和停止用药的最主要原因。建议患者朋友们在口服PARP抑制剂的最初几个月，仍需每周检测血常规至少1次，如果在监测期间发现血指标下降，可改为每周2次或更加频繁的检测，并及时就医。当发生3级或以上的血液学毒性需立即停药并马上处理，主诊医生判断后续是否需要调整剂量或更改治疗方案。

▶ 靶向维持期间注意合并用药和饮食

PARP抑制剂会通过CYP3A4酶代谢，因此，影响CYP3A4酶代谢的药物不能同服，否则容易导致药物在体内蓄积，或者药效下降的情况。这些药物包括糖皮质激素、利福平、异烟肼、苯妥英、卡马西平、巴比妥类、圣约翰草等。一些食物也可以影响CYPA4酶。比如，长期饮酒过量可以增加肝酶活性，从而减少药物在血液中的浓度；偶尔大量饮酒、饮用或食用西柚可减少肝酶活性，从而增加药物在血液中的浓度。

最后需要提醒广大患者，卵巢癌靶向维持治疗往往会持续比较长的时间，贝伐珠单抗一般在15个月，而PARP抑制剂可能在2～3年不等。长期用药可能令患者产生疲惫、懈怠等情况，部分患者可能不在医生指导下自行增加、减少、停服卵巢癌靶向药物，需要郑重指出，这样的行为轻则导致疗效不佳，重则可引起严重的副作用。因此，规范、科学用药是服药的关键，也是在医院以外提高自身健康水平的重要途径。

小 贴 士

随着贝伐珠单抗和PARP抑制剂的应用，卵巢癌标准治疗方案逐渐形成手术＋化疗＋维持治疗的长病程管理模式，进入可长期控制的慢病管理。卵巢癌靶向药物需要规范、科学用药，重视副反应管理，在医生指导下根据个人的身体状态调整剂量和方案，做一个更健康的自己。

（陈雨莲）

"滚蛋吧肿瘤君"，揭开卵巢癌患者长期生存的秘诀

病 例

黄女士是门诊的老患者，2009年体检发现肿瘤指标升高而就诊，确诊即为晚期，经历了从不可置信到无奈接受的心路历程，最终接受了手术和化疗，所幸一线治疗后肿瘤完全缓解。然而，2年后可怕的肿瘤卷土重来，肿瘤指标再次升高，被诊断第一次复发。主诊团队细致评估后，她接受了二次肿瘤细胞减灭术和术后辅助化疗。可喜的是，复发治疗后黄女士的疾病得到了有效的控制，至今仍为无瘤生存状态。确诊卵巢癌13年余，复发后无病生存，下面就让我们通过她的治疗经过，总结下"妇癌之王"——卵巢癌避免复发、长期生存的关键点吧。

▶ 卵巢癌复发

卵巢癌由于起病隐匿，70%确诊为晚期［卵巢癌伴腹盆腔种植和（或）远处转移］，70%晚期卵巢癌在一线治疗后3年内复发。复发，指经过满意的肿瘤细胞减灭术和正规足量的化疗达到临床完全缓解，停药后临床上再次出现肿瘤生长的证据。卵巢癌从停止治疗到出现复发定义为无治疗间期，随着疾病进展、复发次数增多，无治疗间期会逐渐缩短，导致最终不良的结局。

一般而言，超过5年属于卵巢癌长期生存，这个比例国内大的诊疗中心数据在30%～40%，延缓、减少复发，是卵巢癌患者长期生存的重要基础，而全程规范治疗则是最有力的抗癌武器，下面我们就从三个方面总结如何提升疗效，让"肿瘤君"滚蛋。

▶ 规范治疗，对癌细胞"赶尽杀绝"

晚期卵巢癌规范治疗包括手术和化疗的综合治疗，二者缺一不可。卵巢癌手术成功率高，化疗敏感度也高。只要没有手术绝对禁忌，均应争取手术治疗，不能因为肿瘤广泛转移而放弃积极的手术治疗。首次手术治疗非常关键，应尽可能切除肿瘤病灶，特别是盆腹腔内广泛转移的病灶，这也是手术难度所在。盆腹腔内肿瘤病灶切除得越彻底，患者的生存获益越大。经过手术，不仅可以明确

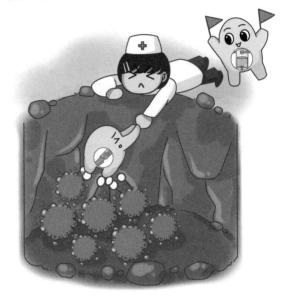

卵巢肿瘤的病理类型、病灶范围，而且在短时间内能将肉眼可见肿瘤全部或大部分清除，有利于机体抗肿瘤能力的增强，并且为化疗、放疗及免疫治疗创造有利的内环境，对提高生存质量、改善预后大有裨益。同时还需要进行按期、足量、足疗程化疗，化疗期间注意不良反应的监测与处理。80%患者经一线治疗后肿瘤可达到临床缓解。

▶ 定期复查，将癌细胞扼杀于摇篮中

正规治疗完成后，需要遵医嘱进行密切随访。卵巢癌复发后还有再治疗的机会，早期发现复发，合适的患者可从手术治疗中获益。比如我们的黄女士，第一次复发治疗后的无治疗间期已超过10年，远远长于她的第一次无治疗间期（2年），是规律复查早期发现复发的获益者。

复发往往没有明显症状，只有规范的随访才能及时发现。治疗结束后，需终生随访。前5年每2～3个月复查1次，以后每半年1次。晚期卵巢癌术后2年左右有较高的复发率，建议前2年每2个月随访1次。

随访内容包括体格检查和辅助检查，最基本的包括体格检查、CA125、B超三项内容。妇科体格检查是早期发现盆腔复发病灶的基础方法。在卵巢癌的疗效、预

后及复发判断中，CA125扮演了重要角色，门诊随访中，需要关注CA125指标：患者及家属应知晓治疗前CA125数值、化疗期间变化及治疗结束后随访期间CA125变化。如CA125进行性上升，甚至翻倍增长，又不能用其他原因解释，应高度警惕卵巢癌复发可能。CA125升高常先于临床症状的出现或医生的检查结果。但CA125的随访并不适用于每一个卵巢癌患者：初次治疗时CA125没有升高，则疗效/复发判断中检查该指标意义不大；部分治疗前CA125升高的患者出现复发时CA125并未升高。超声是最基础的影像学检查。若提示疾病复发，在经济条件允许的情况下，建议行PET/CT检查，其较高的灵敏度、特异度，有助于更全面地评估复发病灶。

▶ 做好自我管理，家庭关怀支持更重要

患者们要做到均衡营养、合理膳食，以更好地补充免疫力；要保证睡眠质量，让自己的身体得到充分休息；挑选适合自己的运动模式进行适量运动，原则上是"方式轻松、强度适中、循序渐进"；要保持良好心态，不急不躁，及时调节坏情绪。

在整个治疗随访期间，患者的家庭关怀也非常重要。家人应给予患者全程情感支持。得病初期，家人适当地、逐渐告知病情，减轻焦虑，鼓励积极治疗。作为家属要积极了解疾病相关知识。治疗期间，围手术期需要家人细心的照顾，配合医生鼓励多翻身、早下床活动；化疗期间，要争取多了解化疗相关常识，一起做好化疗期间不良反应的监测与及时处理，保证按期化疗，保证营养支持；随访期间，协助整理记录治疗情况。应鼓励患者保持良好的心态、规律的生活、适当的运动，才有利于机体免疫力的恢复，达到延缓肿瘤复发、改善生存质量、延长生存期的目的。

小 贴 士

70%晚期卵巢癌在一线治疗后3年内复发，全程规范治疗是延缓、减少复发，长期生存的关键点。一线治疗手术和化疗缺一不可，在满意的肿瘤细胞减灭术和正规足量的化疗后80%患者可达到临床完全缓解。规律随访是监测复发的重要手段，前5年每2～3个月复查一次，以后每半年一次。家庭关怀支持是抗击卵巢癌的坚强后盾。

（陈雨莲）

不可忽视的其他肿瘤

肿瘤的"善恶"之间——交界性肿瘤

滋养细胞疾病治疗——开刀非首选！

消化道肿瘤转移——难以拒收的"空投"

内异症恶变——变质的"巧克力"

"秘密森林"的黑色大魔王

……

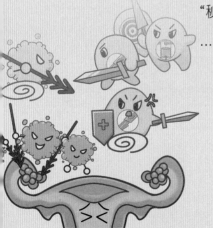

肿瘤的"善恶"之间
——交界性肿瘤

· · · · · · · · · · · · 病 例 · · · · · · · · · · · ·

　　李女士是一位事业成功的37岁女性，和丈夫已经有了一个5岁的可爱女儿，但随着国家生育政策放开，夫妻俩准备"响应号召"生个二胎。由于李女士之前工作忙碌，已经好多年没有体检，二胎的打算让她来到医院，想要做个孕前检查。可是在做妇科超声时，超声医生的眉头却皱了起来，因为医生在李女士的右侧卵巢上看到了一个如鸡蛋大小的肿块，并且在肿块的囊壁上还有乳头状的凸起。主诊医生告诉李女士，这个肿块的性质不能明确，建议李女士怀孕前还是先将肿块切除。手术前，医生还给李女士安排了盆腔的磁共振检查和血清肿瘤标志物的检测，这让原本有所疑虑的李女士心里更加惴惴不安了。

　　"只是几年没体检，我难道就得了什么恶性肿瘤吗？没有那么倒霉吧？如果真是恶性肿瘤，我是不是就不能再生孩子了？"李女士带着恐惧、带着后悔进行了手术治疗。

　　手术后一周，医生将病理报告告诉了李女士：交界性浆液性囊腺瘤。

　　"交界性浆液性囊腺瘤？这究竟是好的还是不好的？"李女士问医生。

　　人生不是非黑即白，其实对于肿瘤也是一样。卵巢肿瘤的病理类型就像是一条三岔路口，有良性，有恶性，还有一种介于两者之间、游走在"犯罪"边缘的交界性肿瘤。

▶ 卵巢交界性肿瘤的前世今生

卵巢肿瘤是女性常见的妇科疾病，而交界性肿瘤是一种临床表现和组织形态学上都介于良恶之间的卵巢上皮性肿瘤，占卵巢上皮性肿瘤的10%～20%，这样的比例还不低呢！

1929年，Taylor首次提出并将这一类肿瘤命名为"半恶性卵巢浆液性肿瘤"。1971年，国际妇产科联盟将其命名为交界性或低度恶性潜能性癌。2003年世界卫生组织统一了该疾病病理学方面的认识，将其与恶性肿瘤分开，成为卵巢交界性肿瘤。

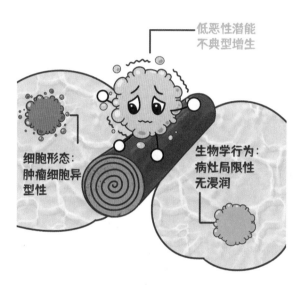

"恶性""癌"这样令人毛骨悚然的词汇逐渐被专家从交界性肿瘤身上抽走，取而代之的是"低度恶性潜能"与"不典型增生"，这不仅让患者对交界性肿瘤的恐慌有所降低，也告诉我们这一类型的肿瘤与恶性肿瘤确有不同之处。

▶ 交界性卵巢肿瘤的疾病特点

这类患者群体比较年轻，发病年龄在35～53岁之间，普遍比上皮性卵巢癌早10年。与恶性肿瘤不同，交界性肿瘤没有侵犯他人领地这样恶霸式的生物学行为，因此病灶常局限于卵巢，是一类预后良好的卵巢肿瘤，早期5年生存率几乎为100%，10年生存率约为95%。

"医生，不是说交界性肿瘤不是恶性肿瘤吗？怎么还有5%的患者活不过10年呢？"

是这样的，虽然交界性肿瘤的生物学行为更像良性肿瘤，没有浸润性生长模式，在病理显微镜下肿瘤细胞和周围组织也有明确的界限，但是交界性肿瘤的细胞形态却与恶性肿瘤类似。交界性肿瘤的细胞核核大、深染、异常核分裂象，同时细胞失去极性，我们称之为肿瘤细胞异型性。因此，有一部分交界性肿瘤的确会进展成为低级别的卵巢癌。

▶ 交界性肿瘤的治疗方法

交界性肿瘤的治疗以手术治疗为主，但是具体的手术方式、是否保留卵巢却要因人而异。

▶ 如何早期发现交界性卵巢肿瘤

尽管手术可以治愈交界性卵巢肿瘤，但毕竟这类肿瘤还是具有低度恶性潜能的，如果放在体内不管不顾，等变成恶性肿瘤的一天将是追悔莫及。那如何能早期发现交界性卵巢肿瘤呢？

敲黑板！看答案！一定要定期体检。

30%～50%的患者常表现为腹围增加（也就是俗话说的"肚子变大了"）和下腹痛，也可以表现为阴道不规则出血、月经不规则、不孕等症状。当肿瘤增大到一定程度，可出现尿频、尿急、气急等压迫症状。然而，约23%的患者没有明确的临床表现，多在做妇科检查时偶然发现。

因此，再次强调，一定要定期体检，而且是去正规的体检机构或者医院进行完善的妇科体检。如果体检结果显示有卵巢囊肿或者盆腔包块，也一定要咨询专业的妇科医生，才能结合影像、血清肿瘤标志物和症状给患者提供专业的治疗意见。

▶ 预后和随访

交界性卵巢肿瘤总体预后良好，但个别仍具有复发以及恶变倾向。因此，手术前的评估具有重要意义，术中采取合理的手术方案有利于每位患者获得最佳的治疗策略。特别提醒，卵巢交界性肿瘤存在复发及进展为恶性浸润性肿瘤的可能，远期复发也不乏报道，因此应对患者进行长期随访。患者也要加强自我管理，准时、及时到医院复查随访，提供给医生最为有力的证据和结果，积极配合，以得到有效的治疗。

小 贴 士

　　卵巢囊肿虽然常见，但切不可因为绝大部分卵巢囊肿是良性肿瘤而忽视了定期体检和随访。当被诊断为交界性卵巢囊肿时，也不要存在侥幸心理，仍有一部分的交界性肿瘤有复发和进展成为恶性浸润性肿瘤的可能。定期体检、早诊断、早治疗、术后定期随访，才能和医生一起击败肿瘤。

（余敏华）

滋养细胞疾病治疗
——开刀非首选！

· · · · · · · · · · · · · 病　　例 · · · · · · · · · · · · · ·

　　小张和丈夫结婚一年了，最近开始着手备孕。平时月经规律的小张发现这次的月经已经延迟 10 天了，验孕棒一测是令人激动的"两条杠"。小张便来到医院想进一步检查，看到自己的血 hCG 结果大于 50 000，小张心想：宝宝一定非常茁壮，才多大，hCG 就这么高了！医生却不乐观，告诉小张，这么高的指标，很有可能是滋养细胞疾病，需要进一步的检查。小张陷入了惆怅，这病听着就吓人，可是自己还没生过孩子……

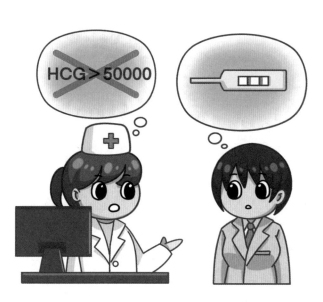

▶ "滋养细胞疾病"，听起来很滋养？

所谓的滋养细胞疾病，通常就是指女性滋养细胞发生异常病变而引起的疾病，滋养细胞疾病是一类疾病的总称，与妊娠有关，于胎盘着床部位，滋养细胞形成肿瘤或者葡萄胎。滋养细胞疾病包括葡萄胎、侵蚀性葡萄胎、绒癌、胎盘滋养细胞肿瘤等。只有侵蚀性葡萄胎、绒癌、胎盘滋养细胞肿瘤称为肿瘤。葡萄胎属于滋养细胞疾病，不称为肿瘤。

▶ 滋养细胞肿瘤的表现是如何的呢

（1）主要的临床表现为阴道流血。

（2）经过妇科检查，会发现子宫增大、变软。

（3）滋养细胞肿瘤一旦转移到子宫以外后，就会有相应部位的临床症状，如滋养细胞肿瘤转移到肺了，那么就会有肺部肿瘤的表现，比如咳嗽、咯血等；如果是转移到脑部，那么就会有脑肿瘤的特征，比如脑瘤、脑疝形成，患者表现头痛、喷射性呕吐等情况；如果转移到阴道了，那么就会有阴道的异常出血、紫蓝色的结节，一碰就可能会出现难以控制的大出血等。

临床上常有见"肿瘤"便渴望"一刀切"的患者，而与一般的肿瘤治疗方案不同，滋养细胞肿瘤的治疗主要是以化疗为主，手术和放疗为辅。

▶ 葡萄胎妊娠

无论子宫大小，只要患者有生育要求，负压吸宫和刮宫术是首选的清宫方法，最好在超声引导下进行手术。

对于没有更进一步的生育需求的患者，可考虑行全子宫切除术，"以除后患"。除了可清除葡萄胎组织外，全子宫切除术可以使患者永久性绝育，并通过消除局部肌层浸润的风险而减少后续化疗的需要，而局部肌层浸润是持续性疾病的原因之一。不推荐药物引产和子宫切开术用于葡萄胎清除，因为这些方法增加了母体的发病率和进展为需要进行化疗的葡萄胎后妊娠滋养细胞肿瘤（GTN）的机会。对于具有高危因素的葡萄胎患者（hCG>100 000、子宫明显大于孕周、合并大于6厘米的卵巢囊肿或者年龄大于40岁），清宫后立即预防性化疗，使用氨甲蝶呤（MTX）或放线菌素D（Act-D），可降低葡萄胎后GTN的发生率。

然而，清宫后并不是高枕无忧，每周随访监测hCG非常必要！术后需要至少避孕1年，既往首选工具避孕，目前的资料表明，口服避孕药避孕是安全的。尽管连续葡萄胎妊娠后再次发生葡萄胎的概率大大增加，但是一次葡萄胎妊娠后再次发生葡萄胎的风险较低（0.6%～2%）。

▶ 正常妊娠合并葡萄胎

葡萄胎妊娠极少与正常妊娠共存，通常通过超声诊断。虽然这种情况发生自然流产的风险高，但仍有40%～60%的活产率。与单独的葡萄胎妊娠相比，正常妊娠合并葡萄胎患者进展为GTN的风险从15%～20%增加到27%～46%。如果没有并发症，且基因检测及超声检查正常，可继续妊娠。

▶ 妊娠滋养细胞肿瘤

妊娠滋养细胞肿瘤治疗主要是化疗，最佳化疗方案取决于肿瘤的分期和分类。

（1）低危妊娠滋养细胞肿瘤：低危GTN患者应当用氨甲蝶呤或放线菌素D单药方案化疗。对于低危患者，尽管子宫切除术可以作为无生育要求患者的一个选择，但是手术后依然需要化疗和监测hCG，化疗方案和随访方法类似于单纯化疗的患者。因此，子宫切除术并不强烈推荐。hCG水平正常后，给予2～3个疗程的巩固化疗以降低复发风险。总体完全缓解率相当优秀，接近100%。

（2）高危妊娠滋养细胞肿瘤：采用多药联合化疗方案。尽管目前没有任何大型队列研究发现哪种联合化疗方案明显更好，但最常用的方案是EMA-CO（依托泊苷、氨甲蝶呤、放线菌素D、环磷酰胺和长春新碱）。高危患者的总生存率目前可达95%。

（3）超高危妊娠滋养细胞肿瘤和挽救治疗：根据FIGO分期和分类，高危患者中评分大于等于13分以及肝、脑或广泛转移者归为一个亚组，称为超高危患者，这些患者对一线多药化疗方案反应不良。其他学者也报道了类似的结果。

对于病变广泛者，如果开始即给予标准化疗，可能会导致肿瘤突然瓦解，伴有严重出血、代谢性酸中毒、骨髓抑制、败血症和多器官功能衰竭，任何一种或多种并发的情况都可能导致早期死亡。为了避免出现这些情况，初始治疗可以先使用温和的化疗而不是全量化疗，这被称为诱导化疗。

对于合并脑转移的患者，将氨甲蝶呤输注剂量增加至 $1\ g/m^2$ 有助于药物通过血脑屏障，并且有些治疗中心可能会更加直接地给予氨甲蝶呤 12.5 mg 鞘内注射。有些中心会在化疗同时给予全脑放疗，总剂量为 3 000 cGy，每日给予 200 cGy 的分割剂量，或者给予立体定向放疗或 γ 刀放疗来治疗化疗后（存在或残存的）脑转移灶。EMA-CO 方案化疗失败者大多可以用 TE/TP（紫杉醇和依托泊苷与紫杉醇和顺铂交替）方案或 EP/EMA 方案挽救。

最近的一些工作显示检查点免疫治疗例如帕姆单抗可能会挽救一些患者，同时避免了大剂量化疗的毒性。最后，不能忽略手术作为挽救治疗的作用。

（4）手术的作用——重要的辅助：全子宫切除术是不能忽视的重要治疗选择之一。如果有颅内出血或颅压增高，则需要神经外科手术。手术切除孤立的耐药病灶也可能获得治愈。对有些顽固的耐药病灶，也可以通过手术切除"钉子户"。

（5）放疗的作用：除了用于治疗脑转移外，放疗在滋养细胞肿瘤治疗中的作用有限，与鞘内注射氨甲蝶呤相比，放疗的有效性还是具有一定争议。

（6）随访：无论何种治疗后，为监测复发，需要每个月随诊 hCG，至少 12 个月。在此期间，不宜操之过急开始妊娠，必须采取可靠的避孕方法。

小 贴 士

并非所有的妇科肿瘤都是一"切"了之！当不幸遇到了滋养细胞疾病，可能是不幸中的万幸。

（赵一苇）

被遗忘的"鹊桥"
——输卵管恶性肿瘤

・・・・・・・・・・・・・・・・・**病　例**・・・・・・・・・・・・・・・・・

　　王女士今年65岁了，已经绝经15年的她这些日子白带突然增多。原本不以为然的她听朋友说自己可能得了老年性阴道炎，于是便来到医院想查个白带。接诊的医生详细询问了病情，知道王女士已经绝经15年了，近期白带增多，稀水样，这半个多月还偶尔有下腹坠胀的感觉，医生便建议王女士除了常规的阴道分泌物检查，再做个妇科超声。王女士虽然不理解看个白带，怎么还做上妇科B超了，但想想自己绝经后就没做过妇科体检，也就听从了医生的建议。结果，超声提示王女士右侧卵巢旁有一个鹌鹑蛋大小的实性管状包块，大小有3.4 cm×2.7 cm×2.6 cm，血流信号丰富，肿瘤待排，医生立即安排了进一步的检查并为王女士进行了手术。手术结果出乎王女士意料：输卵管癌！

　　"我来看老年性阴道炎，竟然查出了输卵管癌？！"

▶ 什么是输卵管癌

　　通常只知道女性最重要的生殖器官是子宫和卵巢，那输卵管又在哪里？输卵管是连接子宫与卵巢的条状管道，其功能顾名思义，就是输送卵子，并且提供精子和卵子相遇并结合的场所，就像每年七月初七牛郎和织女在"鹊桥"相会，两根细细的输卵管貌似不起眼，却在女性的生育功能中起至关重要的作用。可是作为一名朴实无华的管道工，输卵管怎么还能变坏呢？没错，原发性输卵管癌是一种非常少见的妇科恶性肿瘤，最早在1847年被报道，大约占了女性生殖道恶性肿瘤的0.14%～1.8%（这个

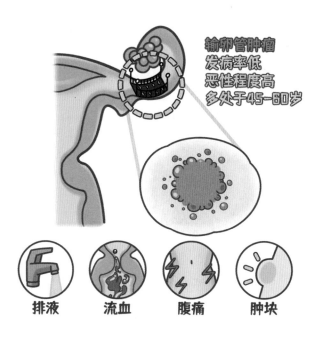

输卵管肿瘤
发病率低
恶性程度高
多处于45~60岁

排液　　流血　　腹痛　　肿块

比例的确不高，可见输卵管"变坏"的概率确实很低）。但是虽然发病率低，输卵管恶性肿瘤的恶性程度却比较高，并且在疾病的早期难以诊断。原发性输卵管癌的发病年龄平均为55岁，大多患者在45～60岁。

▶ 怎么才能发现自己的输卵管生病了?

谈癌色变，对于恶性肿瘤的恐慌让当代人都想知道，当自己的输卵管生病了，它都会发出哪些信号? 自己要如何警惕这个沉默的杀手?

原发性输卵管恶性肿瘤主要有以下4个表现:

（1）阴道排液: 大约有50%的患者会出现阴道排液，与白带黏稠的性状不同，多为黄色水样的液体，一般没有特殊气味，量多量少并不统一，经常呈间歇性出现。这是原发性输卵管癌最具有特异性的症状。

（2）阴道流血: 多发生在2次月经中间期或者绝经后。主要表现为不规则的少量出血。

（3）腹痛: 一般会出现一侧下腹部钝痛，可能是输卵管膨大所引起。有时会出现阵发性的绞痛，可能是输卵管痉挛性收缩引起。当阴道大量液体排出后疼痛可能会随之缓解。有少数患者会出现剧烈的下腹疼痛。

（4）下腹部肿块：妇科体格检查时医生可以触及一侧或者双侧输卵管较正常增粗或者有肿块。肿块多呈腊肠样或者形状不规则，有轻微触痛，活动常受限。

原发性输卵管癌可以说是对女性的隐匿杀手，不仅是因为它的发病症状不典型，也因为绝大多数女性患病时并没有特殊症状，只是常规妇科体检中发现。

▶ 头痛医头、脚痛医脚，输卵管癌是否只要切除输卵管？

答案是否定的。绝大部分恶性肿瘤的治疗并不能只单纯切除病变的器官，因为恶性肿瘤有侵犯其他器官的"恶霸"式生物学行为，而且有一部分肿瘤患者发现时可能已经出现了病变转移。由于原发性输卵管癌的大体表现主要有形成明显肿块和隐匿性两种，而其中隐匿性的占绝大多数。输卵管癌症状不显著，却通常会伴有卵巢表面的累及甚至盆腔的扩散。而且由于输卵管癌和卵巢癌之间的生物学行为极其相似，治疗也是参考卵巢癌的治疗方法——以全面分期手术为主、辅以化疗等的综合治疗。

▶ 输卵管癌听着吓人，怎么才能不让自己的输卵管生病？

在妇科恶性肿瘤之中，目前有明确预防手段的便是宫颈癌——接种HPV疫苗，这是由于绝大部分的宫颈癌是由HPV感染导致。但输卵管癌的发病原因目前没有明确的定论，可能与输卵管慢性炎症有关，因此需要避免不健康性生活，预防下生殖道炎症所导致的继发性感染。此外，有专家认为不孕也可能是引起输卵管病变的原因之一。

小 贴 士

原发性输卵管癌作为少见的妇科恶性肿瘤之一，虽然患病后的治疗与随访都交给医生进行规范的诊疗，但是，每一位女性，无论是否绝经，切不可忽视每年的妇科体检，不可缺！不可漏！早发现！早治疗！

（余敏华）

消化道肿瘤转移
——难以拒收的"空投"

. . . . 病　　例 . . . .

　　刘阿姨是一位胃癌患者，经历了手术和化疗的煎熬后，刘阿姨一直在主治医生那里规律随访。在她生病后的第4年，刘阿姨原本以为自己的肿瘤已经完全治愈了，便"主动"拉长了自己的随访间隔时间。但这次，主治医生在门诊对刘阿姨进行了全面的检查后，却将她转诊给了一位妇科医生。原因是刘阿姨的卵巢上长出了一个肿瘤，建议进行妇科手术。

　　"怎么这么倒霉？治好了胃癌，难道现在我又得卵巢癌了吗？"刘阿姨的内心非常伤心。

　　手术之后，妇科医生告诉刘阿姨，虽然卵巢上长了肿瘤，但是病理报告提示，卵巢上的肿瘤是从原本的胃癌转移而来，学名叫做"库肯勃瘤"。刘阿姨心里纳了闷了，这胃在上边，卵巢在下边，中间还隔着这么多肠子，怎么肿瘤还能从上面空投不成？

　　"医生，那我手术做好之后怎么办呀？"刘阿姨询问道。

　　妇科医生回答："尽管肿瘤长在了卵巢上，但是根源还是您原本的胃癌所致，所以手术之后，还要回到您原本的主治医生那里进行进一步的辅助治疗。"

▶ 什么叫库肯勃瘤？

　　生长在卵巢上的转移性肿瘤叫做库肯勃瘤，主要是来自胃肠道原发恶性肿瘤。但是就像刘阿姨所疑惑的那样，胃和卵巢之间在解剖上仍有一定的距离，胃癌的肿瘤细胞是怎么越过"千山万水"精准"空投"到卵巢上的呢？胃肠道恶性肿瘤的肿瘤细胞经过人体的淋巴系统、血液系统转移到卵巢上，或直接种植于卵巢，形成的卵巢恶性肿瘤，称为胃肠道癌卵巢转移瘤。主要是由于胃肠道的恶性肿瘤穿透脏器最外层的浆膜层，脱落的癌细胞因为重力的作用在低位的器官浆膜表面进行种植，由新生血管长入、增生、侵入浆膜下组织，并形成转移瘤。从上腹"空投"肿瘤细胞至盆腔的卵巢中，可惜"快递"不能拒收。

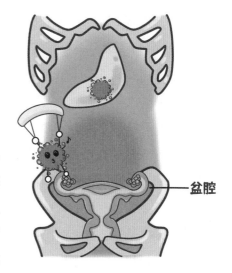

盆腔

胃肠道癌转移卵巢是卵巢转移瘤的一种，其中以胃癌转移至卵巢最为多见，也就是库肯勃瘤。卵巢库肯勃瘤是于1896年由德国病理学家库肯勃（Friedrich Ernst Krukenberg）命名的，广义上来讲，所有的卵巢转移瘤都可称为库肯勃瘤，而在狭义上来说，只有分泌黏液的印戒细胞癌转移到卵巢组织的才称之为库肯勃瘤。

1973年WHO规定了库肯勃瘤的组织学诊断标准，符合此标准方可诊断为库肯勃瘤，其组织学诊断标准如下：① 肿瘤生长于卵巢内；② 分泌黏液的印戒细胞的肿瘤性增生；③ 卵巢间质肉瘤样浸润。

根据相关文献报道，76%的库肯勃瘤起源于胃，11%起源于直肠，4%起源于乳腺，而起源于胆道、阑尾的各占比3%，其他还可起源于胰腺、宫颈、膀胱、肾盂等部位。

这类患者通常有原发肿瘤史，但也有相当一部分患者是同时发现，甚至是先发现转移性卵巢肿瘤后，再找到的原发癌灶。因此，对于卵巢恶性肿瘤的患者，我们常规需要做胃肠镜排除胃肠道来源的情况，进行鉴别诊断。转移性卵巢癌约占卵巢恶性肿瘤的10% ～ 30%。根据病理分型，以印戒细胞癌、未分化癌多见。除了原发症状以外，患者可以触及盆腔包块，以双侧多见，活动度尚好。可以出现黄色或者血性的腹腔积液。主要表现为：

（1）下腹部迅速增大或触及下腹部肿块；

（2）可伴有腹痛、盆腔疼痛、腹胀、腹腔积液等；

（3）患者食欲下降，有恶心、呕吐等消化道症状及贫血等全身表现。

▶ 那对于转移性卵巢肿瘤如何开展治疗呢?

（1）原发灶的处理：部分患者在发现转移前已经切除了原发癌灶，对于未切除原发灶的患者，若全身情况允许，应当争取和转移瘤一并切除。

（2）手术指征：胃肠转移性卵巢癌的患者往往已经分期较晚，因此转移性卵巢癌的手术通常是姑息性的减瘤术。最能从手术中获益的患者身体一般状况较好，原发部位肿瘤已经切除且无复发迹象，转移灶局限于卵巢，无腹水及广泛腹膜种植，无远处及其他重要器官转移。由于转移性卵巢癌通常是双侧卵巢转移，可先后发生，也可同时发生，所以我们常规行双附件切除。还有的患者就诊时已经出现腹水，常常提示肿瘤的盆腹腔播散，这种情况下手术只能起到减轻肿瘤负荷、减轻盆腹腔压迫症状的作用，愈后通常较差。有的患者的转移灶局限，也应当尽可能切除转移灶。

（3）手术后的辅助治疗：可根据原发肿瘤的部位及性质选择相应的化疗或靶向药物治疗。

小 贴 士

不论是消化道恶性肿瘤还是卵巢原发的恶性肿瘤，在经过规范的手术联合化疗的标准治疗方案后，定期随访也是肿瘤治疗中不可或缺的一部分。恶性肿瘤有时候极其狡猾，会趁着患者稍不留意就偷偷溜去其他部位肆意生长。

（赵一苇）

内异症恶变
——变质的"巧克力"

病 例

齐女士的卵巢上有一个生长了7年之久的卵巢囊肿，最早发现的时候医生说可能是"巧克力"囊肿，建议她手术切除。但齐女士由于恐惧手术，加之自己上网查了一下，巧克力囊肿是一种良性的卵巢肿瘤，于是便一直将它养在了肚子里。可谁知有一天齐女士突发腹痛，去医院检查后怀疑囊肿破裂，只能进行急诊手术。手术后的病理结果，让齐女士追悔莫及——子宫内膜异位症恶变！

是的，齐女士肚子里的"巧克力"变质了……

医生告诉齐女士，巧克力囊肿是一种具有恶性肿瘤生物学行为的良性肿瘤，并且有1%的巧克力囊肿可能发生恶变。齐女士藏在身上7年的"巧克力"此番一经变质，让齐女士面临的不仅是自己曾经惧怕的手术，更是后续不可避免的全身治疗。

▶ 医学上的"巧克力"

在医学术语中很少出现用食物命名的疾病，子宫内膜异位症囊肿——"巧克力囊肿"无疑是其中的代表。拥有了融化的巧克力一样黏稠、乌黑的特点，但却与巧克力的甜蜜浪漫毫无关系，甚至这种巧克力变质之后可能"有毒"。

子宫内膜异位症影响了约10%的女性人口，当我们提及子宫内膜异位症时，常常会看到"黏附""侵袭""增生"甚至"转移"这样令人产生不适的字眼，正如沾染上巧克力的衣服难以洗净，子宫内膜异位种植后也颇为令人头痛，它不仅会严重影响生活质量并导致不孕，而且越来越多的数据表明，其恶变的风险也有抬头之势。

▶ "巧克力" 变质了

1925年Sampson首次报道了卵巢内异症的恶性转变，并归纳以下三条确诊标准：

（1）在同一卵巢组织中同时存在内异症和癌两种病灶，但并非所有患者都具有这种典型表现。

（2）内异症和癌的组织学关系相似。

（3）需要除外转移性肿瘤。

著名妇科病理学家Mostoufizadeh和Hcully复习文献结果后也给出了如下的一些内异症恶变特点的总结：

（1）恶变的发生以卵巢内异症为主。

（2）合并内异症的卵巢癌以子宫内膜样癌和透明细胞癌为多。

（3）患病年龄较为年轻。

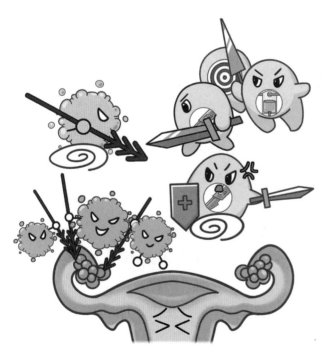

（4）很少有浆液性和黏液性癌。

（5）卵巢外癌以腺癌为主，包括直肠阴道隔、阴道、膀胱等，但均较少见。

（6）内异症恶变和外源性雌激素的应用无明显关系。

子宫内膜异位症可以是组织学上的典型或非典型病变，位置可以发生在卵巢、浅表腹膜或深层组织浸润。恶性转化的前体似乎是卵巢非典型子宫内膜异位症成分。

卵巢癌是子宫内膜异位症最重要的相关癌症，主要病理类型是子宫内膜样癌和透明细胞癌。这是子宫内膜异位症作为直接前体与癌症之间存在直接克隆关系的唯一亚型。

目前普遍认为，内异症发生恶变的概率为1%左右，听起来感觉似乎是一件很小概率的事情，但是乘上内异症在育龄期女性中15%～20%的高发病率，这样的总数则不容小觑，因此，如何能在如此高发的良性病患者中找到可能会恶变的高危人群，如何能在他们癌变之前或者至少在癌的早期发现并及时治疗便显得尤为重要。早期发现内异症的恶变能在很大程度上改变卵巢癌患者的5年生存率。然而现状却令人稍感遗憾，还未能有准确的筛查和预测内异症恶变的有效手段。

子宫内膜异位症恶变的病变机制复杂，与雌激素过多、免疫应答异常、持续炎症反应、较强氧化应激、基因突变、表观遗传学改变等因素密切相关，其中多种癌基因突变的积累及相互影响可能为主要原因。

那已经罹患子宫内膜异位症的患者应该如何科学随访呢？术后应遵医嘱制定长期的随诊计划，并且重视妇科检查的必要性。警惕肿瘤指标的升高，尤其是CA125。与此同时，影像学是发现恶变的一个重要手段。超声波检查无创，易于接受，如果在诊断不明确时，可以进一步申请MRI增强或者CT增强检查，巧囊的囊壁上出现对比增强的结节是诊断内异症囊肿发生恶变最重要的线索。此外还应该注意临床症状的变化。来自韩国的Lim M C在2010年1月最新发表的多中心回顾性研究中报道，在221例合并卵巢内异症的上皮性癌患者中，最常见的临床症状是盆腔痛，之后是胃肠道症状，可触及的包块，腹胀，阴道出血，新发生或者加重的痛经和性交痛。

小 贴 士

妇科医生常说，子宫内膜异位症是良性肿瘤、恶性行为，其生长方式以及治疗方法着实让医生头疼。但随着医学的进步和发展，目前对于子宫内膜异位症的治疗手段选择很多，手术仍然是不可或缺的关键一环。但虽然子宫内膜异位症是一种良性病变，却切不可被"巧克力"甜蜜的名称所蒙蔽，变质后的"巧克力"可能是一种"致命的甜蜜"！

（赵一苇）

"变性"的肌瘤

病　例

　　万女士今年56岁，五年前就发现了有一个2cm左右的子宫肌瘤，当时咨询了医生可以随访，也听周围的亲戚朋友说，子宫肌瘤绝经以后就会缩小，所以就没有当回事。一年以后万女士绝经了，心想着肌瘤会缩小，就好几年没有妇科随访。一月前参加社区普查，B超检查发现万女士的子宫肌瘤竟然一下长到了7cm。这下万女士急了，赶紧就医。医生判断肌瘤有变性可能，建议手术，万女士立即听从了医生的建议，进行了手术，术后病理竟然确诊为"子宫肉瘤"，是恶性肿瘤，预后不佳！此时万女士后悔莫及，当年要是好好随访也许能早点发现……

▶ 什么是子宫肌瘤变性？

　　子宫肌瘤是妇科常见疾病之一，好发于育龄期妇女，30岁以上的女性约20%有子宫肌瘤。可以表现为单发或者多发肌瘤。子宫肌瘤一般在育龄期逐渐长大，绝经期后的肌瘤一般大小不变或缩小。

　　子宫肌瘤可没有雌雄之分，我们这里说的变性，是子宫肌瘤病情变化，包括玻璃样变、红色变性、钙化和肉瘤样变，是指肌瘤失去了原有的典型结构，内部结构发生了一些变化，可以分为良性或者恶性的变化。

▶ 患子宫肌瘤很多年了，要怎样才能知道肌瘤有没有变性呢？

　　想要知道子宫肌瘤有没有变性，还是比较简单的。首先回忆一下自己会不会经常有白带增多、月经量增多、下腹坠胀、腹痛等不适症状，近期子宫肌瘤有没有快速增大？如果已经绝经，绝经后子宫肌瘤有没有增大？如果有，那就要及时去妇科门诊就诊啦！如果没有，那么子宫肌瘤也是需要6～12个月定期随访1次的哦。门诊医生会做妇科检查，也会根据病情开具妇科B超、盆腔磁共振、血液肿瘤指标等检查，这些都能够对子宫肌瘤变性有提示性的诊断，其中，最简单方便的就是妇科B超检查啦。

▶ 妇科B超报告说肌瘤变性了，是不是就是指得恶性肿瘤了？

　　错！千万不要这么认为哦！子宫肌瘤变性大部分都是良性的，只有肉瘤样变才是恶性病变，发生概率很低，仅为0.4%～0.8%。所以如果检查怀疑子宫肌瘤变性，不要过分紧张，一定要到妇科医生那里求助解读报告，子宫恶性肿瘤的几率是很低的，不要草木皆兵，不过，也不能掉以轻心，一定要去就诊！免得万一真的发生肌瘤恶变，却没有及时就医而后悔莫及。

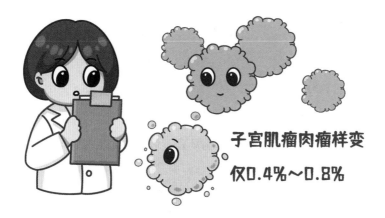

子宫肌瘤肉瘤样变
仅0.4%～0.8%

▶ 看了好几次，反复做检查，医生还是不能确定肌瘤变性是良性
还是恶性，医生是不是水平有问题？

　　肌瘤不能确定良恶性，这还真的不能怪医生水平差啊！只能怪肿瘤作风隐蔽刁钻，总是在背地里干坏事，不会轻易被人察觉。子宫肌瘤恶变往往没有特征性的表现，大多数是通过B超、磁共振、CT等检查发现，但是所有辅助检查都只能有倾向性的怀疑诊断，无法确诊，因为所有实体肿瘤的良恶性确诊，都要靠病理学诊断！换句话说，就是如果不通过手术把肌瘤取出做切片病理检查，就无法确诊。

▶ 子宫肌瘤变性听上去太可怕了，是不是一定要开刀？

千万别那么害怕，如果每个怀疑变性的子宫肌瘤都需要手术治疗，那再多医生也忙不过来！如果没有不舒服的症状，肌瘤比较小，也没有怀疑肉瘤样变，也没有因为肌瘤变性而影响生育，暂时可能是不需要开刀的。但是如果有症状或者怀疑肌瘤恶变，医生建议手术，那就一定要重视，并且听从医生的建议了。毕竟医生看过的肌瘤太多了，对肌瘤变性的判断有丰富的经验，听从医生的专业意见，勇敢去面对可能的手术才是最好的选择。

▶ 子宫肌瘤变性会影响生育吗？

不一定会，但是一定要重视！如果是比较小的子宫肌瘤（小于 5 cm），仅仅怀疑良性变性，会不会影响生育主要看肌瘤的生长位置。子宫肌瘤按照与子宫肌壁的关系可以分为三类：肌壁间肌瘤、浆膜下肌瘤和黏膜下肌瘤。其中对生育和月经量影响最大的是黏膜下肌瘤，它的生长方向是凸向子宫内膜的，这种类型的肌瘤发生变性容易引起月经过多、贫血和不孕哦。如果已经怀孕，同时合并子宫肌瘤，那么就要小心子宫肌瘤红色变性了！这里可能要问，"红色变性"是肌瘤变成红色了吗？那对怀孕又有什么影响呢？没错，在怀孕期间肌瘤突然增大，有压痛，并且变成了暗红色，就称之为红色变性。这是一种特殊类型的肌瘤坏死，最容易发生在妊娠期，容易造成流产或者早产，要当心哦。

▶ 老年女性怀疑子宫肌瘤变性做手术，医生居然说要切除子宫，有这个必要吗？不能保留子宫吗？是不是故意吓唬人？

医生可没有吓唬人哦！子宫肌瘤的手术方式主要是根据年龄和对生育的需要决定的。如果是 30 岁的女性，当然首选是子宫肌瘤挖除，保留子宫。但是如果是 50 岁左右围绝经期或者已经绝经者，没有生育要求，手术方式肯定是首选全子宫切除。也许有人会说："即使我的子宫没有生育功能啊，也是一个器官，不能随便切！"但是想想看，当这个器官完成了生育使命，现在生病了，怀疑肌瘤变性，还不能排除恶性可能，影响到了生命，那就完全没有必要保留了。如果为了保留子宫而失去生命，得不偿失啊！

▶ 因为肌瘤切除子宫会加速衰老吗？

不会！大家要知道，分泌女性雌激素，使您保持青春美丽的是卵巢，不是子宫哦！子宫是生育器官，切除子宫除了无法怀孕和不来月经之外，对正常生活是完全没有其他影响的，也不会加速衰老。所以如果真的因为子宫肌瘤需要切除子宫时，不要过于担心和害怕。

▶ 子宫肌瘤患者饮食生活方面需要注意什么呢？

据研究报道，子宫肌瘤的生长可能和雌孕激素密切相关。所以我们首先要控制体重，减少高脂高糖食物的摄入，因为过多的脂肪会导致女性内源性雌激素增高，容易引发子宫肌瘤。其次，不要长期大量服用可能含有植物或动物雌激素的保健品，服用保健品前一定要咨询医生。再者就是要注意舒缓压力，调节情绪，生活工作中压力过大，也会引发内分泌失调，促进肌瘤生长。最后，就是要定期每半年或每年去妇科门诊随访，千万不能忘记！

小 贴 士

子宫肌瘤十分常见，如果你有子宫肌瘤病史，近期有腹痛、月经多、子宫明显增大等症状，就要怀疑子宫肌瘤变性了。如果怀疑子宫肌瘤发生恶变，那一定要及时就诊，听从医生的建议，积极面对，做到早发现、早诊断、早治疗。

（崔晓娟）

为啥坐立难安

刘阿姨今年61岁，一直饱受外阴瘙痒的困扰。但是刘阿姨总觉这么把年纪了，老是看妇科，羞于就诊，便只是随便药店里买点药膏抹一抹。以前药膏还能有些效果，但是今年刘阿姨感觉瘙痒愈发严重了，坐立难安，并且外阴局部还出现了小溃疡和部分色素减退，刘阿姨有些害怕了，急忙去妇科就诊，医生见状立即给刘阿姨做了外阴活检，病理报告提示外阴癌，居然是恶性肿瘤！医生告诉刘阿姨，外阴瘙痒也应该重视，可千万不能大意呀！

▶ 什么是外阴癌？

外阴癌位于外阴的表面，以大阴唇最多见，其次为小阴唇、阴蒂、会阴、尿道口、肛门周围等，约80%～90%为外阴鳞状细胞癌，主要发生于绝经后妇女。常表现为外阴瘙痒、局部肿块、溃疡等。

▶ 30岁的患者，经常反复外阴瘙痒伴白带多，会是什么病？

很可能是阴道炎！育龄期妇女绝大多数外阴瘙痒伴白带增多是妇科炎症，比如细菌性阴道炎、霉菌性阴道炎、外阴炎造成的。但是不同的病原体感染一般会有不同的表现，比如细菌性阴道炎多为轻度瘙痒，白带稀稠伴异味；霉菌性阴道炎瘙痒严重伴豆渣样白带，滴虫性阴道炎有外阴瘙痒伴稀薄泡沫状、黄绿色白带。经过药物对症治疗后，瘙痒症状会明显好转。但如果长期外阴瘙痒，却没有妇科炎症感染，那就要小心了，还是要尽早就医，排除外阴癌可能性。

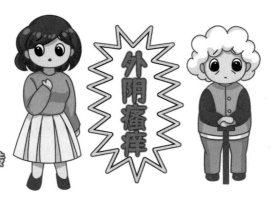

细菌性阴道炎
霉菌性阴道炎
滴虫性阴道炎
……
药物治疗可反转

外阴瘙痒

外阴癌
绝经后
长期瘙痒
无感染

▶ 65岁的患者有外阴白斑，痒得厉害，会是外阴癌吗？

有一定的可能性，要当心！外阴白斑是指外阴出现色素改变，病因不明，可能和刺激、遗传、内分泌相关，疾病持续时间较长，有的甚至持续几十年，外阴瘙痒严重，较难治愈，还有一定恶变的可能性。如果绝经后女性，伴有外阴白斑、瘙痒的情况，一定要及时就诊，因为外阴癌"青睐"绝经后女性，并且早期没有特征性表现，往往只是外阴瘙痒，局部外阴色素减退，湿疹样改变等，如果有怀疑病变就要尽早去医院就诊，取部分外阴组织做病理检查，这样才能够确诊！有问题也能争取早发现，早治疗！

▶ 外阴瘙痒的问题到底是看皮肤科还是看妇科？

呵呵，两个科室的医生应该都不会拒绝哦！因为很多原因都会造成外阴瘙痒，比如外阴湿疹、外阴白斑、外阴癣以及外阴尖锐湿疣等，也可能是过敏、糖尿病等全身疾病引发，有时病因比较隐蔽，需要反复就诊才能够找到。不管哪个科的医生应该都会详细地询问病史，并且做详尽的辅助检查。不过，如果靠近阴道口、小阴唇的部位瘙痒问题严重，可能还是看妇科方便一些，妇科医生可以同时做白带检查排除妇科炎症造成的瘙痒。有时，不同的医院可能有不一样的专业分工和习惯，不清楚的情况下，可以去咨询导医台。

▶ 外阴瘙痒老是反复，生活中要注意些什么？

首先当然是去就医，要找到病因，对症用药！造成外阴瘙痒的原因太多了，如果找不到真正的病因，无法对症下药，那瘙痒就会反复。用药也一定要严格按照医生嘱咐或者根据说明书使用，千万不能三天打鱼两天晒网，那样治疗不彻底，也会造成症状反复。治疗后一定要复查，不然怎么知道好了没？有些引起外阴瘙痒的病因是需要长期管理、巩固治疗的，比如复发性霉菌性阴道炎、外阴白斑等。再者就是在日常生活中要注意做好卫生清洁工作，避免不健康性生活，在经期一定要勤换卫生巾，保证私处干燥、卫生。饮食上要以清淡为主，尽量少吃或不吃有刺激性的食物。及时注射HPV疫苗，减小尖锐湿疣、宫颈病变、外阴癌等HPV相关疾病的发生概率。

▶ 外阴上长了个东西，会是外阴癌吗？

那可不一定！外阴上长的东西可能是皮赘、毛囊炎、痣、湿疣、囊肿、脂肪瘤等等，太多的可能性了！去医生那里吧，让医生来帮助你诊断，让医生来判断你的外阴肿物需不需要切除，需不需要活检。说到这里，可能会有朋友害怕了，外阴活检？！会不会很痛？要不要缝线？会不会留下很大的伤疤，要不要上全麻？需不需要住院？多久能恢复？活检后多久能拿报告？大家不要紧张，外阴活检术是妇科小手术，创伤极小，主要目的是对肿块的良恶性做出判断。这种小手术一般只需要局部麻醉，痛苦小，在门诊手术室即可完成，无需住院。活检创面都比较小，偶尔需要缝1～2针，不会有很大的瘢痕，术后就可以自由活动，外阴创面一般7天左右就可完全愈合。根据各家医院病理科效率的不同，大概3～7天可以拿到活检组织的病理报告。

▶ 外阴癌能治吗？需要开刀吗？

当然可以治疗！如果很不幸，外阴活检提示外阴癌，那么就要尽快就诊，完善B超、CT、磁共振、肿瘤指标等检查，以便医生对外阴癌的分期有大概的判断。什么叫分期呢？也就是肿瘤病变的早晚，一般来说越早期的肿瘤，分期也越早。早期的外阴癌是可以通过手术切除的，晚期的话就可能需要手术联合放疗和化疗了。在外阴癌的治疗中，积极配合医生很重要！

▶ 外阴癌术后需要注意些什么？

外阴癌手术后可能会面临伤口疼痛、伤口愈合时间长等问题。那么首先要保证患者充足的营养，要多吃高蛋白的如蛋、鱼虾等食物。再者要非常注意外阴伤口每天的清洁消毒工作，不要让尿液和粪便污染伤口。体位要注意，不要压迫伤口。定期到医院复查，保持心情舒畅，家人要多关心术后患者，帮助疏导，让患者不要有太多心理压力。

小 贴 士

当发现外阴瘙痒难耐，坐立不安时，尤其是中老年女性，一定要当心外阴癌！外阴瘙痒病因多变，多为良性疾病和炎症性疾病，但仍有少数外阴癌的发生。记得外阴瘙痒不羞耻，一定要正确应对，及时就医，必要时进行外阴活检来明确诊断。

（崔晓娟）

"秘密森林" 的黑色大魔王

▶ 什么是外阴恶性黑色素瘤?

外阴恶性黑色素瘤是一种相对罕见的外阴恶性肿瘤，恶性程度较高，是第二大最常见的原发性外阴恶性肿瘤。多见于65～75岁妇女，常表现为外阴瘙痒、出血、色素沉着范围增大。外阴恶性黑色素瘤常来源于结合痣或复合痣。外阴恶性黑色素瘤与其他部位的黑色素瘤生物学行为方面显著不同，预后也显著差于后者，疾病转移迅速，恶性程度很高，治疗手段有限，所以，称之为黑色大魔王可一点儿也不夸张！

▶ 痣会恶变? 太可怕了吧

是的！这不是危言耸听，痣确实可能会恶变，会突然变成大魔王！很多人在皮肤上都会出现点状或者米粒大，褐色或者黑色的一个斑，这个就是色素痣，痣可生长在

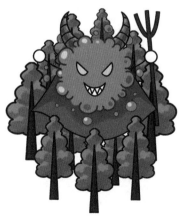

外阴恶性黑色素瘤
摩擦、性激素
恶性程度很高

全身各个部位，一般情况下无需干预，但如果女性外阴处长痣，则需要格外注意，因为这类痣随时有恶变的可能。为什么呢？因为外阴的色素痣容易受到摩擦或是分泌物的刺激，局部可出现疼痛、发痒、出血或者炎性反应。同时，色素痣对性激素极敏感，常在青春期或妊娠期增大和变黑，因此外阴色素痣易发生癌变。

▶ 怎么才能及时发现外阴长痣了呢？

可以自我检查、伴侣帮助或者寻求医生帮助检查。由于外阴毛发较多，并且自己无法完全看到外阴的皮肤情况，有时外阴色素痣确实生长隐蔽，难以发现。所以希望大家能够坚持每年1次定期妇科检查，让医生的火眼金睛去发现，医生对外阴疾病有充分的认知，容易识别出可能存在的外阴病变。如果太忙没有时间就诊，可以定期自查或者让伴侣帮忙检查，但是非专业人士可能判断不准确哦，最好还是去医院检查，以免漏诊或产生不必要的担心。

▶ 外阴如果长痣了，要注意些什么呢？

如果是自己发现外阴长了痣，要随时注意观察，痣的大小、质地、范围有没有发生变化，有没有伴随外阴瘙痒、溃疡等情况，必要的时候及时去医院就诊。你怎么知道这是颗普通的痣还是黑色大魔王呢？医生会对外阴痣做出判断，可以随访还是需要进一步的检查。要保持外阴清洁。在穿着方面，应选用对外阴皮肤刺激较小的全棉内裤，以及宽松、柔软、透气的外裤，以减少对外阴皮肤的摩擦。要尽量避免对痣进行抓、挠、拔毛等行为，减少对痣的摩擦和刺激，总之，如果外阴长了痣，一定要密切观察，绝对不可以置之不理！

▶ 为什么痣会恶变呢？

人类身体上的每一种器官都有发生恶性肿瘤的可能，皮肤当然也不例外。恶性黑色素瘤常来源于皮肤的色素痣，可能和色素痣生长部位、人种、家族史和基因突变相关。从医学角度来讲，长在经常受到摩擦部位的痣是要引起足够重视的，反复的摩擦刺激会使极少数的痣发生恶变，变成恶性黑色素瘤。

▶ 外阴恶性黑色素瘤可怕吗？有得治吗？

可怕！外阴恶性黑色素瘤往往预后差，诊断时可能已经出现肿瘤转移。不过，目前国内外医学发展迅速，对外阴恶性黑色素瘤的治疗还是有不少手段的。早期的外阴黑色素瘤以手术为主，晚期则考虑化疗、放疗、免疫治疗等综合治疗。

▶ 那要如何确诊外阴恶性黑色素瘤呢？

如果医生高度怀疑外阴恶性黑色素瘤，一般不会直接在病灶上活检，而是会建议经充分的手术准备，在全麻或局麻下对可疑病灶局部切除，范围需要离病灶边缘有一定距离，然后对病灶进行组织病理学检查，一般就可以明确诊断，进行下一步治疗了。

▶ 外阴恶性黑色素瘤手术后需要注意些什么？

外阴恶性黑色素瘤的手术范围一般比较大，还可能会做淋巴结清扫。所以术后首先要注意外阴伤口的愈合情况，注意观察伤口有没有红肿、开裂、渗出、感染等情况，每日做好外阴清洁消毒工作，术后至少1个月不能进行性生活。其次在术后1～2天避免进食较硬和难消化的食物，以柔软、易消化的高蛋白质半流质食物为主，比如鸡蛋、瘦肉粥，术后要注意防止便秘。再者就是要适当活动，以促进肠蠕动，防止下肢静脉血栓和淋巴囊肿的发生。当然，保持身心愉悦也十分有利于患者术后的恢复。手术后要及时关注自己的病理报告，拿到报告后立即就诊，让医生来判断外阴黑色素瘤的病变程度，是否还需要后续治疗。如果身体上有任何不适，都要及时求助医生哦，可不能被这个黑色大魔王轻易打倒了。

小 贴 士

如果您在外阴部位发现了黑痣，一定要当心是不是个黑色大魔王。要避免对黑痣进行挠、抓等刺激动作，定期至医院检查。如果发现黑痣逐渐增大、瘙痒、疼痛不适、有渗出或溃疡表现，要及时就医。

（崔晓娟）

篇六

妇科肿瘤「照妖镜」

筛查诊断判预后

辅助检查作用大：

"变化多端"的妇科超声检查

妇科肿瘤影像学检查的三朵"花"

爱"捉迷藏"的卵巢囊肿

……

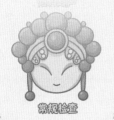

常规检查

CT检查

免孕期使用

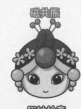

磁共振

底轴检查

"变化多端"的妇科超声检查

病　例

小安今年25岁，未婚。这几天觉得下腹隐隐作痛，于是来医院就诊。医生详细询问了一下病史，建议先做个妇科超声检查，还特地叮嘱："因为你没性生活史，你不可以做经阴道的超声检查，还是做一个喝水憋尿的超声检查吧。"结果小安在超声室门外傻傻等了一个多小时说，轮到小安时因为憋尿不够，没法检查。医生好心建议说："没有时间继续等的话，可以做一个经直肠的超声。"

小安想，这妇科超声检查变化多端啊，一会儿就听到了三个名称？真有点云里雾里的搞不清啊。

▶ 妇科超声检查到底有几种啊？

妇科超声主要有三种检查方式：经体表，经阴道，经直肠（简称肛超）。一般都不需要空腹准备。

所谓的经体表，就是在女性下腹部涂上超声耦合剂（无色无味的透明稠厚液体），使用扇形的体表超声探头接触下腹部，在腹部移行和旋转以取得不同妇科器官的超声切面图像。

顾名思义，经直肠和经阴道的超声检查，是将细长圆柱形的超声探头置入女性直肠或者阴道内的检查方式，它也需要上下左右地移动探头以取得器官不同的超声切面。

应用原则是：对于没有性生活的女性一般首选经体表（或称经腹部）超声检查时，特殊准备就是检查前的喝水憋尿，充盈膀胱，这需要花费一些时间等待，如果能忍受经直肠超声带来的轻微不适感，无性生活者也可以选择经直肠的超声检查方式，和经阴道超声检查原理雷同，需将探头置入人体内部，也需要排空膀胱。对于有性生活的女性来说，一般都首选经阴道的超声检查，这种情况下非但不需要喝水憋尿，而且要求排空膀胱，且检查时距离最后一次小便的时间最好不超过半小时。

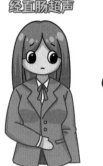

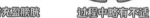

经体表超声　经直肠超声　经阴道超声

需充盈膀胱　　过程中略有不适　　适用于
有性生活经历的女性

▶ 妇科超声可以担当妇科肿瘤筛查的重担吗？

妇科超声检查方便易行，它具有高度安全、实时成像以及费用较低的优点，使得它成为妇科影像学检查的当家花旦。尤其是妇科腔内超声，由于它的检查探头可以最大限度地接近盆腔底部的子宫和附件，而对于超声来说，检查设备越接近检查器官，图像显示的清晰度更佳且分辨率更高，所以对上述器官的检查更有着得天独厚的优势。

基于以上特征，妇科超声检查（特别是阴道超声检查）不仅是女性常规体检、确认妊娠的首选，更是疾病筛查（特别是妇科肿瘤筛查）最优先考虑的医学影像学检查方式。

▶ 为啥经体表的检查一定要喝水憋尿啊？

经体表的检查方式，超声波要透过皮肤和皮下脂肪以及子宫周围特别是上方的肠管组织，才能到达需要检查的器官，超声波在实体组织器官中传播的速度慢，反射回来的超声信息有限，无法达到清晰成像的目的。而在膀胱充盈的情况下，它像一个储水的水囊一样，不仅可以推开周边的肠管，形成一个透声窗，而且超声在液体中的传播速度远大于软组织器官，从而使得子宫、附件更好地显影成像。反之，腹壁部脂肪特别肥厚、腹壁有明显瘢痕的情况，都会影响超声的图像质量。

▶ 憋尿检查不易，经肛门（直肠）更痛苦，怀疑妇科肿瘤时究竟选哪一种检查方式好？

在不违背检查原则（无性生活者禁止经阴道超声检查）的情况下，可以根据实际情况在三种检查方式之间自由切换，也可以在特殊情况下互相组合，取长补短。比如在妇科肿瘤疾病检查中，当肿瘤生长迅速、肿块特别巨大的时候，由于巨大的包块超出了盆腔，向腹腔扩展，超出阴道超声探头扫查的范围，可以采取经阴道或直肠联合经体表的检查方式，有助于弥补单一阴道超声检查的不足，可使超声医生多方位、更全面地了解包块的大小、形态和内部回声，以及肿块内部有无血流及血流分布情况，从而对肿块良恶性做出更精准的判断。

▶ 没有手术史，为啥超声报告上的输卵管和卵巢却"不翼而飞"了?

妇科超声作为对女性生殖器官也就是"子宫、双侧附件（卵巢、输卵管）、宫颈"成像检查的一种首选方法，大多数情况下可以达到对妇科器官清晰显像和疾病筛查的目的。但在盆腔肠管特别胀气比如严重便秘、严重腹泻时，由于肠管内容物或气体的干扰，产生很多超声伪像，并最终导致此种情况下一侧甚至是双侧卵巢显示不清。这种情况一般不用特别担心。如果没有特殊不适，可以择期随访超声。

还有就是绝经后的女性，由于萎缩后的卵巢和周围软组织回声缺乏对比，很多情况下卵巢都较难在超声下显示。

正常的输卵管在超声下不显示，因为正常输卵管是直径仅有几毫米的管状软组织结构，也由于正常情况下它和周围软组织缺乏对比，所以超声图像难以显示输卵管。而患输卵管积液、输卵管癌时，在输卵管异常增大或者盆腹腔大量积液的情况下，输卵管和周围软组织形成鲜明对比，超声上才可以显示输卵管。

▶ 年轻女性是不是不用担心妇科肿瘤?

妇科肿瘤可以发生在任何年龄的女性，甚至一些卵巢来源的生殖细胞肿瘤好发于年轻女性。所以一般建议不管有无性生活，健康女性都需要至少行每年1次的超声检查和妇科检查。

对于出现月经不规则出血、下腹胀、下腹痛的任何年龄女性，更不要讳疾忌医，应该及时前往医院就诊并做相关检查。

▶ 妇科超声，能明确妇科肿瘤到底是哪一种吗？

妇科超声能发现子宫、卵巢的周期性改变，比如内膜的周期性厚度变化和回声变化，卵巢的周期性改变和生理性囊肿。它也可以进一步发现发生于卵巢、子宫、宫颈的疾病，并且鉴别病变的良性恶性。少数几种妇科疾病在超声下有特异性的超声图像，可在超声下就达到较明确诊断，常见的有卵巢生理性囊肿，如黄体囊肿；卵巢良性肿瘤，如畸胎瘤、卵巢内膜异位囊肿（巧克力囊肿）；子宫体上的良性病变，如子宫肌瘤。它们有较特异的图像，可以在超声下达到较明确诊断。

但是卵巢恶性肿瘤类型繁多，其图像缺乏特异性，虽然超声可以鉴别卵巢囊肿的良恶性，却不能具体明确是哪一种类型。任何肿瘤诊断的金标准都是病理诊断，因此明确肿瘤的具体类型还是要靠术前穿刺活检和术后标本的病理诊断。

小 贴 士

参考表6-1，在怀疑妇科疾病的情况下，排查妇科肿瘤或者其他妇科疾病都首选妇科超声检查。对于没有性生活史的女性，可以选择经体表或者经直肠超声的任一种或者组合，禁用经阴道超声。对于有性生活的女性，上述三种超声都可以任意选择一种或者配伍选择，以达到最佳诊断效果为佳。

表6-1　妇产科B超攻略

类型	途径	憋尿	适用人群	优点	缺点
阴超	阴道	否	有性生活者	1. 图像清晰，结果更准确 2. 不受肥胖、肠胀气干扰	1. 无性生活者禁用 2. 盆腔包块较大者不适用
腹超	腹部	是	1. 无性生活者 2. 有性生活但介意阴超者 3. 盆腔肿块较大者 4. 孕3个月以上者	1. 适用于所有群体 2. 完全不受阴道出血影响	1. 憋尿痛苦 2. 清晰度略差 3. 受肥胖、肠胀气干扰
肛超	直肠	否	无性生活且不愿意憋尿者	1. 图像清晰，结果更准确 2. 不受肥胖、肠胀气干扰 3. 不受阴道出血影响	1. 肛门略有不适 2. 盆腔包块较大者不适用

（万晓燕）

妇科肿瘤影像学检查的三朵"花"

·········· 病　例 ··········

　　吴阿姨今年56岁，最近一月余下腹隐隐作痛，近几日腹痛明显加剧，在家属陪同下于周日就诊于外科急诊。外科医生询问病史后，建议吴阿姨先行腹部CT检查。检查后，外科医生读片后说吴阿姨盆腹腔内有一个较大的肿块，同时建议吴阿姨周一行肿瘤免疫指标的检查和妇科超声的检查。周一吴阿姨谨遵医嘱，在妇科医生检查后做了妇科超声的检查。

　　妇科超声医生仔细对吴阿姨进行了检查，发现除了盆腹腔肿块巨大，吴阿姨还有腹水，就在阴道超声检查外加做了经体表的超声。由于肿块巨大，部分和子宫分界不清，且无法在超声下看到吴阿姨的双侧正常卵巢，超声医生做出了肿块恶性可能的判断，同时判断肿瘤来源于子宫体的可能性比较大。但是由于肿块巨大，还是建议吴阿姨再做一个磁共振的检查，进一步明确肿块的来源，原发或是转移性。

▶ **妇科肿瘤的影像学检查主要有哪些？**

　　妇科肿瘤影像学检查的三朵花分别是：妇科超声，CT和磁共振。

▶ **这三种检查孰优孰劣呢？**

　　妇科超声优点是简便易行，实时成像，没有辐射且价格低廉。综合以上优点，它当仁不让成为妇科影像检查的"当家花旦"。

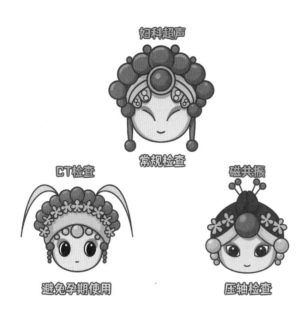

妇科超声

常规检查

CT检查

避免孕期使用

磁共振

压轴检查

CT检查有辐射，软组织对比度不如磁共振，但是它的优点是便捷，扫描速度快，可大范围扫查，拥有大视野。所以在疾病诊断定位不明确的情况下（如腹痛待查），锁定病变器官有如大海捞针的时候，就可以考虑行CT扫查。其灵巧和快捷，"刀马旦"是也。

磁共振，又称MRI，它的优点是没有辐射，软组织对比度高，更大视野，多方位的成像。所以可以作为进一步明确病变性质的压轴检查方法。其缺点是成像时间长，做一次检查耗费大量时间。其"沉稳大气，艳压群芳"的特质，称之为"正旦青衣"不足为怪。

需要特别指出的是，妊娠状态下，一般不选择CT检查。在妊娠合并妇科肿瘤的情况下，需要影像学进一步明确诊断时可以超声联合磁共振检查。

▶ 如何才能早期发现卵巢癌呢？

卵巢癌早期症状隐匿，即使到了肿瘤晚期也可能只有一些非特异性的症状，如下腹隐痛、腹胀。一般来说每年1次的妇科检查、妇科超声检查联合肿瘤指标的抽血化验（CA19-9，CA125，AFP，CEA）检查是很好的筛查卵巢癌和妇科恶性肿瘤的方式。

▶ 超声检查没有明显异常发现，是不是就一定排除妇科肿瘤了？

通常来说，做个妇科超声检查就可以发现大部分的妇科肿瘤，比如来源于宫体、卵巢及输卵管的肿瘤。但也有一些特殊的恶性肿瘤早期以及早期的癌前病变单靠超声难以发现，比如宫颈癌以及其癌前病变如宫颈上皮内瘤样病变。所以，体检行妇科超声检查+宫颈细胞学筛查+妇科肿瘤标志物检测作为妇科肿瘤的筛查手段比较稳妥和全面。有阴道不规则的出血、绝经后阴道出血者超声发现内膜异常增厚的情况下，可以加做宫腔镜或者诊断性刮宫以取得活检，从而进行诊断。

▶ 姐"不差钱"，能不能哪个检查贵就选哪个？

通常来说，没有症状和不适的常规体检，做一个妇科超声就可以排除大多数的妇科肿瘤，没有必要所有影像学检查面面俱到。但当一个人有妇科疾病症状，而妇科超声检查诊断又无法对此症状做出合理解释的时候，就可以寻求其他影像学检查如磁共振的帮助。比如在内生型的宫颈癌，患者一直有阴道不规则的出血，但是妇科检查宫颈表面正常，宫颈细胞学检查没有异常发现，子宫内膜也没有异常的增厚和异常回声，而异常的阴道出血反反复复出现，这种时候就建议做一个磁共振检查。再比如，一个腹痛患者，腹痛定位不清晰，症状又比较明显的情况下，做一个上下腹部的CT扫查可以在较短时间内锁定病变的位置，因为腹痛可以是肠道来源，也可以是妇科来源，如初步定位怀疑是妇科来源，则可以再加做一个妇科超声检查，更有针对性地明确病变来源及性质。除了妇科超声外，CT扫查也可以作为妇科恶性肿瘤患者术后的随访检查之一，以便早期发现肿瘤的复发和盆腹腔转移。还有就是在盆腹腔病变巨大、多发，但病变来源性质不清的情况下，也需要做一个磁共振，有助于明确性质和来源，以及有无远处器官和淋巴结的转移。

▶ 妇科超声可以判断卵巢囊肿的良恶性吗？

通常来说，有经验的妇科超声医生是可以通过妇科超声来判断卵巢肿块的良恶性的。卵巢这个小小的女性器官能量巨大，且因为有月经周期的变化而显得变幻多端。良性的囊肿在超声表现为：通常直径小于5 cm，回声多为无回声、低回声，囊壁薄，光滑，彩色多普勒血流成像提示囊壁的血流不明显或者少量血流信号。卵巢的恶性肿瘤多表现为混合性回声或者实性回声，比如囊性肿块内出现大小不一的实性回声区，且实性回声内血流信号丰富的，肿块的性质往往不可能是良性，要考虑肿块的交界性及恶性可能。当囊肿倾向于生理性囊肿时，可以考虑在一两个月经周期后，待经期结束复查妇科超声。大多数生理性囊肿可以在一两个月经周期内消失，有的会需要更长的时间。

小 贴 士

　　妇科肿瘤的筛查可以首选妇科超声检查。在妇科超声诊断不明确的情况下，可以根据具体情况加做CT和磁共振检查。在妊娠合并妇科肿瘤者，因为CT有辐射影响胎儿而通常不选用。发现卵巢囊肿不要慌，很多囊肿可能是生理性囊肿，可以在月经周期后复查。每年1次的妇科检查不可少。

（万晓燕）

爱 "捉迷藏" 的卵巢囊肿

· · · · · · · · · · · · · · · · 病　例 · · · · · · · · · ·

　　小洪今年6月单位体检的时候发现了左侧卵巢囊肿，当时最大径线是
45 mm。体检医生说问题不大，但是建议她后续去大医院复查。小洪当时也不
以为意，三个月后，小洪在例假干净后10天去医院复查，令人意想不到啼笑
皆非的是这次囊肿居然变到了右侧。医生反复确认是右侧后说这种情况也是可
能存在的：目前右侧囊肿基本上可以判断为生理性囊肿，而生理性囊肿多半在
月经周期的中后期出现，在下次月经过后往往会消失，推测小洪前几个月的左
侧卵巢囊肿也有可能是生理性的。建议小洪在下次月经干净后两三天内复查。
忧心忡忡的小洪当下有点疑惑，过了一个月后，小洪严格按照医生医嘱去医院
复查，这次令人惊喜的是双侧卵巢都没有囊肿。想不到卵巢囊肿，像调皮的孩
子一样爱捉迷藏啊！

▶ 什么是生理性卵巢囊肿？

　　卵巢这个能量巨大的女性器官会随着生理性的周期改变而发生变化：窦卵泡在激
素的作用下成熟，排卵，后形成黄体。在这过程中出现的滤泡囊肿、卵泡囊肿和黄体
囊肿，是育龄期妇女常见的生理性囊肿。

　　（1）滤泡囊肿：当卵泡和其内的卵母细胞发生凋亡，而卵泡液还未被吸收，就
会引起滤泡囊肿；当卵泡液吸收完全，囊肿即可消失。

　　（2）卵泡囊肿：优势卵泡长大却最终没有排出，可形成卵泡囊肿。

　　（3）黄体囊肿：优势化卵泡成熟，卵子排出后，卵泡塌陷形成黄体，正常排卵
后的黄体直径一般为1.5 cm左右，当其内积聚较多的液体或者卵泡壁的破裂引起较多

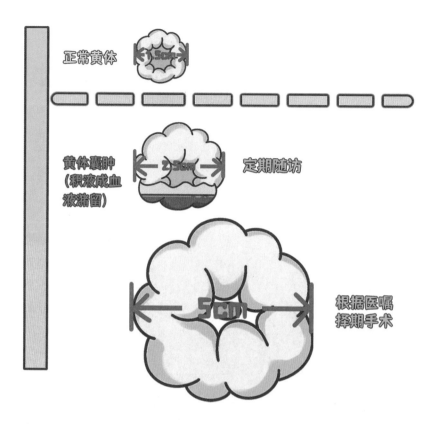

正常黄体　1.5cm

黄体囊肿
（积液成血
液潴留）　2.5cm　定期随访

5cm　根据医嘱
择期手术

的出血潴留于黄体腔内，形成近2.5 cm以上的囊肿时，可称之为黄体囊肿。5 cm左右的黄体囊肿也很多见。

▶ 卵巢生理性囊肿、良性囊肿是不是就可以高枕无忧啦？

卵巢囊肿可以分为生理性卵巢囊肿、病理性卵巢囊肿。病理性卵巢囊肿又可分为良性卵巢囊肿和恶性卵巢囊肿。通常不需要担心和特殊治疗的是生理性卵巢囊肿，一般在初次发现后1～3个月内会自行消失。

怀疑良性的卵巢囊肿在体积小于5 cm时也可以定期观察随访。

需要警惕的是：生理性的卵巢肿瘤如黄体囊肿也会发生破裂，是年轻女性急腹症较常见的原因。小的囊肿破裂时，患者仅有轻度腹痛，保守治疗后出血停止就可以免于手术。但囊肿较大、出血较多时，也可以有剧烈的疼痛；甚至腹腔内出血严重时会引发出血性休克，这种情况下需要急诊手术治疗。

还有一些卵巢良性肿瘤（比如卵巢畸胎瘤）也容易发生卵巢囊肿蒂扭转和破裂。畸胎瘤破裂时，由于其囊肿内部多样结构外流刺激腹膜，患者常有剧烈疼痛伴恶心呕吐。畸胎瘤破裂一旦诊断成立，也需要立即手术。蒂扭转的典型症状是患者体位改变后突然发生一侧下腹剧痛，常伴恶心、呕吐甚至休克。如果一经怀疑为畸胎瘤扭转，也应尽快手术解除扭转，长时间的蒂扭转可导致卵巢缺血和不可逆的坏死。

良性卵巢囊肿如果体积不大，比如直径小于 5 cm 且患者无不适，可以定期随访。如果囊肿进行性增大，则存在发生卵巢囊肿扭转和破裂的风险，建议尽早择期手术。

▶ 畸胎瘤——从来没有怀孕过，哪里来的"畸形胎"？

畸胎瘤是卵巢生殖细胞肿瘤中常见的一种，它并非是妇女怀了怪胎以后演变成肿瘤，而是卵巢生殖细胞异常增生，集聚形成的卵巢囊肿，含有人体外胚叶、中胚叶和内胚叶三种组织演变而来的成分，通常含有成熟或未成熟的皮肤、牙齿、软骨、毛发、脂肪、肌肉、上皮，少数也可有胃黏膜、胰、肝、肾、肺、甲状腺及胸腺。

畸胎瘤分为成熟畸胎瘤（良性）和未成熟畸胎瘤（恶性），其中 97% 是囊性成熟畸胎瘤，又叫皮样囊肿。

畸胎瘤在超声上的图像非常特异，常伴有肿瘤指标 AFP 的异常增高。

▶ "巧克力囊肿"和巧克力有什么联系吗？

"巧克力囊肿"是卵巢子宫内膜异位囊肿的俗称，顾名思义，本来该长在子宫的内膜组织因为异常原因跑到了卵巢里面，卵巢内的异位内膜也会随着月经周期性激素的作用发生周期性的出血，反复出血和积累慢慢形成了这个囊肿，陈旧性的出血黏稠色暗，很像融化的巧克力，故巧克力囊肿的名字由此而来。巧克力囊肿虽然是良性肿瘤，但是它的临床表现却一点也不"友好"，很多时候它就是困扰你多年的痛经的罪魁祸首。而且它的反复出血，囊肿会越来越大，甚至会有巧克力囊肿破裂的可能。一旦破裂，就会导致内膜细胞播散到盆腹腔其他组织和器官上，如肠管、腹膜等，导致更难控制的盆腹腔子宫内膜异位症。所以，年轻女性一旦发现巧克力囊肿较大时，建议行囊肿剥离术。但是，巧克力囊肿另一个可恶之处在于其术后容易复发，用药物抑制月经周期的假绝经疗法有助于降低术后的复发率。

小 贴 士

发现卵巢囊肿不要慌。无症状的生理性囊肿不需要特殊处理，可以选择两三个月经周期后复查。病理性卵巢囊肿考虑良性卵巢囊肿者，在囊肿直径小于5 cm时依然可以选择定期随访。囊肿持续存在或者体积增大者，或者绝经后出现卵巢囊肿者，建议择期手术治疗。高度怀疑恶性卵巢囊肿者应尽早接受手术等治疗。

（万晓燕）

离不开的肿瘤辅助治疗

除了手术，还有什么治疗手段能保护我：

化疗并非"洪水猛兽"

妇科肿瘤怎么"打靶"治疗

基因检测是不是"智商税"？

放疗可能有什么不良反应？

……

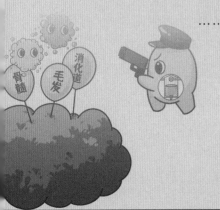

妇科肿瘤治疗双刃剑的威力
——化疗知多少

·········· 病 例 ··········

　　患者张女士，女，48岁，半年前出现性生活后阴道少量出血，因工作忙碌没有及时就诊，最近1个月阴道出血量越来越多，到医院妇科就诊后，结合各项检查及阴道镜下宫颈活检考虑宫颈鳞癌，及时手术治疗后结合术后病理建议术后补加放化疗。张女士一脸疑问："医生，我的肿瘤不是都切了吗？为什么还要让我做放化疗？"

▶ 正确认识化疗

　　常见的妇科恶性肿瘤如宫颈癌、子宫内膜癌、卵巢癌等治疗原则以手术、化疗、放疗为主。手术和放疗都属于局部治疗手段，只对治疗部位的肿瘤有效，对于潜在的转移病灶和已经发生转移的肿瘤就难以发挥疗效。因此，对一些有全身播撒倾向的肿瘤及已经转移的中晚期肿瘤，化疗是主要治疗手段。化疗是利用化学药物杀死肿瘤细胞、抑制肿瘤细胞的生长繁殖和促进肿瘤细胞分化的一种治疗方式，它是一种全身性治疗手段，对原发灶、转移灶和亚临床转移灶均有治疗作用。

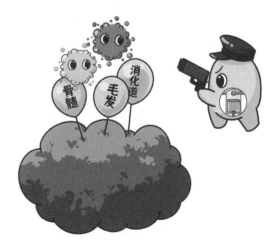

　　化疗主要对生长速度快的细胞，故

癌细胞是最有可能受到影响的，正常生长较快的细胞也会受到影响，如骨髓、毛发、消化道上皮细胞等。这就是为什么化疗会产生使人产生血细胞降低、毛发脱落、恶心呕吐等副作用。

▶ 化疗有哪些种类?

1. 根治性化疗

对化疗敏感，通过全身化疗可以治愈或完全控制的肿瘤，往往采用根治性化疗，如绒毛膜上皮癌，为此根治性化疗要保证足够的强度。

2. 术前化疗

又称新辅助化疗或诱导化疗，目的是降低肿瘤负荷，降低肿瘤分期，及早消灭微小转移灶，消灭可能的远处转移。针对临床上相对较为局限性的肿瘤，但手术切除或放射治疗有一定难度的，可在手术或放射治疗前先使用化疗。新辅助化疗可提高手术切除的可能性和完全切除率，若能达到病理分期降低，还可增加患者的治愈几率或延长生存期，此外，新辅助化疗还可为术后治疗提供最可靠的个体化的体内药敏试验结果。

3. 术后辅助化疗

术后辅助化疗是肿瘤根治性化疗策略的一部分，是消灭残存的微小转移灶，防止复发转移而进行的化疗，主要作用是减少复发的概率，消灭手术过程中可能造成的局部种植，提高治疗的治愈率。

4. 姑息性化疗

有些肿瘤诊断时已达晚期或复发转移，失去手术机会，以姑息性化疗为主要治疗手段，起暂时缓解患者症状和控制病情的作用。随着肿瘤治疗手段的进步以及新的治疗手段的出现，更多的肿瘤化疗正从姑息性治疗向根治性治疗过渡，在制定化疗计划和方案时前一定要明确肿瘤治疗的目的是姑息还是根治，以姑息化疗为目的的治疗方案不应给患者带来很大风险和痛苦，必须衡量治疗可能导致的利弊得失。

▶ 化疗的不同途径

（1）静脉化疗：是最经典、最常用的化疗途径。适用于所有妇科恶性肿瘤的化疗。

（2）口服化疗：主要用于早期患者的辅助治疗或晚期患者的姑息治疗。生物利用度受药物吸收的难易程度及肝脏首过效应影响较大，疗效的个体差异较大。

（3）腔内化疗：主要用于治疗癌性腹水和腹腔弥漫转移病灶。通常将化疗药物用适量的流体溶解或稀释后，经引流的导管注入各种病变的体腔内，从而达到控制恶性体腔积液的目的。

▶ 医生制订化疗方案的原则

（1）使用不同作用机制的药物，以便发挥协同作用。

（2）药物不应有相似的毒性，以免毒性相加，患者不能耐受。

（3）规范化用药，不可随意减少剂量、疗程或延长疗程间隔。

（4）诊断明确，必须有病理诊断，滋养细胞肿瘤除外。

（5）个体化治疗，化疗方案以及药物的选择、剂量、用法、途径根据病种、临床期别、肿瘤发生部位、预后评分、患者体能评分等因素综合决定。

▶ 化疗期间应该注意的事项

1. 饮食

以易消化、少油腻的清淡食物为主，多吃高蛋白质、高纤维素食物和新鲜水果蔬菜等，以增强机体抵抗力。进行腹部按摩，以刺激肠蠕动，促进排便。每天饮水至少2 000 mL，排尿量在3 000 mL左右，加快体内药物代谢产物的排泄，减轻肾脏损害和药物对胃肠道黏膜的刺激。

2. 保护静脉

化疗药物对血管刺激性强。中心静脉置管部位需保持皮肤清洁，若出现疼痛、红肿、皮疹、药物外渗等情况，必须立即告知护士，尽快处理。

3. 定期检查

遵医嘱复查血象，如有白细胞、血小板降低，肝功能异常等情况，需及时处理，以免不良反应加重，造成生命危险。根据病情，医生会减少剂量或停止化疗，适当应用治疗药物，如提高血白细胞水平的粒细胞刺激因子等。

4. 化疗后，能出门吗？

能出门，但要适当减少户外活动，尽量避免去人多密集的地方。保持室内空气流通、环境清洁，勤洗手。若出门，请戴好口罩，尽少接触病源，避免交叉感染。化疗后的身体抵抗力较差，应注意保暖，预防感冒。疲劳无力是化疗后常见反应，最好延长休息时间，看看书、听听歌，调节情绪，保持良好心态。

小 贴 士

化疗前后医生会反复做血液学、CT等检查，来评价化疗疗效。治疗肿瘤时，不但要看肿瘤大小的变化，更需要考虑到患者的生存质量、生存期的长短。很多晚期肿瘤患者通过综合治疗，可以长期带肿瘤生存。在迎战肿瘤的道路上，不管是患者还是家属，都会遇到各种困难和不顺心。不要轻易半途而废，贵在坚持，一定记得要跟家人、医生等多沟通，互相鼓励，众志成城，攻克难关。

（徐海静）

化疗并非 "洪水猛兽"

　　患者陈女士，女，68岁，今年6月份体检发现左侧的卵巢肿块，在肿瘤医院就诊后完善全身检查，考虑卵巢癌可能，便住院进行了手术治疗，术后的病理提示陈女士是卵巢高级别浆液性癌ⅢC期，术后需要进行化疗来巩固治疗。但是陈女士在化疗期间出现了明显的不良反应：恶心、呕吐、食欲下降、便秘加重，头发更是大把大把地脱落，精神不佳、苦不堪言。

▶ 什么是化疗？

　　化疗是恶性肿瘤治疗的重要手段之一，所谓"化疗"，就是指通过一种或多种化学药物，杀伤肿瘤细胞，延长患者的生存时间。

　　谈到化疗，大家首先想到的恐怕就是恶心、呕吐，甚至吐出胆汁，脱发直到一根不剩，还有疲乏无力、精神萎靡、抵抗力下降，让人为之色变、退避三舍，甚至想要放弃化疗，另寻他法。

▶ 化疗真的那么恐怖吗？

　　化疗药物杀伤肿瘤细胞的同时，往往对正常细胞也存在一定的损伤作用，故对细胞增生活跃的骨髓、胃肠道黏膜、生殖细胞、毛发等，及肝、肾等脏器，均有不同程度的损伤。因此化疗的确有一定不良反应，如头发减少或脱落、食欲减退、恶心、呕吐、疼痛、白细胞减少、贫血、血小板减少等。很多人以为只要是化疗，就不可避免会出现呕吐、脱发等不良反应，其实这个观点是错误的，并不是所有的化疗患者都会出现不良反应。每个人的体质不一样，对化疗耐受程度也不一样，因人而异。

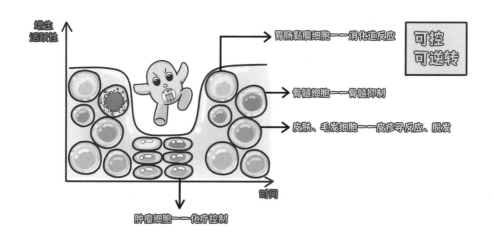

▶ 化疗的不良反应有哪些?

1. 消化道反应

恶心呕吐是化疗中最常见的不良反应, 也是患者最畏惧的不良反应。通常发生在化疗后的几小时, 一般持续 1 ~ 2 天, 偶尔持续时间更长, 严重时可让患者滴水难进。常表现为恶心呕吐, 食欲不振, 吃不下饭, 便秘, 腹泻, 严重者可以导致电解质紊乱, 加重营养不良及恶病质。此外, 有的药物还可能引起食管炎、结肠炎, 导致便秘、腹泻等消化道症状。

此时应改变饮食习惯, 给予清淡易消化的高营养、高维生素的食物, 化疗过程中不宜进食过饱, 勿食辛辣、油炸、高脂肪的食物, 还可以喝姜茶、嚼一点姜丝, 能够减轻恶心, 忌酒及含咖啡因的饮料, 少吃多餐, 合理使用止吐剂。聊天、看电视等方式分散注意力也能够缓解胃肠反应。

出现腹泻情况时应多补充水分, 进食含蛋白质、钾和热量高的少渣食物。化疗引起便秘时应多食植物纤维含量高的食物, 增加饮水量, 必要时可用止泻药。

口腔黏膜组织增殖迅速, 也容易受到化疗药物损伤, 主要表现为口腔黏膜疼痛、溃疡, 出现此类情况时, 可用漱口液缓解, 并给予维生素 B_2 等多种维生素。

2. 骨髓抑制

骨髓抑制也是化疗中最常见的不良反应, 表现为白细胞及粒细胞下降、红细胞及血红蛋白下降及血小板下降。一般在用药后的 7 ~ 10 天出现粒细胞下降, 14 ~ 28 天恢复，有时时间更长一些。所以，在化疗的时候，一定要注意饮食营养的合理补充，保证营养物质的吸收，为骨髓正常造血提供充足的原料；化疗结束后要注意复查血常规，对轻度下降者可密切观察，对下降比较明显者应用药物治疗，绝大多数患者可以短期内上升至正常。由于白细胞是机体的"卫士"，化疗后还要注意卫生，避免到人多环境、接触呼吸道感染疾病（感冒、肺炎等）患者。

3. 皮肤反应及脱发

化疗也常可见皮肤干燥、过敏、皮疹、脱发。尤其使用联合化疗方案时，会引起严重脱发。脱发是影响患者心情的另一个常见不良反应。其实并不是所有化疗都会脱发，不同的药物、不同的患者，其脱发的程度也不尽相同。而且在化疗结束以后，头发往往会重新生长出来。除了可以在选择药物上避免脱发的发生外，化疗中的一些护理措施也可以减轻脱发的程度。例如使用温和洗发液，避免用硬质梳子和染发，剪短头发也可使脱发不明显而易于处理。

4. 神经反应

手脚麻木，失眠，头晕，一般停药后可逐渐恢复，如奥沙利铂神经毒性导致的麻木、疼痛等手足综合征，必要时补充维生素B_1、维生素B_{12}等神经保护药物。

5. 心肝肾毒性

心脏毒性常表现为心率过快，绞痛，室颤，心衰。肝脏毒性表现为转氨酶高，眼睛黄，皮肤黄，黄疸。肾脏毒性表现为尿酸高，肌酐高，手脚浮肿，轻度损害可无明显症状而表现为肌酐升高、轻度蛋白尿、镜下血尿，严重则可出现肾功能衰竭。

▶ 听说不良反应越大，化疗效果越好？

有人错误地认为化疗起效，就必须有不良反应。其实化疗的不良反应跟疗效之间并没有相关性。有效的化疗方案有时可能不良反应不明显，因不良反应而把患者治垮的化疗并不是好的治疗选择。理想的化疗方案应该是高效低毒，在最低不良反应的前提下争取最好疗效。随着医学的发展，越来越多的新药问世，这些新药往往不良反应更低，甚至疗效更好。化疗过程中应及时与医生沟通治疗的不良反应，定时检查血、肿瘤标志物、心电图等相关指标，必要时及时至医院就诊，早期及时处理，可以得到更好的治疗效果。

小 贴 士

　　化疗可能引起很多的不良反应，但大部分都是可控、可逆转的。大家大可不必谈化疗色变，调整好心态，合理饮食，适量运动，遵医嘱规律用药，才是我们对待疾病最好的状态！

（徐海静）

妇科肿瘤怎么 "打靶" 治疗

· · · · · · · · · · · · · · · · · 病　例 · · · · · · · · · · · · · · ·

　　黄大妈今年60岁，半年前诊断卵巢癌晚期，进行了手术和6次化疗，好不容易熬到化疗结束的时候，医生和她说，这病还需要靶向治疗维持。黄大妈很奇怪，什么"靶向治疗"，这个"打靶"治疗是怎么回事？她又向同病房的病友打听了一下，发现另一个卵巢癌复发患者也在"靶向"治疗，但方法和药物又都和她不一样。黄大妈更奇怪了，都是"打靶"治疗，为什么还不一样呢？

▶ 什么是 "靶向治疗"？好处是什么？

　　妇科肿瘤常见的治疗手段为手术、放疗和化疗，但放化疗在发挥作用时是无法识别肿瘤细胞的，因此在杀灭肿瘤细胞的同时，也会同时损伤正常的细胞，继而会出现一系列的毒副反应。有没有一种治疗，既可以杀灭肿瘤细胞，又能避开正常细胞，就像打靶一样，只精准地杀死肿瘤呢？答案是肯定的，这就是我们说的"靶向治疗"。

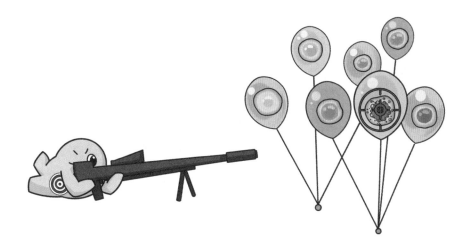

靶向药物治疗是肿瘤的综合治疗当中一个重要的环节，通俗地讲，靶向治疗就像打靶一样，可以精准瞄准靶点，而一个一个的靶点就是细胞发生恶变的各个环节，在瞄准之后能够击中靶心，可准确消灭肿瘤细胞，提高抗肿瘤治疗的疗效。采用靶向治疗需要符合两个条件，第一要找到明确致癌的位点，也就是要有"靶子"；第二是要有相应的药物，也就是"子弹"，只有符合了这两点，靶向药物治疗才可以发挥作用。靶向药物治疗最重要的优势是具有高度选择性，能很好地减少对正常组织的损伤。

▶ 妇科常用的靶向药有哪些呢？

目前妇科肿瘤最常用的靶向药物有抗血管生成药和PARP抑制剂。

抗血管生成药，顾名思义，就是不让血管生长的药物。大家都知道，肿瘤的生长，一定是需要血液来输送营养的，肿瘤周围可以自己长出很多新生的血管，来提供营养。如果有药物可以阻止这些新生的血管生长，肿瘤就会因为"营养不良"而生长缓慢，甚至"饿死"。抗血管生成药就是根据这个原理研发出来的，又分为4大类，我们妇科常用的有重组人源化单克隆VEGF抗体（如贝伐珠单抗，商品名：安维汀、安可达等）和受体酪氨酸激酶小分子抑制剂（TKI，常用的有安罗替尼、仑伐替尼、阿帕替尼等），其中有些药物是静脉注射的，有些是口服的。

PARP抑制剂是妇科肿瘤领域真正意义上的靶向药物。最早是在乳腺癌患者身上发现了一种基因缺陷，会导致乳腺癌，后来又发现这类患者也容易得卵巢癌，后续经过进一步的研究，发明了这一类药物。这类药物专门针对有这种基因缺陷的患者，单独或者和其他药物联合应用，来预防卵巢癌的复发。常用的药物有奥拉帕利、尼拉帕利、氟唑帕利等，都是口服药物。

▶ 哪些妇科肿瘤可以用"靶向"治疗

（1）妇科肿瘤中，宫颈癌在复发以后可以单用或者联合化疗一起使用贝伐珠单抗类药物。可以和化疗药一起注射，提高化疗的效果；等化疗结束后，也可以单独继续使用，以防止复发。

（2）卵巢癌是靶向治疗应用最多的：

① 卵巢癌患者多数发现时都是晚期，所以有较高的复发率。对于有基因突变的患者，在手术和化疗结束后，可以口服靶向药维持治疗2年，有些患者，还需要同时联合贝伐珠单抗一起维持治疗，这样可以明显减少复发的概率。

② 复发的卵巢癌患者，由于铂类耐药而化疗效果不好的，或者不能耐受化疗的，可以口服小分子的抗血管生成药物，如安罗替尼、阿帕替尼等，也可以同时合用PARP抑制剂，可以起到抗肿瘤的作用。

③ 卵巢癌患者无论初治还是复发，都可以在化疗的同时加上贝伐珠单抗，尤其是第一次手术没有切干净或者已经是Ⅳ期的患者，可以提高化疗的效果。

（3）靶向治疗在子宫内膜癌中采用较少，目前只有在晚期或者复发内膜癌中可以用仑伐替尼和K药的治疗方案。

▶ 靶向治疗有什么副作用吗？

总体说来，靶向治疗的副作用是远远小于化疗和放疗的。不同的药物副作用不太一样。比如PARP抑制剂，最常见的副作用就是血红蛋白和白细胞或者血小板的下降，一般通过减少药物剂量或者停一段时间药就可以恢复。抗血管生成药物一般副作用不明显，主要是高血压，可以通过吃降压药来控制；同时由于这个药物会影响切口的愈合，术后不能马上用，用后也不能马上手术，一般需要停药28天左右；还有一个比较严重的副作用是瘘的形成，但是比较少见，不到5%，可以不用太过担心。

小 贴 士

靶向治疗是近几年妇科肿瘤治疗中新发展的治疗方法之一，它具有高选择性，直接作用于肿瘤生成的关键步骤，效果肯定，副作用小，可以单独或者和化疗一起来提高治疗的效果。

（刘　青）

基因检测是不是"智商税"

病　例

黄大妈很不幸，今年因为肚子胀去检查，发现了卵巢癌，行了开腹手术，手术中，从腹腔和盆腔切了很多烂惺惺的肿瘤组织，医生下手术后和她说，要从这些肿瘤组织中做"基因检测"。黄大妈的女儿立刻就紧张起来，问了医生一大堆问题："基因检测是什么意思？为什么要做基因检测？做了有什么用？"当知道基因检测的价格后，她更是质疑：从来没有听说过卵巢癌和基因有关系，做基因检测是不是医生忽悠患者的"智商税"。下面来回答一下这些质疑。

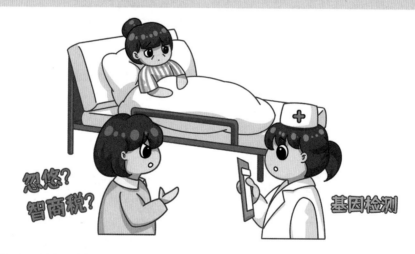

▶ 什么是基因检测？

大家所知道的基因检测可能是遗传病筛查、产前诊断等方面，实际上，基因检测还广泛用于肿瘤的诊疗。现在肿瘤的发生越来越多，除了和生活环境、精神压力、饮食、生活习惯等这些外在因素有关外，更主要的原因是人体的某些基因出现了问题，导致人体不能够正常修复不好的细胞，这些不好的细胞越长越多，就成为了肿瘤。科学家通过检查发现这些异常的基因，了解肿瘤发生的原因，并且可以从基因水平来治疗肿瘤，使得肿瘤治疗的效果更好。但是不同的疾病，发生变化的基因不一样，这就要求我们对患者血液或组织进行基因检测，找到有问题的基因，然后才能针对性地治疗。基因检测，往往是利用肿瘤患者的肿瘤组织或者血液，进行专业的检查，找到发生突变的基因，以便给予针对性的处理。

▶ 哪些妇科肿瘤需要做基因检测

妇科肿瘤中需要做基因检测的疾病比较多。首先是卵巢癌，所有初治的卵巢上皮癌患者都应该做 BRCA 基因的检测，最好血液和组织都查，一方面可以了解这个卵巢癌是否会遗传，另一方面也为后面的维持治疗找到合适的靶向药物（治疗详见靶向治疗章节）。如果 BRCA 基因阴性，还需要做一个扩展的基因检查，根据异常基因的多少算出一个分值（HRD评分），根据这个分值来决定后续维持治疗选用什么药物；这里要说明的是，这个分值越大，越容易找到合适的靶向药物。另外，如果是一些复发的卵巢癌患者，没有新鲜的肿瘤组织，可以通过在血液中检测相关基因，了解对各种靶向药物的治疗效果，从而找出治疗的方法。

宫颈癌的基因检测，也是为了后面治疗的需要。宫颈癌的基因检测，不是测某一个基因，而是测更多的基因，从中得出一些与免疫治疗相关的数据，根据这些数据的结果可以判断，一些患者使用免疫治疗能获得比较好的效果。

一些复发的、难治的或者来源不明的肿瘤，也可以进行基因检测，同时也可做体外的药物试验，通过多个基因检测的结果，发现可能有效的药物，给治疗提供新的思路。有一种治疗叫做"跨指征用药"，就是通过基因检测，发现一些本来用于治疗其他疾病的药物可能会对某些疾病产生好效果，从而达到治疗的作用。还有一些原发病灶不明的转移性肿瘤，由于不知道原发病灶是什么，就无法进行治疗，可以通过基因检测结合病理检查，确定原发病灶的来源，从而提供治疗思路。

▶ 基因检测有什么用？

① 对于某些疾病，基因突变是具有一定的遗传性的，比如卵巢癌的 BRCA 基因，

如果在血液中化验出有突变，那么后代子女有一半的可能会遗传，卵巢癌风险极大。如果基因检测早期发现了，她们的女儿可以在生完孩子后做预防性的卵巢输卵管切除，避免得同样的疾病。② 基因检测结果对医生制订治疗方案起到很关键的作用，比如是否有基因突变，卵巢癌的维持治疗是不一样的，宫颈癌的基因检测中某些数值提示，患者是否需要进行免疫治疗。因此基因检测可以使得治疗更精准。③ 对于一些用常规方法治疗效果不好的或者复发的肿瘤，进行基因检测可以发现一些特殊的异常基因，从而应用一些不常规的治疗方法，绝处逢生，或许会取得比较好的效果。

▶ 基因检测用什么做

妇科肿瘤的基因检测一般是使用手术中切下来的肿瘤标本（新鲜的肿瘤或者肿瘤组织的蜡块）和患者的 5 mL 血液，不会额外对患者造成伤害。但是由于检测要求，病理切片超过 2 年一般就无法进行基因检测了，另外新鲜蜡块或新鲜标本提供的基因信息更加准确，所以最好在组织取出后尽快检测。如果仅仅是卵巢癌的遗传检测，血液标本就足够了。

小 贴 士

基因检测是近几年肿瘤领域新出现的检测手段，是医学进步，也是肿瘤精准治疗的一个标志。进行肿瘤的基因检测，不仅可以进行遗传咨询，关键是可以根据基因检测的结果，制订更为精准的治疗方案，多种手段治疗肿瘤，从而获得更理想的治疗效果。

（刘　青）

放疗知多少

· · · · · · · · · · · · · · 病　例 · · · · · · · · · · · · · ·

　　小徐今年43岁，自打2022年年初开始，"大姨妈"就没停下过，每天都在滴滴答答，淋漓不尽，苦不堪言。2022年7月终于鼓起勇气，"飘"进了妇科门诊——飘的原因是出血量大，血红蛋白才4g多。阴道镜检查发现：宫颈菜花样新生物，直径7cm，极易出血，需要每天更换纱布填塞。经过病理证实为宫颈鳞癌，经过PET/CT评估，临床分期为宫颈鳞癌FIGO ⅣA期，根据NCCN指南推荐，建议同步放化疗。

▶ 哪些宫颈癌适合首选放疗？

　　大家心目中肿瘤的治疗方法当然首选手术吧。殊不知，肿瘤患者中大约70%可能会接触到放疗，有些是根治性放疗，有些是术前放疗，有些是术后放疗，而其他还有姑息放疗等。中晚期宫颈癌患者可以通过根治性放化疗，达到够控制肿瘤的功效。宫颈癌一共分成4期，用罗马数字表达的话，就是Ⅰ期，Ⅱ期，Ⅲ期，Ⅳ期。Ⅰ期（ⅠA、ⅠB期）和ⅡA期患者适合首选手术治疗，根据术后病理再考虑是否需要辅助化疗或者放疗；ⅡB期、Ⅲ期以及ⅣA期患者，可以首先考虑根治性放化疗；而ⅣB期患者则可以系统性全身治疗，酌情局部放疗。

▶ 放疗是什么样的治疗？

　　放疗是利用直线加速器发射X/γ射线，通过射线照射肿瘤，对肿瘤达到最大限度的控制和"杀伤"，而使周围正常的组织和器官只受到最小限度的损伤。就肿瘤组织而言，如果它对放射线越敏感，则放疗的疗效就可能越好。肿瘤组织的放射敏感性

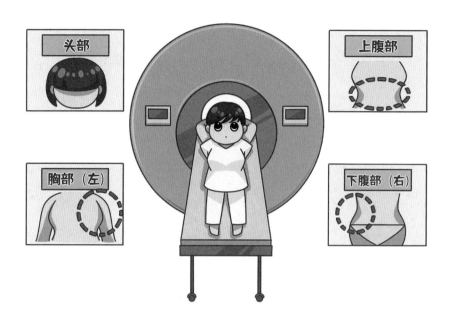

又与肿瘤组织中处于各"生长阶段"的肿瘤细胞数和肿瘤组织中的含氧量有关。肿瘤细胞有不同的"生长阶段",其中以处于"细胞分裂期"的细胞对放射线最为敏感,而处于"静止期"的细胞则对放射线不敏感。

▶ 放疗就是"烤电"吗?

有人把放射治疗称为"烤电",很负责任地说,这是对放射治疗的一种不确切的称呼,会误导普通百姓对放射治疗的理解。把放疗称为"烤电",可能是因为放射治疗会使得患者放射野内的皮肤发红,甚至由于色素沉着增多而变"黑",而联想到用电灯或其他电器设备烘烤皮肤时出现类似的皮肤改变所致。殊不知两者的作用机理并不相同!放射治疗是用放射治疗设备(如X线治疗机、钴-60治疗机和电子直线加速器)产生看不见、摸不着、闻不到的射线(X线、γ线和电子束等)来照射肿瘤,使增殖的肿瘤细胞的脱氧核糖核酸(DNA)链损伤,进而使得肿瘤细胞丧失增殖能力,引起细胞死亡。然而,用电灯等电器设备烘烤皮肤("烤电")是由于局部温度升高,高热引起皮肤表层毛细血管扩张,通透性增高,血管内的炎症细胞和红细胞等渗出,出现炎症反应,使表皮变红;当然温度过高同样也会损伤表皮细胞,损伤毛细血管内皮细胞使之通透性更加增加，炎症反应加重、色素沉着等使皮肤变红，甚至变"黑"、脱皮，最后机体修复受损的皮肤。所以放疗≠"烤电"。

▶ 放疗时身体会有感觉吗？

放疗通过射线这把"无形的刀"，在靶区范围内高剂量照射，就把肿瘤"切"掉，患者既没有伤口，也不需要麻醉。由于其"看不见、摸不着"的特性，被誉为"隐形手术刀"。所以放疗过程中，躺在治疗床上的患者是没有感觉的。

▶ 放疗不良反应与化疗相当吗？

我们在电视上常常看到，癌症患者化疗后会出现脱发、恶心、呕吐等严重不良反应，而放疗、化疗由于仅存在一字之差，常常被相提并论，不少人认为放疗同样会出现严重的不良反应。虽然放疗患者也会出现一定程度的不良反应，但主要是局部反应。放疗不良反应往往和照射部位及照射时间、剂量相关，只要及时对症处理，就不会留下后遗症。

▶ 放疗患者身上有辐射吗？

有的患者做完放疗回家后，不敢抱孩子，也不敢和孕妇同桌吃饭，觉得自己身上有辐射，会对他们产生影响，不敢去接触他人，这是一种误解。直线加速器产生X线或者电子线时，接受外照射的患者身上是没有放射源、没有射线、也不会有辐射的，不会在身体中残留，没有二次辐射。如果是粒子治疗，或者接受了骨扫描、PET/CT检查，才会有辐射，具体可以接触家人的时间和安全距离，需要个体化评估。

▶ 放疗过程中需要忌口吗？

放疗患者要选择清淡易消化且营养丰富的饮食来保证治疗期间的各类营养需求，但是对于一些肿瘤还需格外注意，比如消化道肿瘤或者治疗过程中可能损伤消化道的肿瘤，应该注意减轻消化道负担，避免干硬刺激食物的损伤。

小 贴 士

宫颈癌晚期不能手术，首选放疗，因此，当你发现月经总是不正常，并伴有接触性出血，或绝经后出现阴道流血、流液，就应该意识到可能是宫颈或内膜出了问题，尽早到专业的医院和医生那里就诊，早发现、早诊断、早治疗。

（荣　玲）

放疗怎么做？

　　姚女士今年43岁，自打2020年秋天第二个女儿出生以后，"大姨妈"就没正常过，每天都在滴滴答答，同房后出血更加明显。2022年8月她终于鼓起勇气，就诊于宫颈疾病门诊。经过病理证实：宫颈鳞癌，经过PET/CT评估，临床分期为：宫颈鳞癌FIGO ⅣA期，根据NCCN指南推荐，建议同步放化疗。放疗门诊就诊时，姚女士问："我是放疗后再开刀吗？"医生说，由于病灶侵犯膀胱，属于局部晚期，最好的方法还是同步放化疗，放疗第一阶段是外照射，第二阶段是内照射，也就是后装治疗。

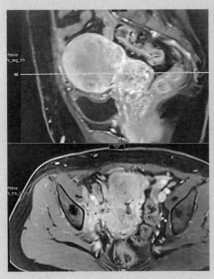 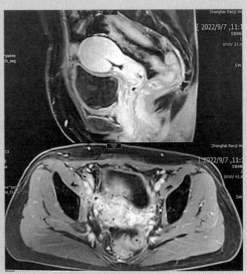

　　　　放疗前（外照射前）　　　　　　　　　放疗后（外照射后）

▶ 放疗有外照射和内照射两种吗?

放射治疗是指用放射性同位素的射线，X线治疗机产生的普通X线，加速器产生的高能X线，还有各种加速器所产生的电子束、质子、快中子以及其他重粒子等来治疗肿瘤。

广义的放射治疗既包括放射治疗科的肿瘤放射治疗，也包括核医学科的同位素治疗（如碘-131治疗甲状腺癌和甲状腺功能亢进，磷-32治疗癌性胸水等）。

狭义的放射治疗一般仅指前者，即人们一般所称的肿瘤放射治疗。放射治疗有两种照射方式：

（1）远距离放疗（外照射），即将放射源与患者身体保持一定距离进行照射，射线从患者体表穿透进人体内一定深度，达到治疗肿瘤的目的，这一种方式使用最广也最主要；

（2）近距离放疗（内照射），即将放射源密封置于肿瘤内或肿瘤表面，如放入人体的天然腔内或组织内（如舌、鼻、咽、食管、气管和阴道、宫体等部位）进行照射，采用腔内、组织间插植及模型敷贴等方式进行治疗，它是远距离钴-60治疗机或直线加速器治疗肿瘤的辅助手段。近年来，随着各医院医疗设备的不断改进，近距离放疗也逐渐普及。

▶ 外照射和内照射的基本区别?

（1）与外照射相比，内照射放射源强度较小，由几个毫居里到大约100毫居里，而且治疗距离较短；

（2）外照射，放射线的能量大部分被准直器、限束器等屏蔽，只有小部分能量达到组织；内照射则相反，大部分能量被组织吸收；

（3）外照射，放射线必须经过皮肤和正常组织才能到达肿瘤，肿瘤放射剂量受到皮肤和正常组织耐受量的限制，为得到高的均匀的肿瘤剂量，需要选择不同能量的射线和采用多野照射技术等；而内照射，射线直到肿瘤组织，较深部的正常组织受照射量很小。

▶ "每天照射1次，每周照射5次"，这是什么原因？

每次照射肿瘤组织后，只选择性地杀伤了比较敏感的细胞，而不敏感的细胞却仍存活，并且继续进行着其不同"生长阶段"的增殖活动，从中又有一些细胞进入了比较敏感的"生长阶段"，等下一次放疗时又选择性地杀伤了敏感细胞，这样一次一次放疗后，肿瘤就会越来越小。鉴于此，从肿瘤组织考虑，分次放疗能够更好地达到治疗目的；对于正常组织而言，每次放疗亦会造成一定程度的损伤（当然比肿瘤组织的损伤要小得多），分次放疗后，在间歇期，正常组织细胞有充分的时间进行修复，从而减少放疗对正常组织的损伤。

▶ 放疗中断要紧吗？

放射治疗一个疗程所需的时间取决于肿瘤的性质，包括病变分期的早晚、治疗的目的、患者的身体状况等多方面的因素，一般需时4～6周。病变相对较早、以放疗为主要治疗的根治性放疗需时较长，比如宫颈癌根治性放疗，一般为7～8周，内膜癌术后放疗则需要5～6周；病变较晚的姑息性放疗则需时较短，一般为3～5周，如脑多发转移瘤或者骨转移瘤。

由于骨髓抑制、放射性胃肠炎、放射性肺炎等，放疗同时经药物治疗未见明显好转的，应当暂停放疗，进一步对症支持治疗以后，再将放疗计划完成。如果放疗反应很严重，患者无法耐受，在主管医生的指导下可适当休息，但休息时间越短越好！休息超过2周以上的，需要根据损失的剂量，适当增加放疗次数；体重或肿块变化显著的，还需要重新CT定位，及时更改治疗靶区。

▶ 同一部位的肿瘤，能否反复放疗？

临床上，在放射治疗过程中考虑的一个关键问题，就是肿瘤周围正常组织和器官的放射损伤对肿瘤放疗剂量的限制。也就是说，在肿瘤治疗的同时，肿瘤周围正常组织和器官所接受的放疗剂量必须控制在一定范围内，才不至于使周围正常组织和器官受到严重的放射损伤。比如：脊髓的受量不能超过4 500 cGy，否则有可能引起瘫痪；而小肠、胃不能超过5 000 cGy，否则有可能会引起溃疡、穿孔和出血。而从肿瘤组织本身来讲，再次放疗时由于肿瘤细胞对放疗的敏感性下降，放疗的疗效也会降低。

因此，在一般情况下，同一个部位的肿瘤是不能反复放疗的，尤其是间隔时间太短（比如两程放疗之间间隔2～3个月）。对于邻近脊髓和小肠的靶区，更要慎重。

小 贴 士

宫颈癌晚期虽然不能手术，但可以做根治性放疗，以缩小肿瘤病灶，减少阴道出血等症状，建议到放疗科进行病情评估并定制个体化放疗方案。

（荣　玲）

放疗可能发生的不良反应

> ·····　病　例　·····
>
> 　　李女士今年68岁，大约48岁绝经后从未参加过妇科体检。2018年12月出现绝经后阴道流血流液。经过宫颈疾病门诊，阴道镜下活检病理证实为宫颈鳞癌，经过PET/CT评估，临床分期为宫颈鳞癌FIGO ⅢC期（盆腔淋巴结肿大伴有FDG浓聚），根据NCCN指南推荐，建议同步放化疗。放疗一共7周半，外照射5周过程顺利，联合每周1次顺铂化疗，后装治疗2周半。治疗结束以后第一年和第二年3月、6月、9月、12月定期门诊复查，第三年开始6月、12月定期门诊复查，2021年12月出现反复腹泻，伴有大便带血，肠镜检查结果：直肠中段黏膜充血，散在溃疡灶，确诊放射性肠炎。

▶ 什么是放射性肠炎？

　　放射性肠炎（RE）是指恶性肿瘤放射治疗后，正常肠组织因受到照射引起的一种并发症，多发于盆腔及腹膜后肿瘤的放疗，其发生与放射强度和肠道屏障的放射损伤有关。

　　作为临床肿瘤治疗的重要手段，放射治疗占据着重要位置，肿瘤患者中大约70%接受过放射治疗，在提高患者局部控制率、减少复发等方面起着至关重要的作用。由于肠管在腹盆腔的放疗照射区域有分布，就有可能产生损伤。在临床多表现为严重的脂肪泻、便秘、黏液脓血或鲜血便，迁延不愈者可能出现肠腔狭窄、肠梗阻，进一步引起肠穿孔、腹膜炎等。

　　症状轻的患者可出现腹痛、腹泻、肠功能紊乱，或者黏液、脓血甚至鲜血便，严重的情况还会发生肠腔狭窄、穿孔、脓肿，影响患者营养摄入，威胁患者健康和生

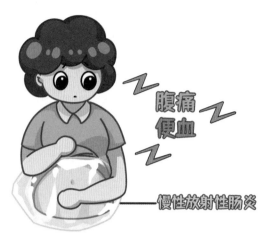

命，甚至有部分患者会出现肠功能衰竭，需要终身用肠外营养支持。

对于放疗出现的早期放射性肠炎，一般可通过调整饮食减轻症状，如避免食用刺激性、粗纤维类食物等。根据临床表现可以对症处理，如服用止泻、止血、缓解痉挛药物。肠道益生菌和肠黏膜保护剂对缓解症状有一定帮助。约有1/3 慢性放射性肠炎患者需要手术治疗，主要是慢性放射性肠炎合并肠梗阻或肠瘘的患者。慢性放射性肠炎手术极为复杂，放疗后肠管炎症导致相互间或与腹壁间严重粘连，腹盆腔内脏犹如一整块灰白的组织，即形成所谓的"冰冻骨盆"，需要仔细分离避免损伤正常肠管，以免引起短肠综合征。

因此提醒腹盆腔肿瘤患者，放疗后出现腹痛、便血一定要留心，及时认识并处理可能出现的放射性肠炎，尽量避免后期严重并发症的发生。

▶ 放疗期间出现尿频、尿急怎么办？

这种情况常发生于内膜癌、宫颈癌等盆腔肿瘤患者的放疗中或放疗后阶段，应对患者留取尿样，进行常规以及培养的检测。

如果是尿路感染所导致的，患者需增加水的摄入，及时应用抗生素，尽可能把尿道里的分泌物有效排出，另外可以使用碳酸氢钠，碱化尿液。如果排除尿路感染，则考虑放射性膀胱炎，膀胱容量减少，放疗结束以后 2～3 周会逐步改善。

▶ 放疗期间血象下降，如何处理？

放疗照射野内或多或少会包含造血器官和运输血细胞的大血管，因此放疗会引起骨髓抑制，表现为白细胞、血小板、血红蛋白下降。若骨髓抑制 1～2 度，可口服升血象药物，以及加强营养，提高免疫力，多食用高蛋白质食物，宜采用蒸、煮、炖等方法烹制；也可选择含铁较多食物如动物肝脏、瘦肉、蛋黄等，菠菜、芹菜、番茄等蔬菜以及红枣、桂圆等坚果等；此外还可选用鱼汤海参、虾仁、牛尾、花生衣等食物补血进行调节。若骨髓抑制3～4度，则暂停放疗，并皮下注射升血象药物，同时佩戴好口罩，避免接触感染源。

▶ 妇科肿瘤放疗期间有哪些注意事项？

放疗前准备宽松的衣服/裤子，放疗时最好穿好袜子保暖，注意个人卫生；放疗期间注意放松心情、规律作息、合理搭配饮食；进食容易消化、清淡、高蛋白质的饮食，种类丰富多样；避免进食粗糙的食物，比如芹菜、韭菜等；避免容易产气的食物，比如豆浆、红薯等；避免不易消化的食物，比如芋头、糯米饭等；饭后宜喝营养汤、营养素；不建议盆腹腔放疗期间喝牛奶、西瓜汁、生梨汁，容易导致腹痛、腹泻；建议喝暖胃的红茶，或者增加肠道益生菌的常温酸奶。

▶ 妇瘤放疗以后有哪些注意事项？

做好个人卫生，保持会阴清洁，完成后装治疗的可酌情使用阴道扩张器，避免粘连或挛缩。定期复查，建议放疗后，第1～2年，每隔3～6月复查1次，第3～5年，每隔6～12月复查1次。根据不同的病理和分期，会有不同的检查，需要个体化操作。

小 贴 士

虽然放疗有可能出现以上很多不良反应，但并不可怕，当出现以上放疗不良反应时，尽早告知医生，通过饮食及药物调整，可以改善症状。

（荣　玲）

中西结合治肿瘤，预防控制有对策

发现即转移——如何打破"隐秘杀手"魔咒

捍卫卵巢，从良好的生活习惯开始

手术伤元气？终结谣言，中医教你正确调理

五年复发率70%？中医防复发手册请接收

……

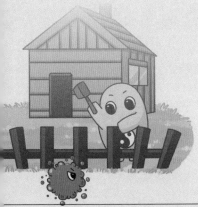

发现即转移——如何打破
"隐秘杀手" 魔咒

· · · · · · · · · · · 病　例 · · · · · · · · · · ·

　　小王今年刚刚35岁，在周围人眼里是个"走在时尚前端"的精英女性：早起晚睡的她喜欢咖啡续命，各种小店打卡聚餐，喝喝小酒，每晚刷剧到凌晨，白天仍然生龙活虎地忙于工作和社交。但不幸的是，今年的小王体检发现妇科超声异常，进一步检查后确诊了卵巢癌。痛哭过后，小王仔细回忆了近年来的点点滴滴：频繁的腹痛，偶尔的阴道不规律流血，最近莫名其妙的消瘦。小王这才恍然大悟：原来身体早就发出了警报提醒自己……

　　作为"女性癌症之首"，卵巢癌每年新发患者超5.2万例，同时发病隐匿，70%发现即晚期，五年生存率仅39%，位居妇科恶性肿瘤死亡率之首，是无数妇科医生闻之色变的"隐秘杀手"。

　　卵巢癌的发病和转移，在中医眼中是场"正"与"邪"的较量，正气越盛，防卫能力越强，邪气的侵袭越微不足道。由于卵巢癌过于隐秘，因此也可以通过中医体质进行对卵巢癌的预判。

　　那么，该如何对卵巢癌的发病和转移进行预判呢？

▶ "一身正气"，防御外邪

　　正气对外邪入侵的抵御作用和免疫系统的防御功能相当，正气充足也是脏腑协调、气血通畅的保障，可以维持身体健康。女性在绝经后逐渐高发卵巢癌，也是由于随着身体衰老，正气逐渐衰弱，无力抵抗外邪的侵袭，给了肿瘤发作的可乘之机。

正气不足多有疲劳乏力、面色暗沉、头晕气短、汗出过多等虚弱的表现，并由于阴虚、阳虚、血虚、气虚及脏腑虚弱的不同而出现不同的症状，身体的正常生命活动都无力完成，机体的防御能力更无从谈起了。应及时寻求医生纠正病因，对症改善正气不足的状况，实现对易感因素的提前干预，提高身体的抵抗力。正气充盛，才能阻挡邪气入侵，预防肿瘤的发生及术后复发，构筑坚固的防御城墙！

▶ 及时调理，扫除威胁

环境的污染，生活方式的改变，以及社会压力的增大，正将卵巢逐步暴露在威胁之中。中医认为，病理产物的积聚主要体现在气滞、血瘀、痰湿等方面，一旦超过卵巢防御的极限，邪毒完成从无形到有形的积累，就会导致肿瘤发生。及时纠正肿瘤易感体质，预判肿瘤发生，减少高危因素。那么，如何预判我们的身体是否被邪气攻破防线了呢？

气是维持生命活动的基本物质，运动是一切生命的源泉，气对生命活动的维持也在于动，通过不停流动遍布全身。气不流动就

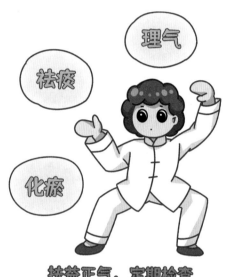

扶益正气，定期检查

会结聚，身体也会随之出现问题。行气在于肝，而情绪直接影响肝的疏泄，所以易生闷气或者悲观的女性多多少少都有点气滞在身上。另外，当感觉容易叹气、乳房胀痛、两肋或腹部胀、打嗝等，很可能也是身体气滞的信号。

瘀血就是离经之血，可以理解为脱离工作岗位的血，"敬业"的血液可以帮助我们运输营养、转运废物，而当血液"不务正业"，不能正常流动，就会形成血瘀，阻挡其他血液和气机的运行，影响代谢，进一步发展就会形成肿瘤。那么瘀血体质的人有什么表现呢？平时痛经会感到刺痛、拒按，或月经多有血块，或者颜色暗红，有时舌头上还会看到瘀斑、瘀点，指甲失去光泽，皮肤粗糙，甚至面部的色斑

等，这些都是瘀血惹的祸。

痰是百病之源，身体代谢不通畅，多余的湿气留在体内，就会凝聚成痰湿。凝聚在肺，变成喉咙黏腻的有形之痰；如果凝聚在脾胃，就会影响营养的吸收；但如果在子宫或卵巢凝聚，很容易转化为子宫肌瘤甚至卵巢癌。怎么判断自己是否湿气重呢？当感觉自己"喝水都变胖"，或白带量变多、肢体变得沉重等，或者平时喜欢"重口味"饮食又缺乏锻炼，就有可能被痰湿缠身。

▶ 体检自查，不能松懈

与体表感觉相比，内脏通常对疼痛反应迟钝得很，因此卵巢癌早期多无不适，应当定期通过体检筛查及时探查卵巢健康，以防错过最佳治疗时机。

每年体检应增加针对卵巢的检查，包括经阴道（直肠）的盆腔超声，肿瘤标志物如CA125、CA19-9、CEA、AFP、HE4，放射学检查，以及宫颈细胞刮片和HPV检测等。若亲属中多名女性患卵巢癌、乳腺癌或其他癌症，要考虑遗传性乳腺癌-卵巢癌综合征，这种类型发病年龄较早，尽早接受遗传咨询和基因检测对明确患病风险非常重要，有卵巢癌家族史的人群更应警惕身体发出的异常信号，每年进行健康监督。

小 贴 士

"隐秘杀手"虽然可怕，但做好日常筛查和预防，从中医辨证角度改善个人体质，纠正易感体质，从根源上消除卵巢癌的威胁，降低卵巢癌的发病率。通过中医药防治，以及指导改变不良生活习惯、优化饮食结构、加强锻炼等可控因素来减少高危因素。中西医结合定期筛查随诊，早日实现防治并行，及时接收身体向我们发出的求救信号！

（李　鹤　张　旭）

捍卫卵巢，从良好的生活习惯开始

· · · · · · · · · · · · · **病　例** · · · · · · · · · · · · ·

　　小陈32岁，工作7年兢兢业业，生活中却总是自顾不暇。平时月经就不规律，最近开始经常感觉到腹痛，自己服用了消炎药后症状减轻，便没再放到心里。到了单位安排体检，才发现CA125偏高，妇科B超显示盆腔右侧有肿块，边缘不清，形态不规则，实性部分可见血流信号。在医生安排下进一步检查后确诊了卵巢癌。这对还在事业上升期的小陈而言，犹如晴天霹雳。不幸中的万幸，小陈是单侧的卵巢癌，经过手术单侧卵巢切除后，在医生的安排下进行了化疗。由于卵巢癌属于高复发性恶性癌症，小陈同时在中医指导下进行术后养生，养成良好的生活习惯，定期复查，走上捍卫卵巢之路。

▶ 中医教你怎么吃——

　　脾胃水谷精微的生成和运化为我们的生命活动提供原动力，也因此被中医称为后天之本、气血生化之源。饮食结构不均衡，或过饥、过饱，都会损伤脾胃。合理饮食或食疗，脾胃的功能得到保障，人体就能正气十足，抵御力增强。

　　卵巢癌恶性程度较高，消耗机体大量蛋白质，常导致水肿、腹水等，所以饮食要注意补充蛋白质，清淡易消化。多吃富含蛋白质和钙的食物，如牛奶、虾皮、海带、鱼、豆制品等，以及富含维生素的蔬果，如菠菜、油菜、洋葱、芦笋、番茄、苹果、红枣、石榴、猕猴桃等，应季选择时令蔬菜瓜果。针对每个人体质的不同，选择补肾益气的食物，如海参、乌鸡、黑木耳、龙眼、桑葚、黑芝麻等，脾胃虚弱可以选择健脾益气的食物，如山药、胡萝卜、小米等，配合解毒消肿的食物，如马兰头、甘蓝、花椰菜、石耳、绿豆、薏苡仁等。

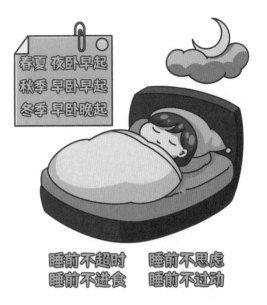

春夏 夜卧早起
秋季 早卧早起
冬季 早卧晚起

睡前不超时　睡前不思虑
睡前不进食　睡前不过动

▶ 中医教你怎么睡——

睡眠其实是"敛阳"和"养阴"的过程，长期熬夜或睡眠质量不佳，会损耗气血，正气亏虚。"春夏养阳，秋冬养阴"，作息起居有常，顺应春生、夏长、秋收、冬藏的变迁规律，春夏保养阳气，秋冬收藏阴气，根据四时适时调整，做到春夏"夜卧早起"，秋季"早卧早起"，冬季"早卧晚起"，并注意保暖。那翻来覆去睡不着又该怎么办呢？四招可以帮助你：

睡前不超时，尽量在晚上九点到十点半入睡，避免动扰胆经阳气，更难入睡；

睡前不进食，防止扰乱脾胃，避免"胃不和则寝不安"，影响睡眠质量；

睡前不思虑，中医认为"忧思伤脾"，还会扰动心神，睡前想太多，不只是脾胃被打扰，心神也不安稳，入睡就会难上加难；

睡前不过动，包括睡前聊天、玩手机等，这些都是扰动心阳、损耗肝血的易失眠行为，不止会影响入睡时间，也会影响睡眠的安稳，影响深度睡眠。

▶ 中医教你怎么练——

古有"运则立，动则健"，今有"生命在于运动"。运动不仅可以强身健体，增强免疫防复发，还可以缓解压力，减轻心理负担。离开了运动，就会"久坐伤肉""久卧伤气"；适量的运动，可以振奋阳气，动以养形，机体活跃起来，才会避免气血瘀滞、水湿停滞等"内邪"诱发肿瘤。

不过，许多患者在卵巢癌术后就抓紧时间锻炼，甚至强迫自己加大运动量，这些都是很危险的行为，绝不可取！因为肿瘤的长期消耗，正气本就处于虚损状态，加上手术难免有流血及组织的切除，也会一定程度上损伤气血。此时若还进行过度锻炼，反而加速气血的损耗，正气更加虚弱，加重病情。针对这种情况，可以选择一些和缓的运动，如中国传统的八段锦、五禽戏、太极拳、太极剑等通经活络、通畅气血，或饭后散步、摩擦脚底等舒经活络、振奋阳气。待身体恢复，再逐渐加大运动量，延长健身时间。

▶ 中医教你怎么疗——

许多患者喜欢自行购买"抗肿瘤中药"泡茶，这里提醒要特别注意"攻邪伤正"，防止过度治疗伤及正气，延误病情就得不偿失了。抗肿瘤中药的使用，应在医生指导下定期调整，这样既能"增效减毒"，还可以防止耐药。

中医对药物滥用的认识也是"治未病"思想的延伸和拓展——就连看起来"人畜无害"的人参、甘草等饮片，长时间错误服用也会造成伤害。无论是药茶还是药膳，都应在医生的指导下，选用适合自身体质的中药；正确的中药组方搭配，还可以起到药效最大化、毒性最小化的作用；而错误用药，是有致病甚至加重病情的风险的。

小 贴 士

生活中很多人身体出现小毛病时，都会不以为意，或者网上搜一下自行服药，扛过就算没事了。但"妇癌之王"卵巢癌发病隐匿，早期多无症状或轻症，很容易错过最佳治疗时机，手术治疗也有很高的复发风险，因此需要随时保持警惕，时刻不能松懈。坚持良好的生活习惯，做好日常筛查，对我们捍卫卵巢健康至关重要，实现早预防、早发现、早诊断、早治疗、早健康！

（李 鹤 张 旭）

手术伤元气？终结谣言，中医教你正确调理

········· 病　例 ·········

　　王阿姨今年67岁了，近日由于下腹频繁闷痛来医院检查，被确诊了卵巢癌。医生诊断后认为目前的情况需要进行手术治疗，这让王阿姨犯了难："听说手术会大伤元气，自己已经这么大年纪，平时爬个楼梯都觉得吃不消，还能禁得住这种大手术的折腾吗？"出于对手术的担心和恐惧，王阿姨同时寻求了中医的建议，在经过中医的对症分析和指导后，王阿姨重拾对治疗的信心，同意进行手术，对后续的化疗、靶向治疗等也将积极配合。

▶ "元气"是什么？

　　破除谣言，首先要认识事物本身。

　　通常对"气"的认识局限在气功、节气等片面的了解，认为"气"是一种玄学。其实，气是中医学中一种维持生命活动的基本物质。它守护着机体，又藏于血中，也能在血脉周围运行，还会聚集在脏腑之中，无处不在，无时不有。简单来说，气可以抵御外邪、濡养机体、维系生命活动等。

　　"气"对于人体如此重要，元气就是人体的重中之重——是机体一切生命活动的动力，同时"气"还有营气、宗气、卫气，都各自发挥着不同的作用。我们今天所担心的元气，是人体的本源之气：未成年人的元气不足，就会影响生长发育；成人的元气不足，就会有免疫力低、疲乏无力、脏器下垂等虚弱表现，严重时甚至会有恶性肿瘤、器官衰竭等恶病质出现。

元气的充盛，一方面由先天条件决定，另一方面依赖后天的补充和调理。也就是说，元气虽已先天获得，但后天的顾护也是至关重要的。那么——

▶ 手术会大伤元气吗？

从1809年世界上第一台剖腹手术出现，伴随着外科手术的应用日益广泛，手术会大伤元气的质疑和争议也一直存在，这是对中医元气认识的缺乏，同时也是对现代医学手术的偏见。

既然手术要"开膛破肚"，又是如何避免"伤元气"的呢？盲目手术确实会即伤正，又难以治本，导致外科手术也难免为一些不良机构的手术滥用"背锅"。科技在进步，医学也在飞速发展，手术的意义已不再只是简单粗暴的哪里不好切哪里，而是采用生物或非生物材料替代病变组织或器官，尽可能减少损伤，更多的保留自主功能。

在手术流程管理严格、外科技术飞速发展的当下，满足手术指征的肿瘤患者应当及时手术治疗，尤其是对于起病隐秘、发展迅速、治疗棘手、情况危急的卵巢癌患者，尽早清除肿瘤、消除病邪对于治疗进展至关重要。

相反，肿瘤的侵袭和消耗会更大伤元气，如果不及时手术干预，只会日益耗气伤精，拖延病情，造成难以挽救的后果。

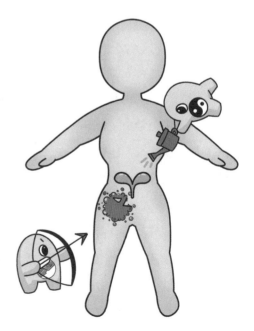

▶ 术后该怎样进行中医调理？

卵巢癌发病隐秘，不少患者发现时就已是晚期，这时已经经历了漫长的肿瘤侵袭和消耗，中医称之为"邪实正虚"也是十分贴切了。此时又经过手术难免的流血及组织的损伤或切除，虽然不至于伤及元气，但也存在气血的损耗，调理刻不容缓。

一方面，术后胃肠动力不足，脾胃虚

弱，气机不畅，所以会感觉肚子胀得像皮球。调理应以恢复脾胃功能为主，服用由专业医师开具的理气健脾中药，还可以结合针灸及穴位贴敷等经络疗法，对促进胃肠蠕动有着不错的效果。

另一方面，对于术中气血的损伤，盲目服用人参、阿胶、蜂王浆等补品往往适得其反，突如其来的运动健身也是不可取的。可寻求专业医师进行中医体质辨识后，定制针对性的饮食搭配和调理方案，健康评估后通过缓和的锻炼慢慢恢复，如八段锦、太极拳、瑜伽等。也可选择艾灸、中药足浴等中医药特色疗法促进身体恢复。

同时，术后放化疗的患者更应尽早中药干预，增效减毒，提高生活质量。中药调理往往会根据病情加入半边莲、蛇莓、白花蛇舌草等抗肿瘤药物，防止肿瘤再乘虚而入，预防复发转移。

最后，对抗卵巢癌是一场持久战，而平稳的心态是我们自身最有力的武器，及时宣泄、倾诉负面情绪，出现焦虑、抑郁或失眠时，也可结合疏肝解郁的中药或针灸进行安神助眠，放松心态。以强大的内心坚决抗争到底！

小 贴 士

当你开始感觉出现如腹胀、便秘、腹泻、恶心、食欲不振等胃肠道症状；月经紊乱、性交疼痛；四肢变瘦的同时，腹部莫名增大，或有肿块甚至腹水；尿频、尿急、腰酸、水肿、阴道异常出血……这些都可能是卵巢癌发出的信号，应当引起警觉，及时就医。想要战胜卵巢癌，就需要与时间赛跑——早发现、早治疗，在肿瘤完全扩散之前，及时接受手术治疗，术后配合治疗，结合中医药"增效减毒"和术后调理，还是可以控制病情发展，打赢这场争夺赛的！

（李　鹤　张　旭）

五年复发率70%？中医防复发手册请接收

> **病　例**
>
> 宋女士是一名卵巢癌患者，今年63岁，已经做完手术16个月了，期间还进行了半年的化疗，最近复查时却又在盆腔发现了肿块，医生表示需要安排第二次手术，这让宋女士在生理和心理上难以接受。和病友讨论过后才发现，原来复发的情况竟然如此普遍……

卵巢癌一直以来都是被严重低估的隐形杀手，虽然手术可以快速切除病灶，但只能切除肉眼可见的病灶，对于已经转移的癌细胞，肉眼和影像学检查尚不能发现。由于发病隐秘，70%的卵巢癌患者发现时已是晚期，初次治疗后也会有70%的复发可能。

复发等于判死刑了吗？并不是。卵巢癌虽然可怕，但只要术后重视防治调理，积极调整心态，依然可以延长生命，甚至长期"带瘤生存"。

中医药作为我国传统文化的瑰宝，秉承"治未病"的思想——从预防开始避免卵巢癌复发。中医认为，卵巢癌就是一场"正气"与"邪气"的战争。正气就如同抵挡风雨的房屋，建筑牢固结实，邪气无从乘虚而入；一旦房屋出现了裂缝，邪气就会有机可乘，发生疾病。因此，正气亏虚、邪毒乘虚而入是卵巢癌发生和复发的根本原因。

癌细胞带来漫长的侵袭和消耗，并且治疗涉及手术、化疗等，正气损伤严重。邪毒更是无处不在，无时不有，风、寒、暑、湿、燥、火和疫疠等致病因素都是外邪；现代

化的危险因素，内在如宿便、
胆固醇、自由基、淤血等，外
来如环境污染、食品安全、装
修甲醛、二手烟、化妆品重金
属等，防不胜防。治未病的优
势就在于，如果能及时纠正不
足，恢复正气，就可以驱逐邪
毒，防止肿瘤的复发转移。

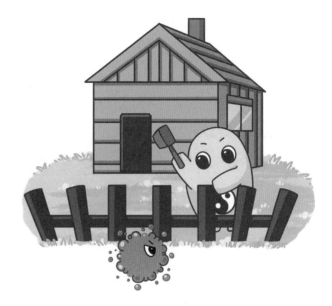

　　那么，我们就从中医
"治未病"角度，聊聊如何预
防卵巢癌的复发转移吧：

▶ 定期复查，时刻监督

　　卵巢癌虽然行踪隐秘，却也有迹可寻——通过定期复查，掌握卵巢癌释放的早期
信号，让肿瘤无处遁藏！

　　定期复查卵巢癌相关指标，关注卵巢健康——包括盆腔超声，肿瘤标志物（如
CA125、CA19-9、CEA、AFP等），对复发癌的诊断最为准确的PET/CT等。

　　发现身体的不适，捕捉卵巢癌的蛛丝马迹——当你明明胃肠检查一切正常，却还
是有腹胀、便秘、腹泻、恶心、食欲不振等胃肠症状；姨妈不准时，甚至有不规律的
流血；四肢变瘦了，肚子却在增大；小便次数变多，还会尿急、腰酸、水肿等。对
于这些可疑迹象，都应警惕起来，及时就医。

▶ 健康生活，恢复正气

　　生活的丰富和便利也带来了诸如熬夜、烟酒、宵夜等不良的生活习惯，影响身
体的平稳运作。卵巢很脆弱，面对防不胜防的致病威胁，良好的生活习惯也是保护卵
巢、恢复正气的重要方式。

　　所以，为了卵巢，把肿瘤拒之门外，请你——

（1）吃得健康：根据体质选择食疗和药膳，远离油炸、腌制品等不健康食物。补肾益气选择海参、黑木耳、黑芝麻等，健脾益气选择山药、胡萝卜、小米等，可搭配解毒消肿的食物如马兰头、甘蓝、薏苡仁等。

（2）动得健康：运动虽可强身健体，但术后万万不可"一口吃个胖子"而过度过量。五禽戏、八段锦、太极等都是不错的术后养身项目。

（3）睡得健康：不熬夜，睡前不进食、不思虑、不聊天、不玩手机，平心静气睡个安稳觉。

▶ 中西结合，未病先防

治疗卵巢癌是场持久战，肿瘤是慢性消耗性疾病，中医在术后慢病管理周期的优势，在于未病先防和扶正祛邪——

未病先防，好比房屋裂缝之前先检查加固，对失衡状态及时纠正，解决潜在的问题，邪毒侵袭人体之前先打好基础，不给病邪可乘之机。

扶正祛邪，是根据体质和肿瘤分类，通过补肾、健脾、益气、养血等补法及时补充，结合理气、祛瘀、化痰等法消除邪毒。常见的滋补饮片如人参、黄芪、当归、黄精、枸杞、肉苁蓉等，抗肿瘤药如半边莲、白花蛇舌草、紫草、蛇莓等，这些中药虽在治疗卵巢癌中发挥重要作用，但药物滥用是对"治未病"思想的违背，应在医生指导下服用，并定期调整用药。

"冬令进补，来春打虎"，膏方中既有扶助正气的补益药，又有清热解毒的祛邪药，尤其适合卵巢癌康复期服用。冬季服用膏方进补，可以增强体质，抑制肿瘤复发。

同时，还可以配合强身健体的外治法使用，如针灸、药物足浴、穴位敷贴、拔罐、艾灸等，根据体质选择适合自己的专属疗法。

▶ 平稳情绪，强大内心

女性由于体质原因更容易情绪低落、思虑过多，如果没能及时疏解，抑郁过度，抑制了肝气疏发，进而血液推动无力，就会导致气滞血瘀，最终结聚成瘤，出现卵巢癌的复发。

卵巢癌的治疗是一个漫长的过程，对于卵巢癌带来的长期心理负担，及时通过宣泄、倾诉、运动等方式缓解。出现焦虑、抑郁或失眠时，可以结合疏肝解郁的中药，或针灸进行安神助眠，选穴如百会、四神聪、神门、阴陵泉、三阴交等，以及诸如八段锦、五禽戏、太极等中医养生保健操，都是可以帮助缓解紧张焦虑、放松心态的选择。

小 贴 士

卵巢癌的棘手在于"三个70%"——70%预后极差、70%确诊即晚期、70%三年内复发。治疗卵巢癌，手术不是终点，而是长期备战的开始。我们必须以乐观的心态按时筛查，积极调理，防患于未然，将肿瘤扼杀于无形！

（李　鹤　张　旭）

篇九

肿瘤治疗的营养保障

肿瘤可以"食疗"么？

妇科肿瘤患者的膳食管理

放化疗期间该怎么吃

……

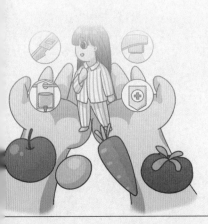

肿瘤可以"食疗"么

······················· 病　例 ·······················

　　赵女士今年临近60岁了，自从2年前被发现患了宫颈癌，做完妇科手术之后，就上网找各种偏方防止复发。听说有一种"饥饿疗法"可以饿死肿瘤细胞，便日夜节食，少吃少喝，日渐消瘦。一年后去医院复查，竟发现体内有多处肿瘤的转移病灶。

▶ 得了肿瘤，与正常人的营养代谢一样吗？

　　不一样！肿瘤的代谢不同于人体内的正常组织，恶性肿瘤最主要的代谢特征是无氧糖酵解，就是细胞可以直接快速利用葡萄糖生成能量，方便肿瘤细胞快速增殖与转移。在身体上，就表现为显著的消耗性紊乱，体内大量能量被用于肿瘤细胞的生长，有时还会侵犯免疫系统，以至于出现各系统器官功能失常的多样化临床表现。

▶ 不要吃饭，能不能"饿死"肿瘤细胞！

　　由于肿瘤细胞的生长十分迅速，加速了机体的营养消耗，当侵犯到邻近器官，还会伴有恶心、呕吐和厌食等消化道症状，加上放化疗对免疫系统的影响，患者是很容易发生营养不良的，研究统计发现，40%～80%的肿

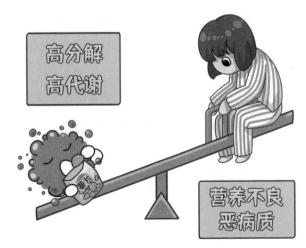

瘤患者常伴随不同程度的营养不良，其中约20%甚至死于严重营养不良，而非肿瘤本身。而且，营养不良又会进一步影响患者的生活质量、对放化疗的反应和生存时间等。有研究发现，营养不良程度越重，肿瘤浸润和转移的程度越重，与此同时，伴随着肿瘤的转移，营养不良的发生率也变大，最终导致患者的病死率增加。所以，想要通过饥饿疗法来消灭肿瘤的方法是不可取的！

▶ 恶性肿瘤为什么会导致营养不良？

导致恶性肿瘤患者发展为营养不良的因素有很多：① 因为恶性肿瘤具有高分解、高代谢特点，三大营养物质代谢紊乱，会导致能量消耗异常；② 肿瘤细胞生长失控，与机体争夺营养物质，导致逐渐发展为营养不良和恶病质；③ 抗肿瘤治疗，比如手术期间的禁食，再比如放化疗刺激人体化学感受器，影响免疫系统功能，会导致恶心、呕吐等症状；④ 医护人员的认识不足，临床工作上一般较为重视肿瘤的传统治疗方法，忽略了营养支持的作用，不能及时给予营养支持，也会导致恶病质的发生；⑤ 肿瘤患者的心理状态，压抑、郁闷、焦虑都会导致免疫力的下降，摄入量减少，这对营养支持和预后都是不利的。

▶ 得了肿瘤，怎么知道自己是不是营养不良呢？

首先，让我们先来了解一下什么是营养不良。营养不良指的是能量、蛋白质及其他营养素摄入不足或代谢不平衡，导致身体在体态及成分上变化、功能下降以及不良临床结局的一种营养状态。在临床上，评估肿瘤患者营养状况方法很多，其中，体重动态变化是最简便、常用的方法，即3个月体重下降超过5%，6个月体重下降超过10%，提示存在营养不良。由于恶性肿瘤患者常常伴随着异常高代谢及放化疗引起胃肠道等不良反应，容易处于营养不良状态。

▶ 治疗恶性肿瘤，需要做好营养支持吗？

营养支持可以改善肿瘤患者的生活质量及预后！对肿瘤患者实行规范的营养评估和营养支持是肿瘤综合治疗的一个重要部分哦。因为营养治疗可以为肿瘤患者提供适当的营养，减轻代谢紊乱，改善体内炎症状态，减少治疗相关的不良反应，改善临床症状和机体活力，进一步提高生活质量和生存期。

▶ 恶性肿瘤可以做中医营养治疗吗？

我们传统的中医营养是一门运用食物保健强身，防治疾病，促进机体康复的学科，是临床营养治疗的一个重要部分。从中医的角度来看，肿瘤的发生、发展和变化，都是正邪相抗争的结果。人体正气亏虚，脏腑经络功能失调，气血阴阳失常，会导致各种致病因素入侵发生肿瘤。中医营养注重通过以食养生、以食疗病的手段，辨证施食的治法，保存人体正气，调理脾胃，增强抗病能力，减轻放化疗的毒性和不良反应，以达到整体治疗的效果。虽然目前的疗法尚不成熟，但值得更深入的研究及探讨。最后提醒患者，要到正规的中医医院咨询营养治疗，警惕行走江湖的"中医骗子"哦。

小 贴 士

宫颈癌、子宫内膜癌和卵巢癌是三类高发病率的妇科肿瘤，严重威胁着人类健康。由于肿瘤代谢异常，以及肿瘤本身或其产生的腹水对消化道的压迫引起进食减少，患者易出现营养问题，围术期妇科肿瘤患者的营养状况影响其临床结局，20%的妇科肿瘤患者死亡原因与营养不良直接相关。

（姜之歆）

妇科肿瘤患者的膳食管理

病　例

　　王女士绝经后经常感觉腹部酸胀，最近腹围增大明显，而身体却日渐消瘦，家人们都觉得很奇怪。带到医院检查才发现是卵巢癌，导致了大量腹水的产生，加重了营养流失，继而导致了体重骤降。

▶ 只有晚期恶性肿瘤患者需要营养支持吗？

　　既往观点认为，营养治疗只是晚期恶性肿瘤患者在传统治疗手段无效时的一种消极的姑息治疗和无奈之举。但随着研究的深入，逐渐意识到营养治疗不仅可改善患者的营养状况，纠正营养不良，提高患者生活质量，而且可以调节机体代谢和免疫功能，直接或间接杀伤肿瘤细胞，所以提高临床疗效的同时，也节约了经济成本。营养

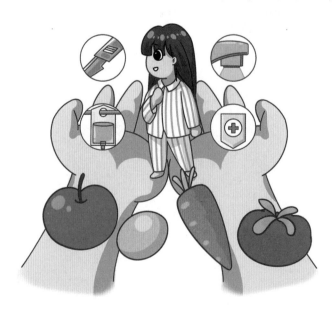

不只是支持、辅助，更不是消极的姑息治疗，而是肿瘤的一线治疗和一切综合治疗手段的基石。

▶ 住院期间的营养支持包括哪些方面呢？

肿瘤是一种消耗性疾病，尤其在进行手术、放射治疗、化学药物治疗时，作好适当的饮食护理是保证治疗顺利进行的必要条件。在院期间，医生会根据患者营养评估的结果、肿瘤病情及消化吸收能力来选择合适的营养治疗方式，分别供给普食、软食、半流质与流质饮食。接受放射治疗和化学治疗的患者，可能存在食欲不好或味觉异常，要为他们创造一个愉快舒适的进餐环境，做些必要的营养健康宣传教育，适当的增加调味品。在住院治疗期间，补给营养的途径也有多种。口服使用经口膳食；鼻饲使用鼻饲膳食；经胃或肠造瘘口管饲，食物会比鼻饲者稠厚；静脉营养适于胃肠功能衰竭或喂养不足者。如果患者能够进食流食，但由于疾病本身或治疗原因致摄入量不能满足目标需要量，可以给予营养教育联合口服营养素补充。患者情况各异，不宜强求统一，应根据具体情况，咨询医生、护士、营养师的意见，保质保量给予恰当的饮食。

▶ 恶性肿瘤的患者，日常应该怎么吃？

可以多吃一些营养丰富的食物。肿瘤属于高代谢病，患病期间主要以高蛋白质以及高维生素食物为主，比如豆制品、西红柿、牛奶、鸡蛋、胡萝卜、瘦肉等，可以提高机体的抵抗力、免疫力与抗癌能力。但是，肿瘤患者要避免摄入煎炸、油炸以及辛辣刺激性的食物，因为这些食物比较燥热，不利于患者吸收，甚至有可能导致患者的病情加重。

▶ 恶性肿瘤患者有什么需要忌口的食物吗？

确诊为恶性肿瘤的患者通常会询问饮食上有什么禁忌，实际上也没有什么特别禁忌。如果是转移到了胃肠道的肿瘤，需要注意不要吃过于刺激的食物。只要营养丰富，品种多样，各种营养素均衡，最好包括优质蛋白质，如肉、奶、蛋、豆类等，丰富的蔬菜、瓜果，以及足够的多样的谷物类就可以，不建议过量进补，有可能会促进肿瘤生长，正常饮食即可。

▶ 老年妇科肿瘤患者需要注意哪些进补事项？

饮食疗法是对于老年人疾病的发展、预后起着至关重要的作用。老年人常因牙齿松动、咀嚼困难以及胃肠功能减退而营养状况较差，长期不规则阴道流血、肿瘤生长会导致患者合并有不同程度的贫血。少食多餐，同时强调饮食的多样化，建议摄入高蛋白质、高维生素及低脂肪全营养易消化饮食。贫血者多食富含铁剂、叶酸的食物，胡萝卜汁、苹果汁、橙汁可减少脱发，山楂、陈皮可健脾开胃，芦笋、香菇、冬虫夏草可抑制癌细胞扩散等。保持营养平衡，忌烟酒。对于体态肥胖的老年人，饮食控制也是饮食治疗中必不可少的，因为肥胖可导致高血脂、高血压、高血糖并加重心脏负担，因此对远期的并发症预防有重大意义。

▶ 肥胖和高热量饮食是否会促进肿瘤发生？

肥胖及高热量饮食与卵巢癌发病的理论基础：许多研究发现女性生殖道肿瘤与肥胖有关，调查显示60%～90%的卵巢癌和子宫内膜癌患者伴有超重或肥胖，亦有研究提示肥胖者患癌后生存期更短。2006年，美国癌症协会就推荐癌症患者保持正常体重，加强锻炼，并进食低脂食物，多食用蔬菜和水果，以期改善预后。此处所指的减重是指减少脂肪组织，而非减少肌肉组织。

小 贴 士

妇科肿瘤患者的饮食营养不容忽视，恶性肿瘤常常伴随着身体内的异常高水平代谢，营养不良的发生率高，尤其是晚期已发生肿瘤侵袭转移的患者。注意预防和早期发现营养不良和恶病质，积极改善患者营养状况和致病因素，可以降低肿瘤转移的发生率，延长患者的生活质量和生存期哦。

（姜之歆）

放化疗期间该怎么吃

　　刘女士卵巢癌术后，正在接受化疗，化疗期间表现出了一系列典型营养不良反应，经常恶心、呕吐、腹泻、食欲不振，白细胞和血小板数量受到骨髓抑制而下降，头发也逐渐稀少起来。

▶ 放化疗与自身营养的"相爱相杀"

　　放化疗作为肿瘤患者综合治疗手段之一，在治疗肿瘤的同时，也对正常的机体组织细胞有一定的杀伤作用。放化疗治疗期间患者常出现唾液减少、咽喉疼痛、口腔黏膜炎、放射性食管炎等一系列治疗不良反应，导致大部分放化疗患者存在恶心、呕吐、食欲下降的副反应，而引起不同程度的营养不良，其放化疗耐受性下降，治疗延缓或中断，严重的甚至会影响其预后及生存质量，因此保证充足的营养供应是做好放化疗的前提哦。

▶ 放化疗前的饮食护理

　　放化疗的效果与患者体质的强弱、营养状况有明显的关系。如果营养水平差，体质不好，则治疗的效果差，不良反应也就大。因此，放化疗前的总体要求是增强体质，增加营养。在放化疗前尽量应该多吃一些高热量、多维生素和高蛋白质的食物，饮食方面不能过于单调，多吃一些富有营养的水果和蔬菜，另外要注意色香味的搭配，要增加患者的食欲，这样才能够起到饮食护理应有的作用。

▶ 放化疗期间的饮食小贴士

　　（1）恢复造血功能、提高免疫力的饮食：含高分子多糖体的食物可增加癌症患白细胞数量，如香菇、冬菇、金针菇、银耳、黑木耳、灵芝。红枣富含维生素，有助于化疗后红细胞、血红蛋白的升高。

（2）清淡易消化的饮食：各种蔬菜、水果、豆类等植物性膳食，主食应选用粗粮。富含硒的食品可以明显减轻化疗药物所致的胃肠道反应。烹调时要注意色、香、味俱佳，有利于刺激食欲和消化吸收，应让患者多吃煮、炖、蒸等易消化的食物，不吃油煎食物。另外，化疗期间患者应多喝水(每日饮水不少于1 500 mL)，既有利于纠正水电解质紊乱，又可加快体内化疗毒物的排出；发热、腹泻或出汗时要适当补充食盐；心肾功能不全者应控制水和钠的摄入。

（3）高蛋白高热量饮食：由于癌症患者体内蛋白质分解高，合成代谢功能低，处于负氮平衡状态，故对蛋白质的需求量增加，应以优质蛋白质为主，如鸡蛋、牛奶、猪肉、豆制品，还可以补充一些高热量的水果，如香蕉、芒果。

（4）适当选用中医饮食疗法：灵芝粥对血癌、肝癌、生殖器官癌、转移癌等癌症均有治疗效果；玉米粥可以调中和胃，有综合性的保健作用；百合粥具有止咳、止血、开胃的作用，适用于肺癌；南瓜粥可以消除亚硝胺的致癌作用；升高白细胞的中医饮食有甲鱼汤、薏苡仁粥、黄芪粥等。

▶ 放化疗期间的饮食禁忌有哪些?

患者在放化疗期间的饮食要保持清淡，在饮食禁忌方面一定要有所注意，既要吃得有营养，同时要注意好消化，因为患者在放化疗期间肠胃的负担比较重，一旦饮食不当，不但营养摄入受到限制，同时对肠胃功能也会造成很大的影响，所以饮食方面一定多吃容易消化的，不要吃辛辣、油腻、腌制或者熏制之类的食物，不吃酸渍(不包括糖醋味)、烧烤以及含色素、香精的食物，建议不饮酒，尤其禁饮烈性酒。不吃油腻和生冷食物，限制腌制食物和食盐的摄入量。

还有就是少食多餐，每次饮食不能吃得过多，无论是治疗还是检查都应该在进食前完成，患者最好是坐着吃饭和喝水，半个小时以后再卧床休息，进餐的时候尽量有家人陪伴，这样患者饮食的兴趣会更高，一旦患者出现腹泻等症状的时候，饮食方面不要吃豆制品和油腻的食物，一定要低纤维饮食。

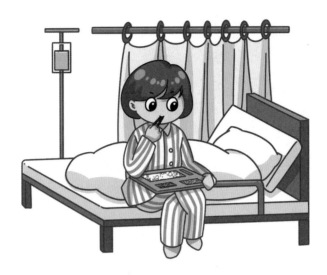

少食多餐　半小时后再卧床

▶ 晚期恶性肿瘤不能自主饮食的放化疗患者怎么办？

放化疗患者营养治疗途径的选择原则为：只要肠道功能允许，优先选择肠内营养，肠内营养首选口服营养补充，口服不足或不可时，用管饲补充或替代；放化疗后如果出现严重的黏膜炎或胃肠道功能受损，经口进食和肠内营养不能满足营养素的需求，应考虑肠内营养联合肠外营养；对肠内营养不可行或不耐受的患者，推荐全肠外营养。医生会根据营养评估的结果、肿瘤病情及消化吸收能力来选择合适的营养治疗方式。

小 贴 士

目前，恶性肿瘤多采用手术、放疗、化疗、分子靶向、免疫等多种手段联合的综合治疗模式。放化疗在杀灭肿瘤细胞的同时对正常的人体细胞也有伤害，不良反应较大，因此放化疗期间需要有足够的营养补充，这对机体提高免疫力，增强抵抗力，减少放化疗的不良作用都有帮助。打好自身底子基础可以大大提高放化疗的疗效哦。

（姜之歆）

篇 十

肿瘤治疗的心理基石

拒绝精神内耗，初遇妇科肿瘤莫慌张

牢牢抓住健康心理的"保护伞"

敞开心扉，呵护"心灵之花"

……

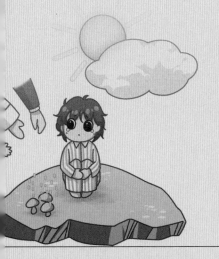

拒绝精神内耗，
初遇妇科肿瘤莫慌张

病　例

　　顾阿姨今年65岁，已经绝经15年了，最近3个月出现了一些困扰她的身体问题——反复淋漓不尽的阴道流血。她在家属的陪同下来到当地医院做了诊断性刮宫检查，组织病理的结果提示子宫内膜样腺癌。医生建议住院完善相关检查后进一步行手术治疗，但是叶阿姨坚决不接受任何治疗。从医院回到家的日子里，她一直笼罩在即将面临痛苦死亡的焦虑、恐惧的阴霾之中，对任何事情都失去了兴趣，也不愿意与家人、朋友沟通交流，把自己封闭成一座孤岛。

▶ 得了妇科恶性肿瘤，可能会出现哪些心理问题？

　　最常见的妇科恶性肿瘤有宫颈癌、子宫内膜癌、卵巢癌，严重威胁着广大妇女的生命健康和生活质量。诊断的"金标准"是病理组织学的检查，指导患者的诊疗方案的制订、预后情况的判断有赖于明确肿瘤的分期，其中包括临床分期和手术病理分期。主要的治疗方法有手术、化疗、放疗、免疫和综合治疗。由于发病部位的特殊性，手术切

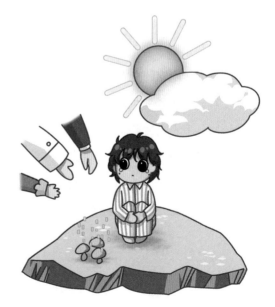

除器官以及放化疗导致的生殖器官功能改变，很容易使患者出现心理上难以接受的情况，失眠、焦虑、抑郁等心理问题会进一步加重病情，甚至出现自杀的倾向。我们不仅要关注疾病的诊治，还要提供及时的心理疏导、精神抚慰，成为患者初遇妇科肿瘤的"定心丸"。

▶ 被诊断为妇科恶性肿瘤，生活就再也没有希望了吗？

子宫颈癌、子宫内膜癌、卵巢癌这常见的三大妇科恶性肿瘤，其疾病发展与患者的心理状态存在密切的联系。"为什么是我？我的生活再也没有希望了，只能等待死亡的到来吗？"不是的。我们需要首先正确充分认识妇科恶性肿瘤，用积极的心态去面对。良好的情绪状态，乐观的生活态度，是我们面对疾病时的有力防御。初遇妇科恶性肿瘤莫慌张，尽量摆脱循环在自我的精神内耗之中。之后积极就医，听取医生的诊疗方案的建议，了解病情的严重程度、能否手术、手术方案的选择、是否需要化疗或放疗以及方案的制定。

▶ 手术后就"不完整"？就不能正常生活？

早期的子宫内膜癌患者首选是手术治疗，是否需要进一步的辅助治疗要看有无影响预后的高危因素，如病理类型是非子宫内膜样腺癌、肿瘤浸润肌层的深度大于1/2、脉管间隙的浸润、肿瘤直径大于2 cm、宫颈间质受到了侵犯、淋巴结转移以及子宫外的转移等。晚期的患者采用手术、放射、药物等综合治疗。对于女性来说，手术切除了子宫、输卵管、卵巢等生殖器官，由于生育能力的丧失或心理上的空缺，患者常常会怀疑，手术之后还能正常生活吗？从而对接受治疗没有信心，担心术后陌生的自己难以继续生活下去。其实只要完成术前评估，完善术前准备，行开腹或腹腔镜手术；术中没有特殊情况发生或合并周围脏器的损伤；术后恢复顺利，定期复查。生活会有些许改变，但将正常继续。

▶ 这就是"善意的谎言"？

临床上有隐瞒患者病情的真实状况，担心过度的恐惧、悲观等消极的负面情绪影响治疗，很多时候家属也要求医生，有关病情的变化、治疗方案不让患者本人知晓。"善意的谎言"真的有助于病况恢复吗？多疑、敏感的心理也会慢慢侵袭患者的生活，大家刻意避而不谈，小心翼翼地相处，有时适得其反，反而加重患者心理的沉重负担，拒绝配合治疗，有甚者彻底失去治疗的信心。

小 贴 士

初遇妇科恶性肿瘤时，恐慌与惧怕的情绪压抑着整个人，惶惶不可终日，不受控制的负面情绪在主导着我们的生活。坚定地向这些精神的内耗说"不"！与医生、亲人一起携手直面疾病，良好的情绪所带来的正向价值远远超过我们的想象，同时也是面对疾病时疗愈的一种方式。加油，勇敢地面对生活中一切！

（李冬梅）

牢牢抓住健康心理的"保护伞"

· · · · · · · · · · · · · · 病　例 · · · · · · · · · · · · · ·

叶阿姨今年68岁，半年前确诊了子宫内膜腺癌，在医生的建议下做了腹腔镜下全子宫、双侧输卵管、双侧卵巢的切除和盆腔淋巴结的清扫，术后常规病理显示肿瘤侵及子宫肌层小于1/2，并且没有发现淋巴结的转移。叶阿姨术后定期来门诊复查，在家人的陪伴下身体逐渐恢复，现在的生活安排得很充实，真真切切感受着生活的美好。坚持以积极向上的心态与肿瘤抗争，健康的心理状态就是我们最强力的"保护伞"！

▶ 如何拥有健康的心态？

疾病来袭总是那么猝不及防，打乱我们正常的生活、工作、家庭的节奏。心理危机来临时，我们自己无法走出心情的怪圈，胸中的压抑郁闷总是需要一些窗口来排解的，可以与信任的亲人、朋友沟通，诉说自己的心声，聊一聊目前的处境。社会中每一个人都会有自己的负面情绪，适当的排解有助于养成健康的心理，乐观与热爱始终是生活的启明灯，会照亮着觉得人生灰暗的时刻。恐惧、焦虑会加重内心的煎熬，但困难的纠结熬过去了，就能够坦然接受疾

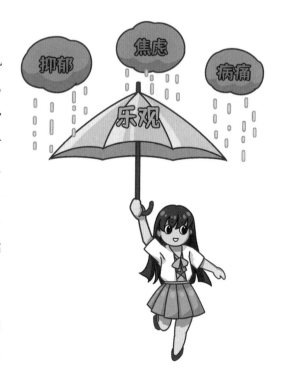

病。倾诉是一个不错的方法，会让心情觉得舒畅，减轻一些疾病带来的困扰，也可以将对疾病的认知中存在的困惑讲述给医生，逃避不是解决问题的合理的方式，说出来之后，压在心口的石头会变得没有那么的沉重了。

▶ 爱好对病情恢复的作用有多少？

做自己喜欢的事情，有着可以集中精力的兴趣爱好，可以让焦躁、恐慌的心态放缓下来，我们注意力不再执着于疾病本身，而被一点一点分散在日常喜爱的事物上，源源不断地输送生活的能量，让我们面对疾病的苦痛时，更加有力气去生活。听一听舒缓的轻音乐，放空一下疲惫的心灵，平时做一些力所能及的事情，对身体的恢复起着良好的帮助。慢慢培养兴趣爱好，如每天用心浇灌花花草草、陪伴小动物、散散步，找回自己生活的节奏。

▶ 有效的陪伴必不可少！

亲人的陪伴、鼓励与支持，是患者面对妇科恶性肿瘤的坚强的后盾，心灵上的安慰使得难熬的时刻变得不仅仅只剩下苦涩，亲人的关怀带来了丝丝甘甜。每一个人的生命不是一座孤岛，出现棘手的问题后，自己的力量是单薄的，不能只活在自己的围城之中，要握住亲人的援助之手，相依在亲人的怀抱，尽可能消除孤独感。不良的情绪会加重病情的进展，恶性循环，一步一步摧毁生命与意志最终的防线。家属有效的陪伴、积极的引导必不可少，鼓励患者主动配合治疗，可以尽可能缓解疾病所带来的痛苦。有的患者情绪波动比较大，担忧家庭关系会支离破碎，生命也即将步入终点，产生不可抑制的悲伤与绝望，这时候需要家属更多时间来陪伴，耐心与支持。

▶ 复诊的时候，总是担心不安，感觉病情恶化了

定期复查能够及时了解病情的变化情况，以及是否需要进一步治疗。子宫内膜癌一般术后2～3年内每3个月随访1次，75%～95%的复发是在这个时间段发生的，复查的间隔时间不能太久，否则不能及时发现病情的进展情况，从而耽误了接受治疗。术后3年之后可以每半年复查1次，5年之后可以每年1次，复查的内容包括详

细病史的问询、盆腔检查、妇科超声、阴道细胞学检查、胸部X线、血清CA125检测等，必要的时候会有CT、磁共振的检查。面对每一次的复诊时，不必给自己很大的心理压力，可以分解为一个一个的小目标：手术后1个月的复查，腹部伤口愈合情况、阴道残端愈合状况的复查，肿瘤标志物的变化等监测指标的复查。每次复查都是一个关卡，没有问题的话，我们又成功闯下一关，正是"关关难过，关关过"，给自己一个积极的心理暗示，相信自己，用乐观的心态，不服输、不低头的决心与疾病抗击。当觉得心理问题实在无法负担的时候，适时地寻求专业心理医生的帮助。

小贴士

妇科恶性肿瘤出现以后，对于广大女性来讲，一方面生命与健康受到威胁，一方面很容易出现生活的焦躁、抑郁等负面情况，因此我们要始终牢牢抓住健康心理的"保护伞"，为更好地治疗疾病保驾护航。树立良好的心态也是在牢固我们的根基，及时调整情绪，坚定自身价值，培养兴趣爱好分散一下注意力，和谐、体贴的亲属关系更是恢复过程的催化剂。采取积极的生活态度，掌握正确的疾病认知，尽可能减少焦虑的心情以及无力的孤独感，敞开心扉，去倾诉、互相鼓励。在生活的道路上，遇到各种情况都是在所难免的，重要的是我们选择什么样的态度去面对，不同的心态，带来的结果也是会千差万别。任何觉得坚持不住的瞬间，再相信一次乐观与爱会一直伴随着我们，勇敢地前行。

（李冬梅）

敞开心扉，呵护"心灵之花"

······················· 病　例 ·······················

　　杨阿姨今年51岁，最近的心情阳光明媚了起来，健谈了许多，这是她第三次来医院接受化疗了，身体的一般状态还算不错。她在子宫内膜癌病友互助微信群里记录分享抗癌体会，大家在群里互相加油鼓励，讲述着大家担心、忧虑的问题，以及如何自我心理调节，去积极地抗癌治疗，过好当下的生活，更加注重内心的感受，主动远离抱怨、纠结、悔恨等一些让心情不美丽的情绪，重拾对生活的信心，不再总是胡思乱想、揣测自己的病情，选择遵从医生的建议，配合治疗。

▶ 敞开心扉，慢慢倾听内心的声音！

　　对于"癌"这个字眼，很多人都会下意识地避而不谈。对于患者本人来讲，自卑、压抑的情绪时常充斥着自己，觉得患病以后的生活是暗无天日的，也不敢主动去提及这个敏感的话题；对于亲属、朋友来说，有时候也是更加小心翼翼，恐怕触及"红色警戒线"。但相同疾病的患者间会少很多顾虑，病友间可以一起交流每一个人的内心体会，精神的陪伴会让人变得坚强，慢慢敞开心扉，不再是孤单的一个人。倾听当下内心的声音、交流忧心的问题，一起帮助同为疾病困扰的朋友寻求解决的方

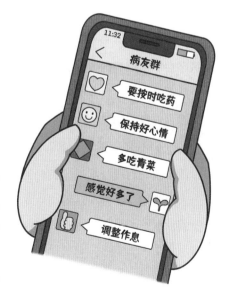

法，对于自身的价值感知也会在这个过程中逐渐体现。助人也是助己，在治疗的过程中，对待疾病能够有正确认知；面对存在的问题，能够慢慢找到改善内心的焦虑、恐慌以及抑郁状态的有效方法。

▶ 请不要再"刀子嘴豆腐心"了

有时人们不太习惯直接用语言表达出内心的感受，关心随之变成了另一种伤人的话，内心也在煎熬为什么不能好好表达。练习表达自己的情绪，释放出压抑在内心被疾病所纠缠的苦恼，与家人一起相互陪伴，敞开心扉，亲情是我们一路披荆斩棘最安稳的依靠，不要"刀子嘴"故作坚强硬撑内心的疲惫，让遗憾成为家人成长路上的阴影。爱要大声说出来，能够携手一起面对生活中的风风雨雨，也是我们应对疾病的一种乐观且积极向上的态度。生活之中不乏一些"丧""摆烂"之类的生活态度，面对疾病时也许给了自己一个借口去选择逃避，想着病情也就这样了，对来自家人的关怀与劝说，不理解、不接受、不采纳，关闭社交沟通与交流的渠道，听任内心的折磨。但应意识到，除了重视改善患者心理的状态之外，家属的情绪状态也与病情控制息息相关。

▶ 拒绝猜不透的心，良好社交的开关已打开

不幸患上癌症是对生活的巨大打击，患者难免各有个人的艰难时刻，但不良的心理状态会加剧疾病的发展，猜不透的内心更加消耗和透支着身体，让患者隐忍过着每一个煎熬的时刻。对疾病进行科普，让患者了解疾病的发生、发展，治疗过程中出现的问题可以得到解答，也能提供必要的心理支持，帮助他们树立面对疾病的信心。生活中的我们不是一座"孤岛"，家属、医护等都在齐心助力患者慢慢恢复身体健康，尽可能地减少病痛与不适。良好的社交能力离不开健康的心理支撑，日常生活中得到身边人的鼓励与支持、理解与陪伴，以及专业心理医生提供的帮助，真切感受到关心与温暖，患者不良的心理情绪可以得到排解，保持良好的心态面对生活。

小 贴 士

　　妇科恶性肿瘤影响着广大女性的身心健康，复杂的心理变化影响到患者能否配合疾病的治疗。正在经历着内心挣扎、沉重心理负担的患者，如果能够尝试着敞开自己的心扉，以新的方式用心呵护"心灵之花"，进行良好的沟通交流，会让疲惫的身心有所慰藉，心理的需求得到满足。保持积极的情绪状态十分重要，特别在治疗过程中出现身体上疼痛、恶心、呕吐等不适症状时，及时与家属、医护人员沟通，采取一些缓解不适的措施；适时地与合适的人倾诉内心真实的感受，一直累积负面的情绪会让人有个崩溃的瞬间。能够分享自己当下的体会与感受，是排解内心苦闷的一种方式，分析产生负面情绪的原因，是对疾病的恐惧、治疗的不确定性，还是担心家庭关系破裂等？可以避免陷入不良心理的恶性循环。不要觉得难以启齿，因为自身的状况而封闭内心，不接受新的有益的信息引导，走不出内心的围城，最终觉得不堪其重。需要学会去寻求相应的心理帮助与支持，共同努力，希望的花始终盛开！

（李冬梅）

参考文献

1. 李融融，于康，中国营养学会肿瘤营养管理分会. 恶性肿瘤患者康复期营养管理专家共识（2023 版）[J]. 中华临床营养杂志，2023，31（2）：65-73.

2. 谢玲玲，林仲秋.《2023 NCCN 子宫肿瘤临床实践指南（第 1 版）》解读 [J]. 中国实用妇科与产科杂志，2023，39（2）：197-204.

3. 谢玲玲，林荣春，林仲秋.《2023 NCCN 外阴癌临床实践指南（第 1 版）》解读 [J]. 中国实用妇科与产科杂志，2023，39（1）：75-80.

4. 卢淮武，叶栋栋，吴斌，等.《2023 NCCN 卵巢癌包括输卵管癌及原发性腹膜癌临床实践指南（第 1 版）》解读 [J]. 中国实用妇科与产科杂志，2023，39（1）：58-67.

5. 王丽娟，王东雁，林海雪，等.《2023 NCCN 妊娠滋养细胞肿瘤临床实践指南（第 1 版）》解读 [J]. 中国实用妇科与产科杂志，2023，39（1）：68-74.

6. 彭巧华，吕卫国. 2022 年第 1 版《NCCN 子宫颈癌临床实践指南》解读 [J]. 实用肿瘤杂志，2022，37（3）：205-214.

7. 中华医学会妇科肿瘤学分会. 卵巢癌 PARP 抑制剂临床应用指南（2022 版）[J]. 现代妇产科进展，2022，31（8）：561-572.

8. 苏梦婵，郑莹. 2022《NCCN 遗传性 / 家族性卵巢癌风险评估与临床管理指南（第 1 版）》解读 [J]. 实用妇产科杂志，2022，38（7）：508-512.

9. 王玉东，王颖梅，王建东，等. 遗传性妇科肿瘤高风险人群管理专家共识（2020）[J]. 中国实用妇科与产科杂志，2020，36（9）：825-834.

王玉东，生秀杰，张师前，等. 妊娠期卵巢肿瘤诊治专家共识（2020）[J]. 中国实用妇科与产科杂志，2020，36（5）：432-440.

图书在版编目（CIP）数据

妇科肿瘤面面观 / 狄文主编 . —上海：上海科学普及出版社，2023.7
ISBN 978-7-5427-8497-1

Ⅰ . ①妇… Ⅱ . ①狄… Ⅲ . ①妇科病—肿瘤—诊疗 Ⅳ . ①R737.3

中国国家版本馆CIP数据核字（2023）第129941号

策划统筹　蒋惠雍
责任编辑　郝梓涵
整体设计　姜　明　王轶颀
绘　　画　彭韵文

妇科肿瘤面面观
狄　文　主编
上海科学普及出版社出版发行
（上海中山北路832号　邮政编码200070）
http://www.pspsh.com

各地新华书店经销　上海商务联西印刷有限公司印刷
开本　710×1000　1/16　印张21　字数335 000
2023年9月第1版　2023年9月第1次印刷

ISBN 978-7-5427-8497-1　定价：118.00元

本书如有缺页、错装或坏损等严重质量问题
请向工厂联系调换
联系电话：021-56135113